华西医学大系

U0254794

解读"华西现象"

讲述华西故事

展示华西成果

重症呼吸治疗护理技术（操作版）

ZHONGZHENG HUXI ZHILIAO HULI JISHU（CAOZUO BAN）

主 编　田永明　陈弟洪　刘一秀

四川科学技术出版社
·成都·

图书在版编目（CIP）数据

重症呼吸治疗护理技术：操作版 / 田永明，陈弟洪，
刘一秀主编 . — 成都：四川科学技术出版社 , 2024.2
（华西医学大系 . 临床实用技术）
ISBN 978-7-5727-1289-0

Ⅰ . ①重… Ⅱ . ①田… ②陈… ③刘… Ⅲ . ①呼吸系
统疾病—险症—诊疗②呼吸系统疾病—险症—护理 Ⅳ .
① R560.597 ② R473.56

中国国家版本馆 CIP 数据核字（2024）第 047473 号

华西医学大系·临床实用技术

重症呼吸治疗护理技术(操作版)

主　编　田永明　陈弟洪　刘一秀

出 品 人	程佳月
策划组稿	杜　宇
责任编辑	李　栎
封面设计	经典记忆
版式设计	大　路
校　　对	夏　燕
责任出版	欧晓春
出版发行	四川科学技术出版社
地　　址	四川省成都市锦江区三色路 238 号新华之星 A 座
	传真：028-86361756　邮政编码：610023
成品尺寸	156mm×236mm
印　　张	17.5　字　数　350 千
印　　刷	四川省南方印务有限公司
版　　次	2024 年 2 月第 1 版
印　　次	2024 年 5 月第 1 次印刷
定　　价	78.00 元

ISBN 978-7-5727-1289-0

《华西医学大系》顾问

《华西医学大系》编委会

本书编委会

主　　编：田永明　陈弟洪　刘一秀

副 主 编：王春燕　周永方　刘逸文　冯　梅

编　　委：（按姓氏拼音首字母排序）

　　　　　曹　淼　胡　媞　李春蓉　李　磊

　　　　　刘　燕　卢漫蝶　沈　熙　王春梅

秘　　书：岳珈琪

《华西医学大系》总序

　　由四川大学华西临床医学院/华西医院（简称"华西"）与新华文轩出版传媒股份有限公司（简称"新华文轩"）共同策划、精心打造的《华西医学大系》陆续与读者见面了，这是双方强强联合，共同助力健康中国战略、推动文化大繁荣的重要举措。

　　百年华西，历经120多年的历史与沉淀，华西人在每一个历史时期均辛勤耕耘，全力奉献。改革开放以来，华西励精图治、奋进创新，坚守"关怀、服务"的理念，遵循"厚德精业、求实创新"的院训，为践行中国特色卫生与健康发展道路，全心全意为人民健康服务做出了积极努力和应有贡献，华西也由此成为了全国一流、世界知名的医（学）院。如何继续传承百年华西文化，如何最大化发挥华西优质医疗资源辐射作用？这是处在新时代站位的华西需要积极思考和探索的问题。

　　新华文轩，作为我国首家"A+H"出版传媒企业、中国出版发行业排头兵，一直都以传承弘扬中华文明、引领产业发展为使命，以坚持导向、服务人民为己任。进入新时代后，新华文轩提出了坚持精准出版、精细出版、精品出版的"三精"出版发展思路，全心全意为推动我国文化发展与繁荣做出了积极努力和应有贡献。如何充分发挥新华文轩的出版和渠道优势，不断满足人民日益增长的美好生活需要？这是新华文轩一直以来积极思考和探索的问题。

　　基于上述思考，四川大学华西临床医学院/华西医院与新华文轩出版传媒股份有限公司于2018年4月18日共同签署了战略合作协议，启动了《华西医学大系》出版项目并将其作为双方战略合作的重要方面和旗舰项目，共同向承担《华西医学大系》出版工作的四川科学技术出版社授予了"华西医学出版中心"铭牌。

人民健康是民族昌盛和国家富强的重要标志，没有全民健康，就没有全面小康，医疗卫生服务直接关系人民身体健康。医学出版是医药卫生事业发展的重要组成部分，不断总结医学经验，向学界、社会推广医学成果，普及医学知识，对我国医疗水平的整体提高、对国民健康素养的整体提升均具有重要的推动作用。华西与新华文轩作为国内有影响力的大型医学健康机构与大型文化传媒企业，深入贯彻落实健康中国战略、文化强国战略，积极开展跨界合作，联合打造《华西医学大系》，展示了双方共同助力健康中国战略的开阔视野、务实精神和坚定信心。

华西之所以能够成就中国医学界的"华西现象"，既在于党政同心、齐抓共管，又在于华西始终注重临床、教学、科研、管理这四个方面协调发展、齐头并进。教学是基础，科研是动力，医疗是中心，管理是保障，四者有机结合，使华西人才辈出，临床医疗水平不断提高，科研水平不断提升，管理方法不断创新，核心竞争力不断增强。

《华西医学大系》将全面系统深入展示华西医院在学术研究、临床诊疗、人才建设、管理创新、科学普及、社会贡献等方面的发展成就；是华西医院长期积累的医学知识产权与保护的重大项目，是华西医院品牌建设、文化建设的重大项目，也是讲好"华西故事"、展示"华西人"风采、弘扬"华西精神"的重大项目。

《华西医学大系》主要包括以下子系列。

①《学术精品系列》：总结华西医（学）院取得的学术成果，学术影响力强。②《临床实用技术系列》：主要介绍临床各方面的适宜技术、新技术等，针对性、指导性强。③《医学科普系列》：聚焦百姓最关心的、最迫切

需要的医学科普知识，以百姓喜闻乐见的方式呈现。④《医院管理创新系列》：展示华西医（学）院管理改革创新的系列成果，体现华西"厚德精业、求实创新"的院训，探索华西医院管理创新成果的产权保护，推广华西优秀的管理理念。⑤《精准医疗扶贫系列》：包括华西特色智力扶贫的相关内容，旨在提高贫困地区基层医院的临床诊疗水平。⑥《名医名家系列》：展示华西人的医学成就、贡献和风采，弘扬华西精神。⑦《百年华西系列》：聚焦百年华西历史，书写百年华西故事。

我们将以精益求精的精神和持之以恒的毅力精心打造《华西医学大系》，将华西的医学成果转化为出版成果，向西部、全国乃至海外传播，提升我国医疗资源均衡化水平，造福更多的患者，推动我国全民健康事业向更高的层次迈进。

《华西医学大系》编委会

2018年7月

序　言

重症呼吸支持是重症医学科临床实践的核心内容，也是救治危重病患者生命的关键手段，其重要性不言而喻。随着科学技术的发展和医学研究的不断深入，新的理念、新的设备和新的方法不断涌现，在为重症医学临床提供更多、更有效的治疗选择的同时，也对重症呼吸治疗及护理人员提出了更高的知识与技能的迫切要求。持续培训与继续教育成为每一位从事重症医学工作的医护技人员不可或缺的职业内涵。本书聚焦于重症呼吸治疗及护理技术的关键知识点，通过归纳、更新、阐释，力图形成一本贴近临床、贴近读者、便于查阅、便于实施的工作手册。

本书主要由四川大学华西医院重症医学、呼吸治疗及相关学科中具有丰富临床经验的专家学者、临床一线的业务骨干编撰而成。他们不仅分享了自己宝贵的临床经验，还提供了基于最新科研成果的专业见解。本书深入探讨了重症呼吸治疗及护理临床实践的各项操作技术，包括但不限于呼吸监测、氧疗、机械通气、人工气道、气道温湿化、胸部物理治疗、体外膜肺氧合、支气管镜等相关操作技术。这种多学科、多角度的知识汇聚，为读者呈现出一个多专业、全方位、令人耳目一新的知识体系。

感谢所有参与本书编写的作者、审稿人和编辑团队，他们的辛勤工作和无私奉献使得这本书得以面世；感谢每一位致力于重症呼吸治疗护理领域的专业人士，是你们的努力和执着，让更多的患者能恢复健康，能继续感受这个世界美好。

愿本书能成为你们业务学习上的好帮手，伴随你们在专业道路上不断前行，共同推动中国重症医学的发展。

中华医学会重症医学分会第六届委员会候任主任委员　康焰

2024年2月18日

目　录

第一章

呼吸监测相关操作技术

第一节　呼吸运动监测

一、适用范围

呼吸运动监测适用于所有需要评估呼吸功能的患者。

二、目的

评估和监测呼吸系统的功能和健康状况。

三、准备

（一）患者准备

1. 评估　评估患者的年龄、性别、临床诊断、意识状况、配合程度、心理状况；评估患者有无胸部手术史、外伤史及胸部畸形，有无使用影响呼吸的药物等。

2. 解释　向患者及家属解释呼吸运动监测的目的、注意事项和配合要点。

（二）操作人员准备

着装整洁，修剪指甲，洗手，戴口罩、帽子。

（三）物资准备

治疗盘、秒针手表、听诊器、生命体征记录本、速干手消毒液、个人掌上电脑（PDA）等，呼吸微弱、危重患者可备棉花。

（四）环境准备

清洁、安静，温湿度适宜，光线充足，限制人员流动，确保足够的操作空间。

四、操作步骤

呼吸运动监测操作步骤见表 1－1－1。

表 1－1－1　呼吸运动监测操作步骤

步骤	说明	要点与原则
1. 核对、解释、评估①	携用物至患者床旁，核对患者床号、姓名、腕带或使用 PDA 进行患者身份确认。告知患者呼吸运动监测的目的及配合方法，取得患者配合	确认患者，解释操作目的
2. 体位和隐私保护	协助患者取平卧位，双手平放于身体两侧。床旁准备屏风，遮挡操作，保护患者隐私	方便操作
3. 确认患者处于安静休息状态	询问患者半小时内有无游泳、洗澡等剧烈活动	在安静休息状态下监测
4. 暴露监测部位	操作者站于患者右侧，协助患者取自然体位，在患者知情同意后，协助其解开上衣，暴露前胸	注意操作过程中的隐私保护及患者知情同意
5. 操作中查对	再次核对患者身份信息；告知患者配合方式。有效沟通，关心患者	严格执行查对原则
6. 测量呼吸频率	操作者采用直接观察法，观察患者胸部或腹部起伏，使用秒表计时，以一起一伏为 1 次，测 30 s。当患者胸廓起伏不明显时，可置棉花于患者鼻孔前，通过观察棉花被吹动的情况进行计数	30 s 内测得的呼吸次数乘以 2 即为患者的呼吸频率；呼吸困难者、婴儿、呼吸不规则者应测量 1 min
7. 观察呼吸形态	在计数的同时，观察患者的呼吸节律、幅度、声音和呼吸形态等情况以及体位改变对呼吸造成的影响	评估是否有呼吸节律异常
8. 观察伴随体征	观察患者的意识变化，评估有无烦躁不安、意识模糊；观察患者的口唇、皮肤、黏膜颜色	评估患者是否有缺氧或二氧化碳潴留的表现。评估患者是否有咳嗽、咳痰、咯血、胸痛等症状
9. 整理	协助患者整理好上衣，取舒适卧位，整理床单位	妥善安置患者
10. 核对与沟通	再次核对患者身份信息，并执行医嘱；有效沟通，关心患者	做好人文关怀和健康指导

---

　① 因患者、操作人员、物资、环境准备具体内容前文已述，故在步骤中省略，全书同。

续表

步骤	说明	要点与原则
11. 洗手、记录	使用速干手消毒液洗手，待干，将监测结果告知患者，并做好记录	准确记录测量数值

五、简要操作流程

呼吸运动监测简要操作流程见表 1-1-2。

表 1-1-2　呼吸运动监测简要操作流程

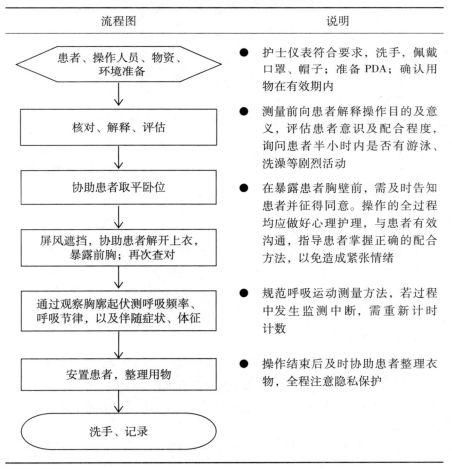

流程图	说明
患者、操作人员、物资、环境准备	● 护士仪表符合要求，洗手，佩戴口罩、帽子；准备 PDA；确认用物在有效期内
核对、解释、评估	● 测量前向患者解释操作目的及意义，评估患者意识及配合程度，询问患者半小时内是否有游泳、洗澡等剧烈活动
协助患者取平卧位	● 在暴露患者胸壁前，需及时告知患者并征得同意。操作的全过程均应做好心理护理，与患者有效沟通，指导患者掌握正确的配合方法，以免造成紧张情绪
屏风遮挡，协助患者解开上衣，暴露前胸；再次查对	
通过观察胸廓起伏测呼吸频率、呼吸节律，以及伴随症状、体征	● 规范呼吸运动测量方法，若过程中发生监测中断，需重新计时计数
安置患者，整理用物	● 操作结束后及时协助患者整理衣物，全程注意隐私保护
洗手、记录	

六、注意事项

1. 确保评估环境安静、舒适、无干扰。嘈杂的环境可能干扰受测者的呼吸运动方式，影响评估结果的准确性。

2. 由于重力可能对肺活量和呼吸深度产生影响，尽量不采取坐位或直立位姿势对患者进行监测。在评估过程中，确保患者体位舒适且自然。

3. 呼吸受意识控制，测量呼吸时不应使患者察觉，尽量使其处于自然呼吸状态，以免造成患者紧张，影响观察效果。

4. 呼吸微弱的危重患者或婴幼儿不易观察胸廓起伏，可用少许棉花置于鼻孔前，观察棉花被吹动的次数，计数 1 min。避免在婴儿哭闹时测呼吸。

5. 在观察胸廓起伏时，可同时观察患者意识、表情变化，评估有无烦躁不安、意识模糊或皮肤黏膜、口唇发绀等缺氧或二氧化碳潴留的表现，并结合血气分析参数变化，判断患者是否存在呼吸性酸碱紊乱。

（冯梅、田永明）

第二节　脉搏血氧饱和度监测

一、适用范围

脉搏血氧饱和度（SpO_2）监测适用于所有需要监测机体血氧含量的患者。

二、目的

1. 判断患者机体组织缺氧情况。

2. 动态监测机体组织血氧含量，分析患者病情变化。

3. 协助诊断，为预防、治疗、康复及护理提供依据。

三、准备

（一）患者准备

1. 评估　评估患者的年龄、病情、临床诊断、意识状况、配合程度、治疗情况及吸氧流量、心理状况；评估患者局部皮肤或指（趾）甲情况：有无涂指甲油、手指的温度、局部皮肤颜色、角质层厚度等；评估患者周围光照情况及有无电磁波干扰。

2. 解释　向患者及家属解释脉搏血氧饱和度监测的目的、注意事项和配合要点。

（二）操作人员准备

着装整洁，修剪指甲，洗手，戴口罩、帽子。

（三）物资准备

1. 治疗车上层　脉搏血氧饱和度监测仪 1 个或综合多功能监护仪 1 台，监测模块、血氧饱和度探头、导线、记录本、PDA 等。

2. 治疗车下层　生活垃圾桶、医疗垃圾桶等。

（四）环境准备

清洁、安静，温湿度适宜，光线充足，限制人员流动，确保足够的操作空间。

四、操作步骤

脉搏血氧饱和度监测操作步骤见表 1-2-1。

表 1-2-1　脉搏血氧饱和度监测操作步骤

步骤	说明	要点与原则
1. 核对、解释	携用物至患者床旁，核对患者床号、姓名、腕带或使用 PDA 进行患者身份确认。对清醒患者，告知监测目的及方法，取得配合	确认患者，解释操作目的
2. 体位	协助患者取舒适体位	方便操作
3. 评估	评估患者意识状态、吸入氧浓度（FiO_2）及合作程度。评估患者指（趾）端循环、皮肤完整性及肢体活动程度，选择合适的测量部位（手指、足趾、耳郭），清洁皮肤并修平患者指（趾）甲	患者意识评估、测量部位选择。测量部位避免与血压（BP）袖带在同一侧肢体
4. 操作中查对	再次核对患者身份信息；告知患者配合方式。有效沟通，关心患者	严格执行查对制度
5. 连接仪器	连接外接电源线，打开脉搏血氧饱和度监测仪，检查监护信号，或使用综合多功能监护仪，将监测模块及导线正确地与血氧饱和度探头连接	确保仪器设备正常使用，监护信号正常
6. 安放传感器	正确放置血氧饱和度探头（图 1-2-1），使其光源透过局部皮肤，保证接触良好	探头放于患者手指或足趾或耳郭处
7. 报警限设置	观察数值，正确调整报警限及报警音量	确保报警装置处于开启状态

续表

步骤	说明	要点与原则
8. 核对与健康指导	再次核对患者身份信息；再次告知患者监护意义和注意事项，取得患者配合。有效沟通，关心患者	告知患者不要随意摘取传感器；监护时不要做剧烈动作，防止探头滑脱。避免在监测仪附近使用手机，以免干扰监测波形
9. 整理	整理床单位，协助患者取舒适体位	妥善安置患者
10. 洗手、记录	使用速干手消毒液洗手，记录所测数值	双手揉搓时间不小于 15 s

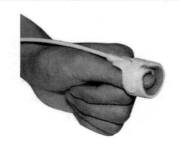

图 1 - 2 - 1　正确放置血氧饱和度探头

五、简要操作流程

脉搏血氧饱和度监测简要操作流程见表 1 - 2 - 2。

表 1 - 2 - 2　脉搏血氧饱和度监测简要操作流程

流程图	说明
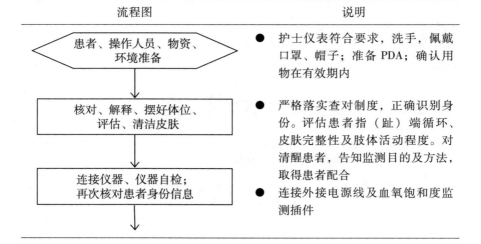	● 护士仪表符合要求，洗手，佩戴口罩、帽子；准备 PDA；确认用物在有效期内 ● 严格落实查对制度，正确识别身份。评估患者指（趾）端循环、皮肤完整性及肢体活动程度。对清醒患者，告知监测目的及方法，取得患者配合 ● 连接外接电源线及血氧饱和度监测插件

流程图内容：
- 患者、操作人员、物资、环境准备
- 核对、解释、摆好体位、评估、清洁皮肤
- 连接仪器、仪器自检；再次核对患者身份信息

续表

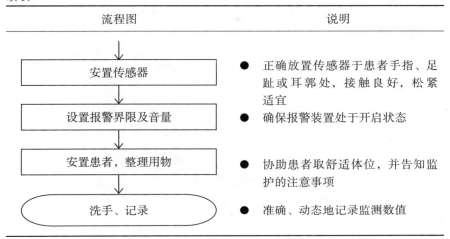

流程图	说明
安置传感器	● 正确放置传感器于患者手指、足趾或耳郭处，接触良好，松紧适宜
设置报警界限及音量	● 确保报警装置处于开启状态
安置患者，整理用物	● 协助患者取舒适体位，并告知监护的注意事项
洗手、记录	● 准确、动态地记录监测数值

六、注意事项

1. 灰尘等异物可遮盖光源和光感应器，造成测量误差，使用前检查探头内是否清洁、干燥。对于可重复使用的探头应根据说明书进行清洁。

2. 荧光、氙外科手术灯、太阳光等证实可造成 SpO_2 读数偏低，应保持室内光线柔和。当需使用特殊照明灯时，应避免其直接照射探头。

3. 探头对监测部位有压迫和加热作用，并可导致监测手指局部水肿、缺血、淤紫、坏死等，应加强观察监测指端皮肤的颜色、温度，倾听患者主诉，是否有麻木、胀、痛等情况，避免长时间监测同一部位，间隔 2~4 h 更换部位，以便获得真实的监测数值，同时又可避免压迫部位疼痛、不适或缺血性病变的发生。

4. 做好 SpO_2 监测结果的动态观察与记录，发现异常，及时报告医生并协助处理。

5. 准确识别影响监测结果的干扰因素，下列情况会影响脉搏血氧饱和度准确性。①运动伪差：尽量保持监测肢体的稳定。②存在异常血红蛋白（如高铁血红蛋白、碳氧血红蛋白）。③组织低灌注、低温、水肿状态，以及某些药物，如收缩血管药物（如多巴胺、间羟胺、去甲肾上腺素等）导致低灌注状态，致使监测数值明显偏低。④肤色的影响：肤色的深浅对 SpO_2 的监测数值无明显的影响；高胆红素血症、血红蛋白降解过程中可产生一氧化碳，引起碳氧血红蛋白增高，可使得 SpO_2 测定值偏高。⑤静脉搏动：可影响 SpO_2 值，静脉充血时 SpO_2 数值偏低。⑥指甲油或其他覆盖物覆盖监测部位，尤其是蓝色指甲油，可导致数值偏低。⑦不要在有动脉置管的肢体末梢进行监测，否则易导致 SpO_2 监测值低下。⑧受氧离曲线的影响，SpO_2 为 100% 时氧分压会非常高而导致氧中毒。

6. 注意为患者保暖，当患者体温过低，SpO_2 数值不能正确显示时，则应采取保暖措施。

（冯梅、田永明）

第三节　动脉血气标本采集

一、适用范围

动脉血气标本采集适用于所有需要进行血气分析的患者。

二、目的

采集动脉血气标本，判断患者氧合情况和酸碱平衡状态，为评估病情和治疗提供依据。

三、准备

（一）患者准备

1. 评估　评估患者的年龄、病情、临床诊断、意识状况、配合程度、心理状况；评估患者吸氧状况及呼吸机参数设置；评估患者穿刺部位皮肤及动脉搏动情况。

2. 解释　向患者及家属解释动脉血气标本采集目的、采集方法、配合要点及注意事项。

3. 体位　取平卧位。

4. 休息　洗澡或运动后休息 30 min 再采血。

（二）操作人员准备

着装整洁，修剪指甲，洗手，戴口罩、帽子。

（三）物资准备

1. 治疗车上层　治疗盘、皮肤消毒剂、速干手消毒液、棉签、治疗巾、PDA、血气分析条码、一次性血气采血针等。ICU 患者通常留置动脉导管，连接静脉/动脉血液管理保护通路（venous/arterial blood management protection system，VAMP）行封闭式动脉血气标本采集，以减少血液浪费及预防相关感染，如果行封闭式采血技术还需备无针采血帽。

2. 治疗车下层　生活垃圾桶、医疗垃圾桶等。

（四）环境准备

清洁、安静，温湿度适宜，光线充足，限制人员流动，确保足够的操作空间。操作前 30 min 停止打扫，减少人员走动，避免尘埃飞扬。

四、操作步骤

直接动脉血气标本采集操作步骤见表 1 - 3 - 1，封闭式动脉血气标本采集操作步骤见表 1 - 3 - 2。

表 1 - 3 - 1　直接动脉血气标本采集操作步骤

步骤	说明	要点与原则
1. 核对、解释	携用物至患者床旁，核对患者床号、姓名、腕带或使用 PDA 进行患者身份确认。对清醒患者，告知操作目的及方法，取得患者配合	患者身份识别，解释操作目的
2. 体位	协助患者取舒适体位	便于评估并充分暴露穿刺部位
3. 评估	评估患者吸氧状况。合理选择穿刺肢体和部位，评估穿刺部位皮肤及动脉搏动情况	桡动脉穿刺点位于掌侧腕关节上 2 cm，股动脉穿刺点位于髂前上棘和耻骨结节连线中点
4. 消毒	穿刺部位下垫治疗巾，戴手套。正确进行局部皮肤消毒，待干	消毒范围大于 5 cm×5 cm，待干时间大于 15 s
5. 打开采血器	按要求打开一次性采血器，注射器回抽至 1.6 ml 处	松动活塞，调整针尖斜面
6. 固定穿刺部位	操作者立于穿刺侧，碘伏棉签消毒左手示指和中指两次，在已消毒的范围内触摸穿刺动脉搏动最明显处，固定于两指之间	严格遵循无菌操作原则，以免感染
7. 操作中查对	再次核对患者身份信息；告知患者配合方式。有效沟通，关心患者	严格执行查对制度
8. 动脉穿刺	右手持一次性采血注射器，在两指间垂直（股动脉）或与动脉走向呈 40°角（桡动脉）刺入动脉。见有鲜红色回血，达所需量后，左手取干棉签压迫穿刺点，右手快速拔针	警惕针刺伤发生
9. 针头刺入软塞	针头拔出后立即刺入软塞	密封针头，隔绝空气

续表

步骤	说明	要点与原则
10. 搓动注射器	双手搓动注射器，使血液与抗凝剂混匀	避免凝血。若注射器内有气泡，应立即排出
11. 加压止血	穿刺点局部加压止血	按压 5～10 min
12. 操作后查对	再次核对患者信息，并执行医嘱。指导患者正确按压穿刺点，压迫止血至不出血为止	避免出血或形成血肿
13. 整理、处理用物	整理床单位，协助患者取舒适体位。分类处理污物用物	妥善安置患者。告知患者化验结果会及时告知
14. 洗手、记录	速干手消毒液洗手待干，记录标本采集时间、是否氧疗	双手揉搓时间不小于 15 s
15. 送检	立即送检标本	以免影响检测结果

表 1 - 3 - 2　封闭式动脉血气标本采集操作步骤

步骤	说明	要点与原则
1. 核对、解释	携用物至患者床旁，核对患者床号、姓名、腕带或使用 PDA 进行患者身份确认及医嘱条码核对。对清醒患者，告知操作目的、过程、配合方法，取得患者配合	核对患者身份信息及医嘱条码，讲解操作目的、过程、配合方法
2. 体位	协助患者取舒适体位	便于评估并充分暴露穿刺部位及 VAMP
3. 评估	评估患者吸氧状况。评估患者动脉置管局部情况。评估患者动脉导管连接装置，特别是 VAMP（见图 1 - 3 - 1）	评估动脉置管局部有无肿胀、穿刺点有无渗血、发红、脓液等。关闭传感器端截止阀，抽回血至储血器，将储血器活塞拉至顶部，防止血标本被稀释，关闭 VAMP 近端截止阀，评估 VAMP 是否通畅
4. 第一次消毒	在 VAMP 下垫治疗巾，戴手套。正确进行取样点肝素帽局部消毒，待干	从 VAMP 取样点顶端开始顺时针消毒 15 s，待干时间大于 15 s
5. 用物准备	连接动脉采血器与无针采血帽（见图 1 - 3 - 2）	检查并连接动脉采血器与无针采血帽，遵循无菌操作原则

续表

步骤	说明	要点与原则
6. 第二次消毒	从取样点顶端开始逆时针消毒15 s	逆时针消毒15 s，待干时间大于15 s。严格遵循无菌操作原则，以免感染
7. 操作中查对	再次核对患者身份信息及医嘱条码；告知患者配合方式。有效沟通，关心患者	严格执行查对制度
8. 采血	将无针采血帽对准取样点肝素帽插入，拉动活塞抽吸血液到所需刻度，弃无针采血帽至锐器盒，用空气阻隔塞连接注射器并搓动注射器	戴手套，注意规范操作，警惕针刺伤及职业暴露发生，双手搓动注射器，使血液与抗凝剂混匀
9. 冲洗管路	打开 VAMP 近端截止阀，将 VAMP 储血器中的血液推回患者体内，打开传感器端截止阀，冲洗整个管路至无可见血液	规范操作，冲洗彻底。脱手套，注意手卫生
10. 清洁取样点	采血后清洁取样点肝素帽处残留血迹	预防导管相关性血流感染
11. 操作后查对	再次核对患者信息，并执行医嘱	严格执行查对制度
12. 整理、处理用物	整理床单位，协助患者取舒适体位。分类处理污物、其他用物	妥善安置患者。告知患者化验结果会及时告知
13. 洗手、记录	使用速干手消毒液洗手，待干，记录标本采集时间、是否氧疗	双手揉搓时间不小于15 s
14. 送检标本	标本立即送检	以免影响检测结果

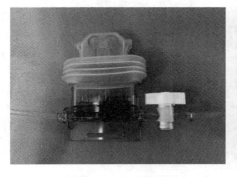

图 1-3-1　VAMP

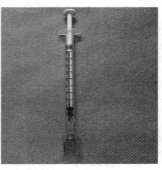

图 1-3-2　动脉采血器和无针采血帽

五、简要操作流程

直接动脉血气标本采集简要操作流程见表1-3-3，封闭式动脉血气标本采集简要操作流程见表1-3-4。

表1-3-3　直接动脉血气标本采集简要操作流程

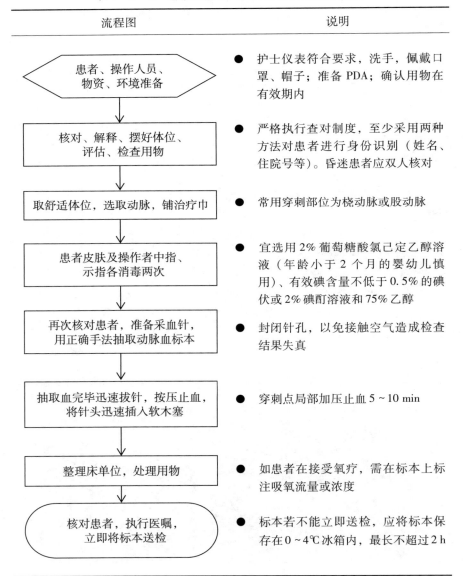

流程图	说明
患者、操作人员、物资、环境准备	● 护士仪表符合要求，洗手，佩戴口罩、帽子；准备PDA；确认用物在有效期内
核对、解释、摆好体位、评估、检查用物	● 严格执行查对制度，至少采用两种方法对患者进行身份识别（姓名、住院号等）。昏迷患者应双人核对
取舒适体位，选取动脉，铺治疗巾	● 常用穿刺部位为桡动脉或股动脉
患者皮肤及操作者中指、示指各消毒两次	● 宜选用2%葡萄糖酸氯己定乙醇溶液（年龄小于2个月的婴幼儿慎用）、有效碘含量不低于0.5%的碘伏或2%碘酊溶液和75%乙醇
再次核对患者，准备采血针，用正确手法抽取动脉血标本	● 封闭针孔，以免接触空气造成检查结果失真
抽取血完毕迅速拔针，按压止血，将针头迅速插入软木塞	● 穿刺点局部加压止血5～10 min
整理床单位，处理用物	● 如患者在接受氧疗，需在标本上标注吸氧流量或浓度
核对患者，执行医嘱，立即将标本送检	● 标本若不能立即送检，应将标本保存在0～4℃冰箱内，最长不超过2 h

表1-3-4 封闭式动脉血气标本采集简要操作流程

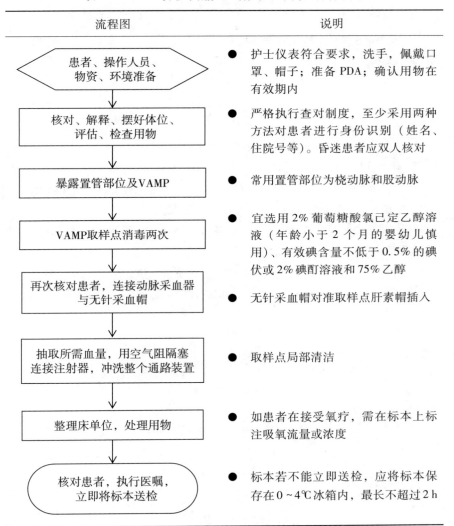

流程图	说明
患者、操作人员、物资、环境准备	● 护士仪表符合要求，洗手，佩戴口罩、帽子；准备PDA；确认用物在有效期内
核对、解释、摆好体位、评估、检查用物	● 严格执行查对制度，至少采用两种方法对患者进行身份识别（姓名、住院号等）。昏迷患者应双人核对
暴露置管部位及VAMP	● 常用置管部位为桡动脉和股动脉
VAMP取样点消毒两次	● 宜选用2%葡萄糖酸氯己定乙醇溶液（年龄小于2个月的婴幼儿慎用）、有效碘含量不低于0.5%的碘伏或2%碘酊溶液和75%乙醇
再次核对患者，连接动脉采血器与无针采血帽	● 无针采血帽对准取样点肝素帽插入
抽取所需血量，用空气阻隔塞连接注射器，冲洗整个通路装置	● 取样点局部清洁
整理床单位，处理用物	● 如患者在接受氧疗，需在标本上标注吸氧流量或浓度
核对患者，执行医嘱，立即将标本送检	● 标本若不能立即送检，应将标本保存在0~4℃冰箱内，最长不超过2h

六、注意事项

1. 严格执行查对制度和无菌操作。

2. 正确选择穿刺动脉和部位 桡动脉穿刺点为前臂掌侧腕关节上2 cm、动脉搏动明显处。股动脉穿刺点在腹股沟股动脉搏动明显处，穿刺时患者取仰卧位，下肢伸直略外展外旋，以充分暴露穿刺部位。新生儿宜选择桡动脉穿刺，因股动脉穿刺垂直进针易伤及髋关节。

3. 防止气体逸散 采集血气标本，抽血时注射器内不能有气泡，抽出后立即密封针头，隔绝空气。做二氧化碳结合力测定时，盛血气标本的容器亦应加塞盖紧，避免血液与空气接触过久，影响检验结果，所以采血后应立即送检。

4. 拔针后应用棉签局部加压止血 5 ~ 10 min 压迫力度适中，既不渗血，又保持血流通畅。特殊患者若压迫止血困难或无效，可局部用无菌纱布或沙袋加压止血，以免出血或形成血肿，压迫止血至不出。

5. 患者饮热水、洗澡、运动，需休息 30 min 后再进行采血，避免影响检验结果。

6. 合理、有效使用条码，杜绝差错事故的发生。

7. 有出血倾向者慎用动脉穿刺法采集动脉血标本。

8. 避免在同一部位重复穿刺抽取血气标本 若患者需要频繁采集动脉血气标本，建议留置动脉导管，便于采血和有创血压监测。

9. 封闭式采血前评估动脉置管功能是否完好，穿刺局部有无肿胀、发红及感染等症状；VAMP 储血器回抽时需将活塞拉到顶部，防止所采集血气标本被稀释，从而影响检查指标；取样点肝素帽需彻底消毒，防止感染；血气标本采集后需立即用空气阻隔塞阻隔空气，以免影响血气结果。

（冯梅、田永明）

第四节　呼气末二氧化碳监测

一、适用范围

呼气末二氧化碳监测适用于所有需要测量呼气末二氧化碳浓度的患者。

二、目的

1. 评估患者的呼吸功能和气体交换状态。
2. 指导临床治疗和监测患者的病情变化。

三、准备

（一）患者准备

1. 评估　评估患者的年龄、病情、临床诊断、意识状况；评估患者呼吸频率、呼吸深度和呼吸节律；评估患者是否存在可能会影响呼气末二氧化碳监测结果的特殊情况，如气道阻塞、严重的呼吸衰竭或氧合不足等。

2. 解释　向患者及家属解释呼气末二氧化碳监测的目的、配合要点及注意事项等。

3. 体位　取舒适卧位。

（二）操作人员准备

着装整洁，修剪指甲，洗手，戴口罩、帽子。

（三）物资准备

多功能心电监护仪、呼气末二氧化碳监测模块、传感器电缆、速干手消毒液、PDA 等。

（四）环境准备

清洁、安静，温湿度适宜，光线充足，限制人员流动，确保足够的操作空间。操作前 30 min 停止打扫，减少人员走动，避免尘埃飞扬。

四、操作步骤

主流式呼气末二氧化碳监测操作步骤见表 1-4-1。

表 1-4-1　主流式呼气末二氧化碳监测操作步骤

步骤	说明	要点与原则
1. 核对、解释、评估	携用物至患者床旁，核对患者床号、姓名、腕带或使用 PDA 进行患者身份确认。告知患者及家属操作目的及方法	患者身份识别，解释操作目的
2. 安装监测模块	将呼气末二氧化碳监测模块插至心电监护仪插件槽内，并确认连接成功	以听到咔嗒声为宜
3. 连接传感器电缆	将传感器电缆（见图 1-4-1）与监测模块相连	对齐卡孔，动作轻柔
4. 预热	将传感器电缆与气道适配器相连，进行预热	为防止主流模块产生冷凝水，需对气道适配器进行预热，时间 1~3 min
5. 操作中查对	再次核对患者身份；告知患者配合方式。有效沟通，关心患者	严格执行查对制度
6. 校零	根据心电监护仪菜单栏指示，点击校零	校零时应保证气道适配器内无二氧化碳及麻醉气体
7. 连接呼吸机回路	将气道适配器两端分别与患者呼吸机回路连接	气道适配器两端形状不同，注意安装方向

续表

步骤	说明	要点与原则
8. 检查回路密闭性	监测前检查回路密闭性良好	确保监测数值准确
9. 操作后查对、解释	再次核对患者信息，并执行医嘱	身份识别正确
10. 整理、处理用物	整理床单位，协助患者取舒适体位	妥善安置患者
11. 洗手、记录	使用速干手消毒液洗手待干，每小时记录呼气末二氧化碳数值	双手揉搓时间不小于 15 s

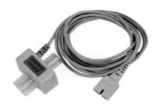

图 1 - 4 - 1　呼气末二氧化碳监测传感器电缆

五、简要操作流程

主流式呼气末二氧化碳监测简要操作流程见表 1 - 4 - 2。

表 1 - 4 - 2　主流式呼气末二氧化碳监测简要操作流程

流程图	说明
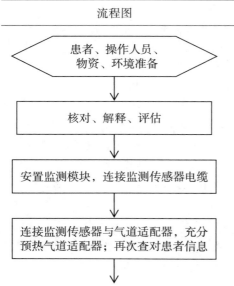 患者、操作人员、物资、环境准备	● 护士仪表符合要求，用物准备齐全
核对、解释、评估	● 呼气末二氧化碳监测意义：①监测呼吸功能，评估患者肺泡通气情况；②判断人工通气效果；③判断心肺复苏效果；④人工气道定位（若观察到 4～6 个稳定波形即可判断气管插管在气道内）
安置监测模块，连接监测传感器电缆	
连接监测传感器与气道适配器，充分预热气道适配器；再次查对患者信息	● 为防止产生冷凝水，监测前需预热气道适配器 1～3 min

续表

流程图	说明
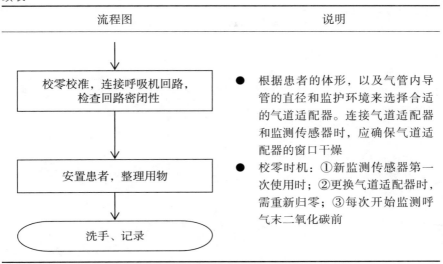	● 根据患者的体形，以及气管内导管的直径和监护环境来选择合适的气道适配器。连接气道适配器和监测传感器时，应确保气道适配器的窗口干燥 ● 校零时机：①新监测传感器第一次使用时；②更换气道适配器时，需重新归零；③每次开始监测呼气末二氧化碳前

六、注意事项

1. 需在监测前完成预热和校零，再将气道回路接入患者回路，以免影响监测数值的准确性。

2. 主流模块不需要进行日常校验，可自动定时完成参考测量校准。

3. 应尽量避免碰撞及震动二氧化碳模块，以减少仪器干扰并保证测量结果的准确性。

4. 注意以下影响呼气末二氧化碳监测结果的因素：①有雾化吸入药品的环境中，不能测量二氧化碳；②若将监测传感器暴露在红外线之中，会导致监测数值不准确；③气道回路中存在气体泄漏会导致监测数值显著偏低；④当气道过度湿化时，气道分泌物可黏附在监测传感器装置内壁，导致测量结果不准确。

5. 长时间连续监测的患者，需要注意观察监测传感器装置的清洁、通畅情况。

（冯梅、田永明）

第二章
氧疗相关操作技术

第一节　鼻导管吸氧

一、适用范围

鼻导管吸氧（包括中心供氧和氧气瓶供氧），适用于无高碳酸血症风险的低氧血症患者，简便、快捷，耐受性相对较好，不影响患者咳痰、进食和语言表达。

二、目的

1. 纠正各种原因造成的缺氧状态，通过提高吸入气体的氧浓度，提高动脉血氧分压（PaO_2）和动脉血氧饱和度（SaO_2），增加动脉血氧含量（CaO_2）。

2. 促进组织的新陈代谢，维持机体生命活动。

三、准备

（一）患者准备

1. 评估　评估患者的年龄、病情、临床诊断、意识状况、生命体征、配合程度及心理状况。

2. 解释　向患者及家属解释鼻导管吸氧的目的、注意事项和配合要点等。

（二）操作人员准备

着装整洁、规范，修剪指甲，洗手，戴口罩、帽子。

（三）物资准备

1. 治疗车上层　治疗盘内备治疗碗（内盛冷开水）、无菌棉签。治疗盘外备速干手消毒液、鼻导管或鼻氧管、氧气流量表、氧气湿化瓶、灭菌注射用水、弯盘、扳手（氧气筒供氧设备）、手电筒、用氧记录单、PDA、医嘱执行条码等。注意检查用物的效期，注明开瓶及失效日期。

2. 治疗车下层 生活垃圾桶、医疗垃圾桶、可回收物品筐。

（四）环境准备

安静、整洁，温湿度适宜，光线充足，限制人员流动，确保足够的操作空间，远离火源，保障用氧安全。

四、操作步骤

鼻导管吸氧操作步骤见表2-1-1。

表2-1-1 鼻导管吸氧操作步骤

步骤	说明	要点与原则
1. 核对、解释、评估	携用物至患者床旁，核对患者床号、姓名、腕带、住院号或使用PDA进行患者身份确认。向患者解释操作的目的	确认患者，操作前查对
2. 体位	协助患者整理体位，确保患者体位舒适，以取得患者配合	患者取舒适体位，取得患者配合
3. 手卫生	用速干手消毒液按七步洗手法洗手	洗手
4. 检查	使用手电筒检查患者鼻腔情况，注意遮挡眼部，并用湿棉签清洁患者双侧鼻腔	检查鼻腔有无分泌物堵塞及其他异常，清洁鼻腔时动作轻柔，以免损伤鼻腔黏膜
5. 供氧装置准备	中心供氧装置：先取下设备带上的氧气活塞，用湿棉签擦拭气源接头内灰尘，将流量表接在中心供氧接口，检查连接完好性，保证有效供氧 氧气筒供氧：打开氧气筒开关及冲刷接头内灰尘，安置氧气流量表，检查氧压表功能是否完好，保证有效供氧	检查供氧装置是否完好

续表

步骤	说明	要点与原则
6. 氧气湿化瓶准备	向氧气湿化瓶内倒入 1/3～1/2 的灭菌注射用水。安装氧气湿化瓶，检查装置是否漏气	检查用物质量及有效期
7. 操作中查对	再次核对患者床号、姓名、腕带、住院号或使用 PDA 进行患者身份确认	操作中查对
8. 连接	连接鼻导管或鼻氧管	
9. 调节	打开氧气流量表开关，根据患者病情遵医嘱调节氧流量	遵医嘱调节合适的氧流量，应以流量计浮标中间位置为准
10. 湿润	湿润鼻导管或鼻氧管，将鼻导管或鼻氧管前端放入治疗碗中的冷开水内湿润，并检查氧气流出是否通畅	湿润鼻导管或鼻氧管
11. 插管	将鼻导管自鼻孔轻轻插至鼻咽部，约自患者鼻尖到耳垂的 2/3 长度。或将鼻氧管插入患者鼻孔 1 cm	动作轻柔，以免造成鼻黏膜损伤
12. 固定	用胶布将鼻导管固定于鼻翼两侧及面颊部。或将鼻氧管环绕患者耳部向下放置并调节松紧度	妥善固定，避免引起患者皮肤压力性损伤
13. 操作后查对，健康宣教	再次核对患者床号、姓名、腕带、住院号或使用 PDA 进行患者身份确认，向患者及家属告知鼻导管吸氧的注意事项等。评估患者缺氧改善情况，用氧过程中供氧装置有无漏气	核对患者，健康宣教
14. 洗手、记录	记录患者给氧的时间、氧流量、患者的反应，以便病情对照	及时、准确记录
15. 观察	吸氧过程中观察患者缺氧症状有无改善、实验室指标的变化，用氧过程中供氧装置无漏气、是否通畅，有无发生氧气治疗不良反应，如有异常及时处理	密切观察患者氧疗情况

续表

步骤	说明	要点与原则
16. 停止用氧	中心供氧装置：停止用氧时先取下鼻导管，再关闭氧气流量表开关。取下鼻导管放入可回收物品筐，清洁面部，协助患者取舒适体位。 氧气筒供氧：停止用氧时先取下鼻导管，再关闭氧气流量表开关，再关闭氧气筒总开关，再打开氧气流量表开关，排尽余气后最终关闭氧气流量表开关。取下鼻导管放入可回收物品筐，清洁面部，协助患者取舒适体位	防止操作不当，引起组织损伤
17. 用物处理	取下氧气流量表，用物分类处理，氧气筒上悬挂"满"或"空"标志	整理用物
18. 洗手、记录	记录患者停止用氧时间及效果	及时、准确记录

五、简要操作流程

鼻导管吸氧简要操作流程见表2-1-2。

表2-1-2 鼻导管吸氧简要操作流程

流程图	说明

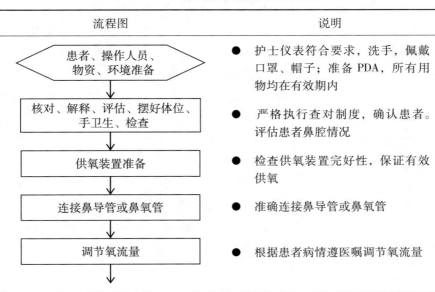

- 护士仪表符合要求，洗手，佩戴口罩、帽子；准备 PDA，所有用物均在有效期内
- 严格执行查对制度，确认患者。评估患者鼻腔情况
- 检查供氧装置完好性，保证有效供氧
- 准确连接鼻导管或鼻氧管
- 根据患者病情遵医嘱调节氧流量

续表

流程图	说明

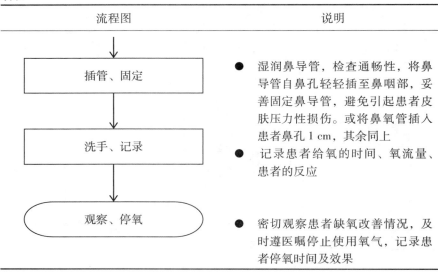

● 湿润鼻导管，检查通畅性，将鼻导管自鼻孔轻轻插至鼻咽部，妥善固定鼻导管，避免引起患者皮肤压力性损伤。或将鼻氧管插入患者鼻孔 1 cm，其余同上

● 记录患者给氧的时间、氧流量、患者的反应

● 密切观察患者缺氧改善情况，及时遵医嘱停止使用氧气，记录患者停氧时间及效果

六、注意事项

1. 严格遵守操作流程，注意用氧安全，切实做好"四防"，即防火、防震、防热、防油。使用氧气筒供氧时，氧气筒搬运一定要避免倾倒撞击。氧气筒应放置在阴凉处，周围严禁烟火及易燃物品，距明火 5 m 以上，距暖气 1 m 以上，以防引起燃烧。氧气表及螺旋口勿上油，也严禁用带油的手装卸。

2. 用氧前，检查供氧装置有无漏气、是否通畅。

3. 使用氧气时，应先调节氧流量后再应用。停用氧气时，应先拔出鼻导管，再关闭氧气开关。用氧过程中更改氧流量，应先分离鼻导管与氧气湿化瓶连接处，调节好氧流量再接上。防止一旦调节错误，大量氧气进入呼吸道损伤肺部组织。

4. 氧气筒内氧气勿用尽，压力表至少要保留在 0.5 MPa（5 kg/cm²），以免灰尘进入到氧气筒内，再充气时引起爆炸。

5. 对于未用完或者已用尽的氧气筒，应分别悬挂"满"或者"空"的标志，既方便及时调换，也方便急用时搬运，提高抢救时的速度。

6. 使用鼻导管持续氧气吸入的患者，每日应更换鼻导管 1～2 次，并将消毒后的鼻导管由另一侧鼻孔端插入，以减少鼻导管对鼻黏膜的刺激。

7. 当患者有颌面部外伤、颅底骨折、鼻塞以及存在凝血功能异常时应尽量避免使用鼻导管。

8. 在用氧气过程中，应加强对患者的病情监测，动态评估患者病情变化，及时观察患者用氧气的治疗效果及不良反应。

9. 可重复使用的氧气湿化瓶，在使用后应回收送至消毒供应中心低温灭菌。氧气湿化瓶建议一周至少更换两次。

（胡媞、沈熙）

第二节 普通面罩吸氧

一、适用范围

普通面罩吸氧适用于缺氧严重的单纯低氧血症患者、无二氧化碳潴留（Ⅰ型呼吸衰竭）的患者、躁动不安的患者、婴幼儿以及不能耐受鼻导管或鼻塞氧疗的患者。

二、目的

1. 纠正各种原因造成的缺氧状态，提高 PaO_2 和 SaO_2，增加 CaO_2。
2. 促进组织的新陈代谢，维持机体生命活动。

三、准备

（一）患者准备

1. 评估　评估患者的年龄、病情、临床诊断、意识状况、生命体征、配合程度及心理状况。检查患者鼻腔、面部、耳郭周围皮肤有无损伤。
2. 解释　向患者及家属解释有关面罩吸氧的目的、注意事项和配合要点。

（二）操作人员准备

着装整洁、规范，修剪指甲，洗手，戴口罩、帽子。

（三）物资准备

1. 治疗车上层　速干手消毒液、适宜型号的一次性面罩、无菌纱布、无菌棉签、治疗碗（内盛冷开水）、中心供氧氧气流量表、氧气湿化瓶、灭菌注射用水、弯盘、用氧记录单、PDA、医嘱执行条码等。注意检查用物的效期，注明开瓶及失效日期。
2. 治疗车下层　生活垃圾桶、医疗垃圾桶、可回收物品筐。

（四）环境准备

安静、整洁，温湿度适宜，光线充足，限制人员流动，确保足够的操作空间，远离火源，保障用氧安全。

四、操作步骤

普通面罩吸氧操作步骤见表2－2－1。

表2－2－1　普通面罩吸氧操作步骤

步骤	说明	要点与原则
1. 核对、解释	携用物至患者床旁，核对患者床号、姓名、腕带、住院号或使用 PDA 进行患者身份确认。向患者解释操作的目的	确认患者，操作前查对
2. 体位	协助患者整理体位，确保患者体位舒适，以取得患者配合	患者取舒适体位，取得患者配合
3. 手卫生	用速干手消毒液按七步洗手法洗手	洗手
4. 评估及检查	检查患者鼻腔、面部及耳郭周围皮肤情况，并用湿棉签清洁患者双侧鼻腔，用纱布擦拭患者面部皮肤	检查鼻腔有无分泌物堵塞及其他异常，清洁鼻腔、面部皮肤时动作轻柔，避免损伤
5. 供氧装置准备	正确安装中心供氧氧气流量表，对中心供氧装置，先取下设备带上的氧气活塞，用湿棉签擦拭气源接头内灰尘，将氧气流量表接在中心供氧接口，检查连接是否完好，保证有效供氧	检查供氧装置是否完好
6. 氧气湿化瓶准备	向氧气湿化瓶内倒入 1/3～1/2 的灭菌注射用水。安装氧气湿化瓶，检查装置是否漏气	检查用物质量及有效期
7. 操作中查对	再次核对患者床号、姓名、腕带、住院号或使用 PDA 进行患者身份确认	操作中查对
8. 连接	连接吸氧面罩，选择合适型号的一次性面罩（目前临床上多采用口鼻式面罩）	检查氧气流通是否通畅、有无漏气
9. 调节	打开流量开关，根据患者病情遵医嘱调节氧流量	遵医嘱调节合适的氧流量，应以流量计浮标中间位置为准
10. 固定	选择合适型号的面罩，将面罩妥善固定在患者口鼻部，将可弯曲金属条固定在鼻梁上，将面罩两侧的挂绳分别环绕患者两侧的耳郭，并调节好松紧度	调整系带，松紧适宜，妥善固定，保持面罩与面部贴合，避免引起医疗器械相关皮肤压力性损伤

续表

步骤	说明	要点与原则
11. 操作后查对，健康教育	再次核对患者床号、姓名、腕带、住院号或使用 PDA 进行患者身份确认，向患者及家属告知面罩吸氧的注意事项等。评估患者缺氧改善情况，用氧过程中供氧装置有无漏气	核对患者，健康宣教
12. 洗手、记录	记录患者面罩吸氧的时间、氧流量、患者的反应，以便病情对照	及时、准确记录
13. 观察	在吸氧过程中观察患者缺氧症状有无改善、实验室指标的变化，用氧过程中供氧装置有无漏气、是否通畅，有无发生氧气治疗不良反应，如有异常及时处理	密切观察患者用氧疗效
14. 更换吸氧方式/停止用氧	根据患者氧疗情况遵医嘱更换吸氧方式，改为鼻氧管吸氧。逐渐停止氧疗或遵医嘱停止氧疗 更换鼻氧管吸氧时，先取下吸氧面罩，再连接鼻氧管吸氧。根据病情遵医嘱调节适宜的氧流量，湿润鼻氧管，确保鼻氧管通畅后再插管固定，观察患者用氧效果。鼻氧管吸氧停止用氧流程参照表 2-1-1 停止用氧时先取下面罩，再关闭氧气流量表开关。清洁面部，协助患者取舒适体位	防止操作不当，引起组织损伤
15. 整理用物	取下氧气流量表，用物分类处理	整理用物
16. 洗手、记录	记录患者停止用氧时间及效果	及时、准确记录

五、简要操作流程

普通面罩吸氧简要操作流程见表 2-2-2。

表2-2-2　普通面罩吸氧简要操作流程

流程图	说明
患者、操作人员、物资、环境准备	● 护士仪表符合要求，洗手，佩戴口罩、帽子；准备 PDA，所有用物均在有效期内
核对、解释、摆好体位、手卫生、评估、检查	● 严格执行查对制度，确认患者。评估患者鼻腔、面部及耳郭周围皮肤情况
供氧装置准备	● 检查供氧装置完好性，保证有效供氧
连接吸氧面罩	● 选择适宜型号的吸氧面罩，检查氧气流通是否通畅
调节氧流量	● 根据患者病情遵医嘱调节氧流量
妥善固定	● 将面罩妥善固定在患者口鼻部，两侧的挂绳分别环绕患者两侧的耳郭，并调节好松紧度，避免引起医疗器械相关皮肤压力性损伤
洗手、记录	● 记录患者使用面罩吸氧的时间、氧流量、患者的反应
观察、停氧	● 密切观察患者缺氧改善情况，及时遵医嘱停止使用氧气，记录患者停氧时间及效果

六、注意事项

1. 严格遵守操作流程，注意用氧安全，切实做好"四防"，即防火、防震、防热、防油。用氧周围严禁烟火及易燃物品，距明火 5 m 以上，距暖气 1 m 以上，以防引起燃烧。

2. 用氧前，检查供氧装置有无漏气、是否通畅。

3. 使用氧气时，应先调节氧流量后再使用。停用氧气时，应先取下吸氧面罩，再关闭氧气流量表开关。用氧过程中更改氧流量，应先分离吸氧面罩与氧气湿化瓶连接处，调节好氧流量再接上。防止一旦调节错误，大量氧气进入呼吸道损伤肺部组织。

4. 用氧气过程中，应加强对患者的病情监测，动态评估患者病情变化，及时观察患者用氧气的治疗效果及不良反应。

5. 使用面罩吸氧时，应注意松紧适宜，保持面罩与患者面部贴合，必要时可在受压部位使用相应的减压敷料对局部皮肤进行保护。

6. 使用非重复吸收的储氧面罩时，使用前应先检查单向活瓣是否正常，使用过程中保持活瓣的功能状态。

7. 使用储氧面罩时，应先调节氧流量使储氧袋充盈，氧疗过程中要始终保持储氧袋充盈不塌陷。

8. 可重复使用的氧气湿化瓶，在使用后应回收送至消毒供应中心低温灭菌。氧气湿化瓶建议一周至少更换两次。

9. 面罩应专人专用，定期消毒，避免交叉感染。

（胡媞、沈熙）

第三节 文丘里面罩吸氧

一、适用范围

文丘里面罩吸氧适用于氧流量需求在 2～15 L/min 的低氧血症伴有高碳酸血症的患者，需要精确控制 FiO_2 的患者，如慢性阻塞性肺疾病（COPD）合并 II 型呼吸衰竭的患者，能够精确调控的最高 FiO_2 为 50%。

二、目的

1. 纠正各种原因造成的缺氧状态，提高 PaO_2 和 SaO_2，增加 CaO_2，改善患者氧合。

2. 促进组织的新陈代谢，维持机体生命活动。

三、准备

（一）患者准备

1. 评估 评估患者的年龄、病情、临床诊断、意识状况、生命体征、配合程度及心理状况。检查口腔、鼻腔，评估患者的缺氧程度、鼻腔黏膜及有无分泌物。

2. 解释 向患者及家属解释有关文丘里面罩吸氧的目的、注意事项和配合要点等。

（二）操作人员准备

着装整洁、规范，修剪指甲，洗手，戴口罩、帽子。

（三）物资准备

1. 治疗车上层　速干手消毒液、文丘里面罩套件、无菌棉签、无菌纱布、治疗碗（内盛冷开水）、中心供氧氧气流量表、氧气湿化瓶、弯盘、用氧记录单、PDA、医嘱执行条码等。注意检查用物的效期，注明开瓶及失效日期。

2. 治疗车下层　生活垃圾桶、医疗垃圾桶、可回收物品筐。

（四）环境准备

环境安静、整洁，温湿度适宜，光线充足，限制人员流动，确保足够的操作空间，远离火源，保障用氧安全。

四、操作步骤

文丘里面罩吸氧操作步骤见表 2 - 3 - 1。

表 2 - 3 - 1　文丘里面罩吸氧操作步骤

步骤	说明	要点与原则
1. 核对、解释	携用物至患者床旁，核对患者床号、姓名、腕带、住院号或使用 PDA 进行患者身份确认。向患者解释操作目的	确认患者，操作前查对，取得患者配合
2. 体位	协助患者整理体位，确保患者体位安全、舒适	患者体位安全、舒适，方便操作
3. 手卫生	用速干手消毒液按七步洗手法洗手	洗手
4. 评估及检查	检查患者鼻腔、面部及耳郭周围皮肤情况，并用湿棉签清洁患者双侧鼻腔，用纱布擦拭患者面部皮肤	检查鼻腔有无分泌物堵塞及其他异常，清洁鼻腔、面部皮肤时动作轻柔，避免损伤
5. 供氧装置准备	正确安装中心供氧氧气流量表：先取下设备带上的氧气活塞，用湿棉签擦拭气源接头内的灰尘，将氧气流量表接在中心供氧接口，检查连接是否完好，保证有效供氧	检查供氧装置是否完好，注意用氧安全
6. 安装氧气湿化瓶	安装氧气湿化瓶	氧气湿化瓶内不需要加湿化水

续表

步骤	说明	要点与原则
7. 操作中查对	再次核对患者床号、姓名、腕带、住院号或使用 PDA 进行患者身份确认	使用 2 种以上方式进行操作中查对
8. 组装文丘里面罩	将面罩、FiO_2 调节器、索环、调节阀、输氧管连接组装	根据不同 FiO_2 选择调节阀
9. 连接氧源	将吸氧装置与文丘里面罩连接,检查文丘里面罩通畅性	检查氧气流通是否通畅、有无漏气
10. 调节 FiO_2	根据患者病情设定 FiO_2,再按照调节阀所示的 FiO_2 值调节对应的氧流量	不同的流速对应不同的 FiO_2,在使用过程中注意氧流量与装置标记一致
11. 固定	将文丘里面罩妥善固定在患者口鼻部,将可弯曲金属条固定在鼻梁上,将面罩两侧的挂绳分别环绕患者两侧的耳郭,并调节好松紧度	调整系带,松紧适宜,妥善固定,避免引起医疗器械相关皮肤压力性损伤
12. 操作后查对及健康宣教	再次核对患者床号、姓名、腕带、住院号或使用 PDA 进行患者身份确认,并执行医嘱;向患者及家属告知文丘里面罩吸氧注意事项。评估患者缺氧改善情况,用氧过程中供氧装置有无漏气	核对患者,健康宣教
13. 洗手、记录	记录患者吸氧的时间、FiO_2、患者的反应,以便病情对照	及时、准确记录
14. 观察及评估	吸氧过程中观察患者缺氧症状有无改善、实验室指标的变化,用氧过程中供氧装置是否通畅,有无发生氧气治疗不良反应,如有异常及时处理	发绀减轻、呼吸平稳、精神好转表示目前的氧疗方案有效。反之,则说明氧疗效果差或无效,需重新评估病情,修改氧疗方案
15. 更换吸氧方式/停止用氧	根据患者氧疗情况遵医嘱更换吸氧类型,改为鼻氧管吸氧。逐渐停止氧疗或遵医嘱停止氧疗。 停止用氧时先取下文丘里面罩,再关闭氧气流量表开关。清洁面部,协助患者取舒适体位	防止操作不当,引起组织损伤
16. 整理用物	取下氧气流量表,用物分类处理	整理用物
17. 洗手、记录	记录患者停止用氧时间及效果	及时、准确记录

五、简要操作流程

文丘里面罩吸氧简要操作流程见表2-3-2。

表2-3-2　文丘里面罩吸氧简要操作流程

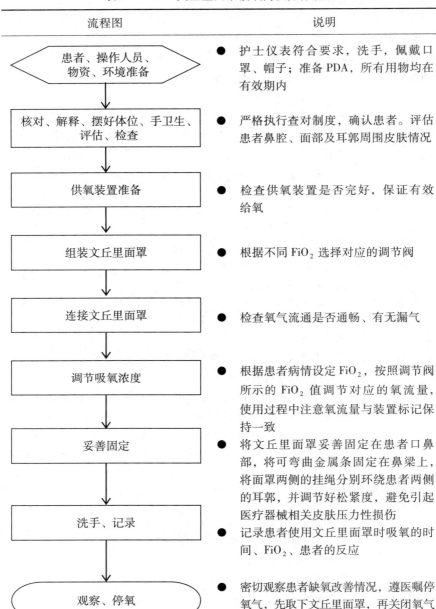

流程图	说明
患者、操作人员、物资、环境准备	● 护士仪表符合要求，洗手，佩戴口罩、帽子；准备 PDA，所有用物均在有效期内
核对、解释、摆好体位、手卫生、评估、检查	● 严格执行查对制度，确认患者。评估患者鼻腔、面部及耳郭周围皮肤情况
供氧装置准备	● 检查供氧装置是否完好，保证有效给氧
组装文丘里面罩	● 根据不同 FiO_2 选择对应的调节阀
连接文丘里面罩	● 检查氧气流通是否通畅、有无漏气
调节吸氧浓度	● 根据患者病情设定 FiO_2，按照调节阀所示的 FiO_2 值调节对应的氧流量，使用过程中注意氧流量与装置标记保持一致
妥善固定	● 将文丘里面罩妥善固定在患者口鼻部，将可弯曲金属条固定在鼻梁上，将面罩两侧的挂绳分别环绕患者两侧的耳郭，并调节好松紧度，避免引起医疗器械相关皮肤压力性损伤
洗手、记录	● 记录患者使用文丘里面罩时吸氧的时间、FiO_2、患者的反应
观察、停氧	● 密切观察患者缺氧改善情况，遵医嘱停氧气，先取下文丘里面罩，再关闭氧气流量表；记录患者停氧时间及效果

六、注意事项

1. 严格遵守操作流程，告知患者及家属注意用氧安全，切实做好"四防"，即防火、防震、防热、防油。用氧周围严禁烟火及易燃物品，距明火 5 m 以上，距暖气 1 m 以上，以防引起燃烧。

2. 用氧前，检查供氧装置有无漏气、是否通畅。

3. 使用氧气时，应先设定 FiO_2，再根据文丘里面罩调节阀上 FiO_2 值所对应的氧流量来调节，调到对应的氧流量后再使用。停用文丘里面罩吸氧时，应先取下文丘里面罩，再关闭氧流量开关或者更换为其他氧疗方式。用氧过程中更改 FiO_2，应先分离氧气管与氧气湿化瓶连接处，再调节到所需的 FiO_2，根据 FiO_2 所对应的氧流量来调节，调节好氧流量后再接上氧气管。防止一旦调节错误，大量氧气进入呼吸道损伤肺部组织。不同的流速对应不同的 FiO_2，在使用过程中应注意氧流量与文丘里面罩装置标记保持一致。

4. 在用氧气过程中，应加强对患者的病情监测，动态评估患者病情变化，及时观察患者用氧气的治疗效果及不良反应。

5. 使用文丘里面罩吸氧时，应注意调节固定带的松紧度，以能容纳一横指为宜，保持文丘里面罩与患者面部相贴合，避免固定带过紧引起颜面部皮肤医疗器械相关性皮肤损伤，必要时可在受压部位使用相应的减压敷料对局部皮肤进行保护。

6. 可重复使用的氧气湿化瓶，在使用后应回收送至消毒供应中心低温灭菌。氧气湿化瓶建议一周至少更换两次。

（胡媞、沈熙）

第四节　头罩吸氧

一、适用范围

头罩吸氧多适用于婴幼儿氧气供应，无导管刺激黏膜、导管堵塞或异位、鼻腔感染以及敷料、胶布刺激等缺点，易于观察患者病情变化。

二、目的

1. 纠正各种原因造成的缺氧状态，提高 PaO_2 和 SaO_2，增加 CaO_2，改善患者氧合情况。

2. 促进组织的新陈代谢，维持机体生命活动。

三、准备

（一）患者准备

1. 评估　评估患者的年龄、病情、临床诊断、意识状况、生命体征、配合程度及心理状况。检查患者鼻腔、面部皮肤有无损伤。

2. 解释　向患者及家属解释有关头罩吸氧的目的、注意事项和配合要点等。

（二）操作人员准备

着装整洁、规范，修剪指甲，洗手，戴口罩、帽子。

（三）物资准备

1. 治疗车上层　速干手消毒液、适宜型号的吸氧头罩、无菌棉签、治疗碗（内盛冷开水）、中心供氧氧气流量表、氧气湿化瓶、灭菌注射用水、弯盘、用氧记录单、PDA、医嘱执行条码等。注意检查用物的效期，注明开瓶及失效日期。

2. 治疗车下层　生活垃圾桶、医疗垃圾桶、可回收物品筐。

（四）环境准备

安静、整洁，温湿度适宜，光线充足，限制人员流动，确保足够的操作空间，远离火源，保障用氧安全。

四、操作步骤

头罩吸氧操作步骤见表2-4-1。

表2-4-1　头罩吸氧操作步骤

步骤	说明	要点与原则
1. 核对、解释	携用物至患者床旁，核对患者床号、姓名、腕带、住院号或使用PDA进行患者身份确认。向患者及家属解释操作的目的	确认患者，操作前查对
2. 体位	协助患者整理体位，确保患者体位舒适，以取得患者配合	患者取舒适体位，取得患者配合
3. 手卫生	用速干手消毒液按七步洗手法洗手	洗手
4. 评估及检查	检查患者鼻腔及面部皮肤情况，并用湿棉签清洁患者双侧鼻腔	检查鼻腔有无分泌物堵塞及其他异常，清洁鼻腔时动作轻柔，避免损伤

续表

步骤	说明	要点与原则
5. 供氧装置准备	正确安装中心供氧氧气流量表，先取下设备带上的氧气活塞，用湿棉签擦拭气源接头内的灰尘，将氧气流量表接在中心供氧接口，检查连接是否完好，保证有效供氧	检查供氧装置是否完好
6. 氧气湿化瓶准备	向氧气湿化瓶内倒入 1/3～1/2 的灭菌注射用水。安装氧气湿化瓶，检查装置是否漏气	检查用物质量及有效期
7. 操作中查对	再次核对患者床号、姓名、腕带、住院号或使用 PDA 进行患者身份确认	操作中查对
8. 连接	将氧气导管连接吸氧头罩的进气孔，选择合适型号的吸氧头罩	检查氧气流通是否通畅，有无漏气
9. 调节	通过吸氧头罩顶部的小孔（供氧调节阀）调节 FiO_2	遵医嘱调节适宜的 FiO_2
10. 放置	吸氧头罩位置放置合适，头罩与患者颈部保持适当的空隙	避免患者头部碰撞受伤，防止二氧化碳的潴留
11. 操作后查对，健康教育	再次核对患者床号、姓名、腕带、住院号或使用 PDA 进行患者身份确认，向患者及家属告知头罩吸氧的注意事项等。检查用氧过程中供氧装置有无漏气，评估患者缺氧改善情况	操作后查对，健康宣教
12. 洗手、记录	记录患者使用头罩吸氧的时间、FiO_2、患者的反应，以便病情对照	及时、准确记录
13. 观察	吸氧过程中观察患者缺氧症状有无改善、实验室指标的变化，用氧过程中供氧装置有无漏气、是否通畅，有无发生氧气治疗不良反应，如有异常及时处理	密切观察患者用氧疗效
14. 停止用氧	根据患者病情变化，慢慢调低 FiO_2，低浓度吸氧维持，再逐步过渡到吸入空气，待患者病情稳定后再撤除吸氧头罩	逐渐降低 FiO_2，逐步过渡到停氧，避免骤然停氧加重患者病情
15. 整理用物	吸氧完毕取下吸氧头罩，关闭氧气流量表，关总开关，再打开氧气流量表，放完余气后关好，用物分类处理	整理用物
16. 洗手、记录	记录患者停止用氧时间及效果	及时、准确记录

五、简要操作流程

头罩吸氧简要操作流程见表2-4-2。

表2-4-2　头罩吸氧简要操作流程

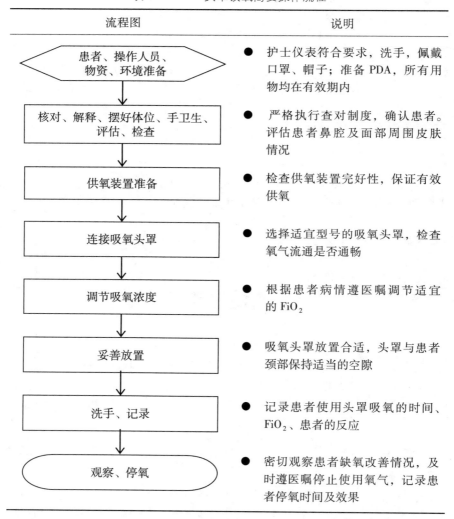

流程图	说明
患者、操作人员、物资、环境准备	● 护士仪表符合要求，洗手，佩戴口罩、帽子；准备 PDA，所有用物均在有效期内
核对、解释、摆好体位、手卫生、评估、检查	● 严格执行查对制度，确认患者。评估患者鼻腔及面部周围皮肤情况
供氧装置准备	● 检查供氧装置完好性，保证有效供氧
连接吸氧头罩	● 选择适宜型号的吸氧头罩，检查氧气流通是否通畅
调节吸氧浓度	● 根据患者病情遵医嘱调节适宜的 FiO_2
妥善放置	● 吸氧头罩放置合适，头罩与患者颈部保持适当的空隙
洗手、记录	● 记录患者使用头罩吸氧的时间、FiO_2、患者的反应
观察、停氧	● 密切观察患者缺氧改善情况，及时遵医嘱停止使用氧气，记录患者停氧时间及效果

六、注意事项

1. 严格遵守操作流程，注意用氧安全，切实做好"四防"，即防火、防震、防热、防油。用氧周围严禁烟火及易燃物品，距明火5 m以上，距暖气1 m以上，以防引起燃烧。

2. 用氧前，检查供氧装置有无漏气、是否通畅。

3. 用氧气过程中，应加强对患者的病情监测，遵医嘱给予监护，密切观察患者病情变化，及时观察患者用氧气的治疗效果及不良反应。

4. 吸氧头罩前方有一拱形开口，正好容纳患者颈部，患者头部置于吸氧头罩内，注意吸氧头罩与患者颈部保持适当的空隙，保证二氧化碳排出，预防二氧化碳的潴留。

5. 吸氧头罩包括：特大号（直径 350 mm，适用于成年人）、大号（直径 240 mm，适用于大于 4 周岁患儿）、中号（直径 200 mm，适用于新生儿至 4 周岁患儿）、小号（直径 160 mm，适用于早产儿和新生儿）四种规格，根据患者的头、颈部大小选择适宜型号的吸氧头罩。

6. 必要时测量吸氧头罩内温度及湿度。当吸氧头罩内温度过高时，可在吸氧头罩周围放置冰袋进行降温。当吸氧头罩内湿度过高时，可打开吸氧头罩的头盖调节头罩内湿度。

7. 可重复使用的氧气湿化瓶，在使用后应回收送至消毒供应中心低温灭菌。氧气湿化瓶建议一周至少更换两次。

（胡媞、沈熙）

第五节　经鼻高流量吸氧

一、适用范围

经鼻高流量吸氧适用于大多数轻度、中度急性 I 型呼吸衰竭的患者；部分轻度 II 型呼吸衰竭的患者以及部分慢性呼吸衰竭的患者可以在呼吸衰竭的早期干预；也可以应用于呼吸衰竭的缓解期，用于辅助早期撤机，能够提供高流量（高达 80 L/min）的经过加温、湿化的空氧混合气体，并且能够准确地调节 FiO_2。

二、目的

1. 纠正各种原因造成的缺氧状态，提高 PaO_2 和 SaO_2，增加 CaO_2，改善患者氧合。

2. 降低患者呼吸频率和呼吸功耗。

3. 缓解患者呼吸困难症状。

4. 基本保证患者 FiO_2 的稳定。

三、准备

（一）患者准备

1. 评估 评估患者的年龄、病情、临床诊断、意识状况、生命体征、配合程度及心理状况。检查鼻腔，评估患者的缺氧程度、鼻腔黏膜及有无分泌物。

2. 解释 向患者及家属解释有关经鼻高流量吸氧的目的、方法、注意事项和配合要点。

（二）操作人员准备

着装整洁、规范，修剪指甲，洗手，戴口罩、帽子。

（三）物资准备

1. 治疗车上层 速干手消毒液、无菌棉签、治疗碗（内盛冷开水）、消毒液、灭菌注射用水、一次性自动给水装置、用氧记录单、PDA、医嘱执行条码等。注意检查用物的效期，注明开瓶及失效日期。

2. 治疗车下层 生活垃圾桶、医疗垃圾桶、可回收物品筐。

3. 医用经鼻高流量呼吸湿化治疗仪 由流量感受器及空氧混合涡轮系统、加温加湿装置、内置加热线路的呼吸管路和储氧式鼻塞等部分组成。

（四）环境准备

安静、整洁，温湿度适宜，光线充足，限制人员流动，确保足够的操作空间，远离火源，保障用氧安全。

四、操作步骤

经鼻高流量吸氧操作步骤见表2-5-1。

表2-5-1 经鼻高流量吸氧操作步骤

步骤	说明	要点与原则
1. 核对、解释	携用物至患者床旁，核对患者床号、姓名、腕带、住院号或使用PDA进行患者身份确认。向患者及家属解释操作的目的	确认患者，操作前查对
2. 体位	协助患者整理体位，确保患者体位舒适，以取得患者配合。体位：建议为半卧位或头高位（>20°）	患者取舒适体位，取得患者配合
3. 手卫生	用速干手消毒液按七步洗手法洗手	洗手

续表

步骤	说明	要点与原则
4. 评估及检查	检查患者鼻腔情况，并用湿棉签清洁患者双侧鼻腔	检查鼻腔有无分泌物堵塞及其他异常，清洁鼻腔时动作轻柔，避免损伤
5. 供氧装置准备	对于中心供氧装置，先取下设备带上的氧气活塞，用湿棉签擦拭气源接头内的灰尘，清洁氧源。连接医用经鼻高流量呼吸湿化治疗仪氧源及电源	清洁氧源
6. 管路连接	将灭菌注射用水与一次性自动给水装置连接，安装一次性自动给水装置，按下护手板，平行推入加热盘，直到护手板弹回原位。将加热氧气管路一端连接至主机出气口，另一端连接至鼻塞导管，鼻塞导管再与患者连接	连接湿化罐、呼吸管路，确认安装到位
7. 操作中核对	再次核对患者床号、姓名、腕带、住院号或使用 PDA 进行患者身份确认	
8. 启动	启动医用经鼻高流量呼吸湿化治疗仪：长按开机键 3 s 开机，会出现上一次消毒时间；出现转圈的圆点，表示机器正在预热，预热结束则显示"工作中"	启动治疗仪，开机预热
9. 参数设置	长按上下键可以解锁（长按 3 s），解锁后可以调节温度，也可以调节氧流量及 FiO_2。根据临床患者需求或在医生指导下选择工作模式；开机后仪器自动记忆上一次参数，如果继续使用上一次参数，可直接跳过此项 调节范围为：温度 31 ~ 37℃；氧流量 10 ~ 80 L/min；FiO_2 21% ~ 100%	根据临床需求设置参数：温度、氧流量、FiO_2
10. 连接	连接患者界面，为患者佩戴鼻塞导管，并妥善固定，过耳头带固定于患者面部，系带松紧以容纳一横指为宜	调整系带，松紧适宜，妥善固定，避免系带过紧引起患者医疗器械相关皮肤压力性损伤，必要时可使用水胶体敷料等保护患者鼻部、面颊及耳郭处等部位皮肤

续表

步骤	说明	要点与原则
11. 操作后查对，健康宣教	再次核对患者床号、姓名、腕带、住院号或使用 PDA 进行患者身份确认，向患者及家属告知经鼻高流量吸氧的注意事项等。评估患者缺氧改善情况，用氧过程中供氧装置有无漏气	操作后查对，健康宣教
12. 洗手、记录	记录患者使用经鼻高流量吸氧的时间、FiO_2、患者的反应，以便病情对照	及时、准确记录
13. 观察	在吸氧过程中观察患者缺氧症状有无改善、实验室指标的变化，用氧过程中供氧装置有无漏气、是否通畅，有无发生氧气治疗不良反应，如有异常及时处理，必要时重新调整医用经鼻高流量呼吸湿化治疗仪参数，避免湿化过度或湿化不足。密切关注气道分泌物性状变化，按需吸痰，防止痰液堵塞气道发生窒息	密切观察患者病情变化，保证氧疗效果，必要时重新调整参数
14. 停止用氧	治疗结束后，先将患者与设备连接界面断开，关闭氧气源，并长按开机键 3 s，进入干燥模式，或者再次长按开机键 3 s，强行关闭干燥模式直接关机，再断开电源	在患者原发疾病得到有效控制或好转后，逐渐降低医用经鼻高流量呼吸湿化治疗仪参数，如果达到以下标准即可考虑撤机：吸氧流量 ≤ 20 L/min 且 FiO_2 < 30%
15. 整理用物	卸下的鼻塞导管、加热氧气管路及一次性自动给水装置均为一次性物品，使用完毕后按医疗废物丢弃。使用过程中产生的冷凝水含有高浓度的病原体，需设置专门容器收集，并在容器中加入有效氯含量为 1 000 ~ 5 000 mg/L 的消毒液，作用 30 min 后按医疗废物处理。使用连接器自带的消毒回路进行仪器内部消毒。仪器表面使用有效氯含量为 1 000 mg/L 的消毒液进行擦拭消毒	用物处理
16. 洗手、记录	记录患者停止用氧时间及效果	及时、准确记录

五、简要操作流程

经鼻高流量吸氧简要操作流程见表2-5-2。

表2-5-2 经鼻高流量吸氧简要操作流程

流程图	说明

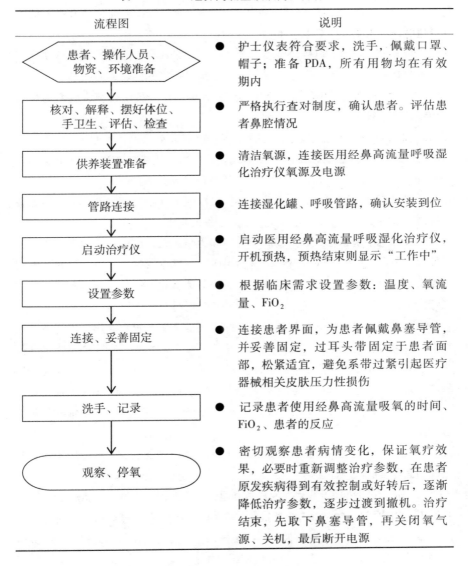

患者、操作人员、物资、环境准备	● 护士仪表符合要求，洗手，佩戴口罩、帽子；准备 PDA，所有用物均在有效期内
核对、解释、摆好体位、手卫生、评估、检查	● 严格执行查对制度，确认患者。评估患者鼻腔情况
供养装置准备	● 清洁氧源，连接医用经鼻高流量呼吸湿化治疗仪氧源及电源
管路连接	● 连接湿化罐、呼吸管路，确认安装到位
启动治疗仪	● 启动医用经鼻高流量呼吸湿化治疗仪，开机预热，预热结束则显示"工作中"
设置参数	● 根据临床需求设置参数：温度、氧流量、FiO_2
连接、妥善固定	● 连接患者界面，为患者佩戴鼻塞导管，并妥善固定，过耳头带固定于患者面部，松紧适宜，避免系带过紧引起医疗器械相关皮肤压力性损伤
洗手、记录	● 记录患者使用经鼻高流量吸氧的时间、FiO_2、患者的反应
观察、停氧	● 密切观察患者病情变化，保证氧疗效果，必要时重新调整治疗参数，在患者原发疾病得到有效控制或好转后，逐渐降低治疗参数，逐步过渡到撤机。治疗结束，先取下鼻塞导管，再关闭氧气源、关机，最后断开电源

六、注意事项

1. 上机前应向患者及家属说明治疗目的，取得患者配合，建议患者取半卧位或头高位（>20°）。

2. 为克服呼吸管路阻力，建议成人最低氧流量≥15 L/min。

3. 根据患者鼻孔大小选择合适型号的鼻塞，建议选取直径小于鼻孔内径50%的鼻导管。

4. 严密监测患者生命体征、呼吸形式、运动及血气分析的变化，及时根据初步的临床效果（生命体征、呼吸形式、运动及血气分析的变化）及患者的主观舒适度，对氧流量和FiO_2进行进一步调整。

5. 正确佩戴鼻塞，叮嘱患者不要随意取下。佩戴时应先将鼻腔内分泌物清除，再把鼻塞完全放置于患者鼻腔内。对于张口呼吸的患者，需嘱其配合闭口呼吸，若不能配合者且不伴有二氧化碳潴留，可应用转接头将鼻塞转变为鼻罩或面罩方式进行氧疗。

6. 对于舌后坠且伴有经鼻高流量氧疗（HFNC）效果不佳的患者，应先予以口咽通气道打开上气道，后将HFNC鼻塞与口咽通气道开口处连通，若效果仍无法改善，可考虑无创正压通气（NPPV）等其他呼吸支持方式。

7. 避免湿化过度或者湿化不足，密切关注气道分泌物性状变化，根据患者实际情况按需吸痰，防止痰堵窒息等紧急事件的发生。

8. 保持患者鼻塞位置的高度高于机器和管路水平，注意管路积水现象并及时处理，警惕积水误入气道引起呛咳和误吸，一旦机器报警，应及时处理管路冷凝水。在使用过程中注意保持管道通畅，避免管道弯折、受压、脱落，导致氧疗失效，必要时对管路进行固定，对患者采取保护性约束。

9. 为避免交叉感染，应使用一次性的高流量鼻塞导管、加热氧气管路及一次性自动给水装置，专人专用，每次使用完毕后应对经鼻高流量氧疗装置进行终末消毒，消毒时对仪器自带的消毒回路进行仪器内部消毒即可。经鼻高流量氧疗装置的空气过滤棉片应定期更换，建议使用3个月或者1 000 h更换。定期更换呼吸管路，建议每周1次。仪器表面使用有效氯含量为1 000 mg/L的消毒液进行擦拭消毒。

10. 注意调节鼻塞固定带的松紧度，以能伸入一横指为宜，避免固定带过紧引起颜面部皮肤压力性损伤。

11. 如果患者出现无法耐受的异常高温，应立即停机检测，避免灼伤气道。

12. 在使用过程中，如有机器报警，应及时查看并妥善处理，直至警报消除。

13. 在使用过程中出现任何机器报警报错，应及时更换，记录报错代码并将其提供给厂家售后人员，严禁继续使用报错机器。

14. 停止经鼻高流量氧疗时，应待装置上的FiO_2降至21%后再关机，拔除电源、气源；等装置冷却后，取下湿化罐。

（胡媞、沈熙）

第三章

机械通气相关操作技术

第一节 无创呼吸机的使用

一、适用范围

无创呼吸机适用于轻至中度呼吸衰竭患者的早期救治；对于无紧急气管插管指征及生命体征相对稳定的患者，也可用于有创－无创通气序贯治疗和辅助撤机。

其参考指征为：①患者状况，意识清醒，能自主清除气道分泌物，呼吸急促（频率 > 25 次/分），辅助呼吸肌参与呼吸运动；②血气指标，海平面呼吸室内空气时，$PaO_2 < 60$ mmHg[①] 伴或不伴二氧化碳分压（$PaCO_2$）> 45 mmHg；③排除有应用 NPPV 的禁忌证。

二、目的

1. 改善患者通气和换气功能，增加功能残气量，改善氧合。
2. 减少呼吸肌做功，缓解呼吸肌疲劳。
3. 降低气管插管或气管切开率、医院感染率、病死率以及住院费用。

三、准备

（一）患者准备

1. 评估 评估患者有无 NPPV 的适应证和禁忌证，评估患者的配合度、面

---

① 1 mmHg ≈ 0.133 kPa。

部皮肤、呼吸节律以及呼吸道通畅情况。

2. 解释　向患者及家属解释操作目的、注意事项和配合要点等。

（二）操作人员准备

着装整洁，修剪指甲，洗手，戴口罩、帽子。

（三）物资准备

呼吸机、呼吸机管路、鼻罩或面罩、头带、湿化瓶、灭菌注射用水、呼吸
过滤器、模拟肺、无菌手套等，必要时备皮肤减压贴。

（四）环境准备

清洁、安静，温湿度适宜，光线充足，用氧设备齐全，确保足够的操作
空间。

四、操作步骤

无创呼吸机使用操作步骤见表 3 - 1 - 1。

表 3 - 1 - 1　无创呼吸机使用操作步骤

步骤	说明	要点与原则
1. 评估环境	清洁、安静，温湿度适宜，光线充足，用氧设备齐全，确保足够的操作空间	设备完好、齐全，符合操作要求
2. 核对、解释	携用物至患者床旁，核对患者床号、姓名、腕带、住院号或使用PDA 进行患者身份确认，评估患者配合度，面部皮肤情况，患者呼吸节律及呼吸道通畅情况。向患者解释进行无创呼吸机治疗的目的和重要性，治疗过程中可能出现的不适以及需要患者配合的内容等	采用两种身份识别的方法，安抚患者紧张焦虑的情绪，以取得理解和配合
3. 患者准备	在病情允许的情况下，协助患者取半坐卧位或抬高床头 30° ~ 45°	必要时协助排痰
4. 连接电源、氧源	连接呼吸机电源、氧源，打开呼吸机开关，进行自检	注意区分氧源接口与负压接口
5. 安装湿化罐	戴无菌手套，向湿化罐里加灭菌注射用水至适宜刻度处，安装湿化罐	湿化液为灭菌注射用水

续表

步骤	说明	要点与原则
6. 连接呼吸机回路	将呼吸机短回路一端与呼吸机连接，另一端与湿化罐连接，将呼吸机长回路一端与湿化罐连接，另一端与呼吸阀连接，最后连接面罩或鼻罩。呼吸机呼出端过滤器位置和湿化管路上注明更换日期	正确连接呼吸机管路，呼吸机装置和湿化装置需定期更换
7. 开机、选择模式、调节参数	打开呼吸机开关，打开湿化罐开关并调节湿化刻度，呼吸治疗师/医生设置呼吸机模式及呼吸机参数，连接模拟肺试运行	湿化刻度应根据患者主诉、痰液黏稠程度进行调节；呼吸机模式及参数要根据患者病情合理设置
8. 待机	点击呼吸机上的"待机"状态键，进入待机界面，呼吸机暂停送气	避免在呼吸机送气过程中给患者佩戴面罩/鼻罩
9. 面罩/鼻罩佩戴及固定	取下系带，将系带置于患者头部后方，将面罩/鼻罩置于患者颜面部，一手固定面罩，另一手固定系带，调整系带松紧度，确保佩戴舒适度	系带松紧度以能伸入一到两横指为宜。注意观察患者生命体征变化
10. 再次核对，指导患者有效呼吸技巧	再次核对患者信息，指导患者用鼻呼吸，不要张口呼吸或说话，避免腹胀，如有不适可点头示意或采用手势	指导患者进行有效呼吸
11. 启动通气，床旁观察病情	观察呼吸机运行及患者配合度，根据患者血气分析结果按需调整呼吸机参数	保证有效通气
12. 设置报警参数	根据患者潮气量（VT）、频率、吸气压等进行报警设置	合理设置报警限
13. 整理、洗手、记录	协助患者取半卧位休息，整理床单位。监测患者的意识、生命体征、血氧饱和度、血气分析以及人机配合度、呼吸机参数、呼吸机的工作情况、不良反应等，做好相关记录	记录呼吸机参数，动态观察患者呼吸指标的改善情况

五、简要操作流程

无创呼吸机使用简要操作流程见表3-1-2。

表3-1-2　无创呼吸机使用简要操作流程

流程图	说明

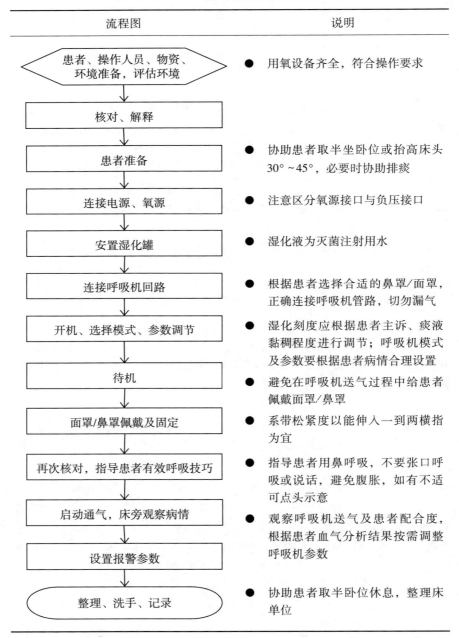

流程图	说明
患者、操作人员、物资、环境准备，评估环境	● 用氧设备齐全，符合操作要求
核对、解释	
患者准备	● 协助患者取半坐卧位或抬高床头30°~45°，必要时协助排痰
连接电源、氧源	● 注意区分氧源接口与负压接口
安置湿化罐	● 湿化液为灭菌注射用水
连接呼吸机回路	● 根据患者选择合适的鼻罩/面罩，正确连接呼吸机管路，切勿漏气
开机、选择模式、参数调节	● 湿化刻度应根据患者主诉、痰液黏稠程度进行调节；呼吸机模式及参数要根据患者病情合理设置
待机	● 避免在呼吸机送气过程中给患者佩戴面罩/鼻罩
面罩/鼻罩佩戴及固定	● 系带松紧度以能伸入一到两横指为宜
再次核对，指导患者有效呼吸技巧	● 指导患者用鼻呼吸，不要张口呼吸或说话，避免腹胀，如有不适可点头示意
启动通气，床旁观察病情	● 观察呼吸机送气及患者配合度，根据患者血气分析结果按需调整呼吸机参数
设置报警参数	
整理、洗手、记录	● 协助患者取半卧位休息，整理床单位

六、无创呼吸机模式设置

1. 持续气道正压通气（continuous positive airway pressure ventilation，CPAP）模式，是指在患者自主呼吸条件下，整个呼吸周期内呼吸机通过面罩或鼻罩持续给予同一水平的正压支持，辅助患者完成全部的呼吸运动。吸气时，正压有利于克服气道阻力，减少呼吸肌做功；呼气时，气道内正压可防止小气道陷闭，增加功能残气量，改善氧合。CPAP 模式主要应用于急性心源性肺水肿、睡眠呼吸暂停低通气综合征、慢性心力衰竭伴潮式呼吸等。

2. 在双气道水平内正压通气（biphasic positive airway pressure ventilation，Bi-PAP）模式下可分别调节吸气相气道正压（inspiratory positive airway pressure，IPAP）和呼气相气道正压（expiratory positive airway pressure，EPAP）。BiPAP 模式是 CPAP 模式的扩展。根据吸呼相转换机制，BiPAP 可分为 S/T 模式（自主呼吸/时间控制通气模式）、S 模式（自主呼吸通气模式）以及 T 模式（时间控制通气模式）。

目前应用最广泛的为 S/T 模式，可保留患者自主呼吸并使其与呼吸机较好配合。呼吸机按患者自主呼吸频率触发呼吸机辅助呼吸，当自主呼吸频率过慢、呼吸停止、吸气流速或负压不够，不能触发呼吸机辅助呼吸时，呼吸机按照机控频率工作。吸气时采用小吸气流量触发 IPAP，减少患者吸气做功，增加肺泡通气量。EPAP 可对抗呼气相小气道过早陷闭，促进人工气道内二氧化碳排出，降低 $PaCO_2$。

3. 平均容量保证压力支持（average-volume-assured pressure support，AVAPS）模式，是一种混合通气模式，吸气压设置在一定压力区间。呼吸机根据测量到的通气容积自动调节 IPAP，以达到预设的潮气量。

4. 压力辅助通气（pressure controlled ventilation，PCV）模式即压力控制通气模式，是一种由患者或时间触发，呼吸机按预设的压力、吸气时间进行通气的模式。

七、无创呼吸机通气参数设置

无创呼吸机通气参数的设置，需要按照患者病情和耐受程度来调节。其调节原则为从低到高逐步调节，使患者耐受。具体方法为从 CPAP（4~5 cmH$_2$O[①]）或 BiPAP（吸气压 8~10 cmH$_2$O、呼气压 4~5 cmH$_2$O）开始，2~30 min 逐渐增加压力，根据患者的感觉调至其能够耐受的最高压力。在整个 NPPV 治疗过程中还

---

① 1 cmH$_2$O≈0.098 kPa。

应根据患者病情的变化随时调整通气参数，最终达到改善呼吸困难、减慢呼吸频率、改善氧合的目标。NPPV 常用的通气参数及参考值见表 3 - 1 - 3。

表 3 - 1 - 3　NPPV 常用通气参数及参考值

参数	参考值
潮气量	7 ~ 15 ml/kg（标准体重）*
呼吸频率	10 ~ 20 次/分
吸气时间	0.8 ~ 1.2 s
吸气压力	10 ~ 30 cmH_2O
呼气末正压（PEEP）	依患者情况而定（常用 4 ~ 8 cmH_2O，Ⅰ型呼吸衰竭时需要增加 6 ~ 12 cmH_2O）
CPAP	6 ~ 15 cmH_2O

注：* 男性标准体重（kg）＝50 + 0.91 × ［身高（cm）－152.4］，女性标准体重（kg）＝45.5 + 0.91 × ［身高（cm）－152.4］。

八、注意事项

1. 保持呼吸机管路连接紧密、无破损，呼气口通畅。

2. 保持湿化罐内无菌注射用水处于正常刻度范围内，湿化刻度应根据患者主诉、痰液黏稠程度进行调节，以防引起呼吸道干燥和气道感染。

3. 保持呼吸机管路中的集水杯朝下，且处于最低点，及时适时清理管路内冷凝水，及时倾倒冷凝杯中的积水（不超过2/3），避免患者发生呛咳及误吸等危险。

4. 先戴好面罩/鼻罩，连接呼吸机管路后再进行送气，避免在呼吸机送气过程中给患者佩戴面罩/鼻罩。

5. 呼吸机管路一人一换，长期带机患者当呼吸机回路出现明显污染或破损时予更换。

6. 当暂停使用呼吸机时，应保护好面罩/鼻罩；若停机超过 24 h 应及时处理呼吸机管路，使呼吸机处于备用状态。

7. 面罩/鼻罩佩戴过久会使患者的面部皮肤发红甚至出现压力性损伤，可采用泡沫敷料进行减压以保护皮肤。

8. 正确识别、及时处理呼吸机报警，预防 NPPV 并发症发生，如口咽干燥、面部压力性损伤、胃胀气、漏气、误吸、反流、幽闭恐惧症等。

（刘燕、刘一秀）

第二节 有创呼吸机的使用

一、适用范围

有创呼吸机适用于：①经积极治疗后病情仍继续恶化者；②意识障碍者；③呼吸形态严重异常者，如呼吸频率 >35 次/分或 <8 次/分，呼吸节律异常，自主呼吸微弱或消失；④血气分析示严重通气/氧合障碍者，尤其是充分氧疗后 PaO_2 <50 mmHg，$PaCO_2$ 进行性升高，pH 值动态下降者。

二、目的

1. 纠正呼吸性酸中毒，改善肺泡通气，使 $PaCO_2$ 和 pH 值维持在正常水平。
2. 降低呼吸功耗，缓解呼吸肌疲劳。
3. 纠正低氧血症。
4. 防止肺不张，改善肺顺应性。
5. 稳定胸壁，以保证充足的通气。
6. 为安全使用镇静剂和肌松剂提供通气保障。

三、准备

（一）患者准备

向患者及家属解释操作目的、注意事项和配合要点并让患者或家属签署知情同意书，协助患者取适当体位，建立人工气道。

（二）操作人员准备

着装整洁，修剪指甲，洗手，戴口罩、帽子。

（三）物资准备

有创呼吸机、呼吸机管路、呼吸过滤器 2 个、积水杯、湿化罐、灭菌注射用水、模拟肺、无菌手套等。

（四）环境准备

清洁、安静，温湿度适宜，光线充足，用氧设备齐全，确保足够的操作空间。

四、操作步骤

有创呼吸机使用操作步骤见表 3-2-1。

表 3 - 2 - 1　有创呼吸机使用操作步骤

步骤	说明	要点与原则
1. 评估环境	清洁、安静，温湿度适宜，光线充足，用氧设备齐全	用氧设备齐全，符合操作要求
2. 核对、解释	携用物至患者床旁，核对患者床号、姓名、腕带、住院号或使用 PDA 进行患者身份确认，向患者解释进行无创呼吸机治疗的目的和重要性，取得患者的合作	采用两种身份识别的方法，解释操作的目的、意义及注意事项，取得患者的同意及配合
3. 患者准备	在病情允许的情况下，协助患者取合适体位，建立人工气道	有人工气道者检查患者气囊压力、插管深度、有无堵塞等情况
4. 连接电源、气源	连接呼吸机电源、空气源和氧源	注意区分氧源接口与负压接口
5. 连接呼吸机回路	戴无菌手套，安装湿化罐，连接呼吸过滤器，再连接呼吸机回路，固定好呼吸机回路，置积水杯于最低位置	正确连接呼吸机管路，保持管道的密闭性
6. 开机	打开呼吸机开关及湿化罐加热底座开关	开机自检
7. 初始模式、参数设置	常用模式有辅助/控制通气（A/C）、同步间歇指令通气（SIMV）、压力支持通气（PSV）、常规机械通气（CMV）等；成人初始参数设置：潮气量 6~8 ml/kg，呼吸频率 12~20 次/分，吸气时间 0.8~1.2 s，呼末正压 5~10 cmH$_2$O，吸气流速 40~60 L/min，FiO$_2$ 维持在 SaO$_2$ >90% 的最低 FiO$_2$	根据患者情况合理设置呼吸机模式与参数
8. 连接模拟肺	观察呼吸机是否正常运转	确认正常送气
9. 连接呼吸机，调节参数	再次核对患者信息，连接呼吸机。根据患者血气分析及氧合情况按需调整呼吸机参数	按需调整呼吸机参数，保证有效通气
10. 严密监测	观察呼吸机运行，加强有创通气监测，及时判断通气效果	严密监测患者的呼吸情况、生命体征及循环系统参数
11. 设置报警参数	报警参数设置包括气道高压/低压报警、呼吸频率过高/过低报警、容量过高/过低报警、窒息报警等	根据患者具体情况合理设置报警限，及时识别并处理呼吸机报警

续表

步骤	说明	要点与原则
12. 自主呼吸试验（SBT）	去除导致机械通气的原因后，应尽早行SBT试验，尽早撤机	注意掌握是否符合SBT的条件，床旁保留气管插管物资以备再插管
13. 通过SBT	掌握试验成功标准，评估拔管是否可行	
14. 未通过SBT	立即终止试验，重新连接呼吸机支持呼吸，积极寻找失败原因，一旦原因被消除则可重复SBT	分析失败原因，积极处理，每24 h重复撤机筛查
15. 撤机	通过SBT可进行撤机	注意关注患者生命体征变化，停机后1 h内复查血气分析
16. 用物处置	呼吸机表面使用75%乙醇擦拭	注意院感防控
17. 洗手、记录	保持手卫生，再次使用PDA核查患者及医嘱信息、完善病程记录和护理记录	注意动态观察患者呼吸、氧合的改善情况

五、简要操作流程

有创呼吸机使用简要操作流程见表3-2-2。

表3-2-2　有创呼吸机使用简要操作流程

流程图	说明

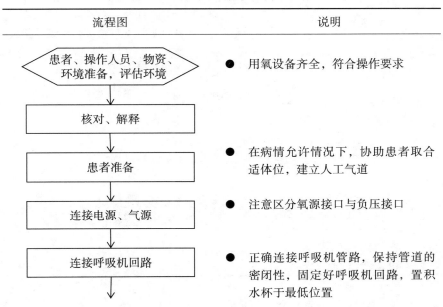

● 用氧设备齐全，符合操作要求

● 在病情允许情况下，协助患者取合适体位，建立人工气道

● 注意区分氧源接口与负压接口

● 正确连接呼吸机管路，保持管道的密闭性，固定好呼吸机回路，置积水杯于最低位置

续表

流程图	说明

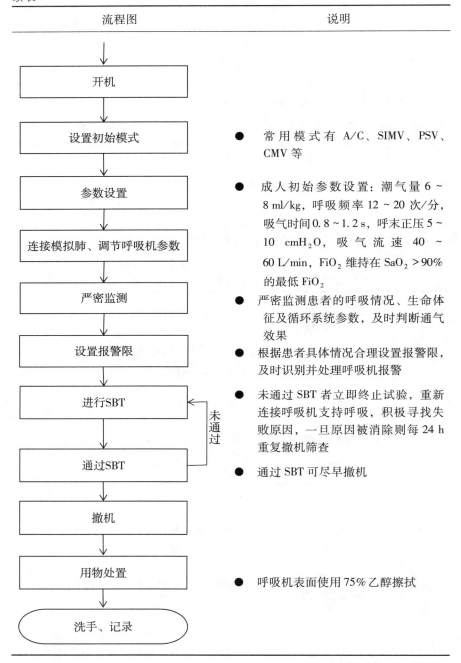

- 常用模式有 A/C、SIMV、PSV、CMV 等

- 成人初始参数设置：潮气量 6 ~ 8 ml/kg，呼吸频率 12 ~ 20 次/分，吸气时间 0.8 ~ 1.2 s，呼末正压 5 ~ 10 cmH₂O，吸气流速 40 ~ 60 L/min，FiO₂ 维持在 SaO₂ > 90% 的最低 FiO₂

- 严密监测患者的呼吸情况、生命体征及循环系统参数，及时判断通气效果

- 根据患者具体情况合理设置报警限，及时识别并处理呼吸机报警

- 未通过 SBT 者立即终止试验，重新连接呼吸机支持呼吸，积极寻找失败原因，一旦原因被消除则每 24 h 重复撤机筛查

- 通过 SBT 可尽早撤机

- 呼吸机表面使用 75% 乙醇擦拭

六、有创呼吸机模式设置

1. CMV 在该模式下潮气量、呼吸频率、吸呼比及吸气流速完全由呼吸机产生并控制。能保证潮气量和分钟通气量的供给，完全替代自主呼吸，有利于呼吸肌休息，但不利于呼吸肌锻炼。患者有自主呼吸时容易发生人机对抗，故 CMV 适用于无自主呼吸者、呼吸中枢抑制患者、休克患者及呼吸肌疲劳患者等。

2. 辅助机械通气（AMV） 控制通气同步化，即潮气量、吸气流速由呼吸机控制，呼吸频率由患者控制，呼吸机对患者自主吸气动作产生反应，并给予同步性通气支持。

3. A/C 机制为患者或时间触发、容量控制/压力控制、时间转换。与完全控制通气的唯一区别是，允许由患者来决定吸气触发。主要用于无自主呼吸或自主呼吸微弱的患者，可保证每次通气的容量/压力。A/C 是目前临床上最常用的通气模式。

4. SIMV 自主呼吸与控制通气相结合，即呼吸机按预设呼吸设定一定时间的触发窗，一般为呼吸周期时间的 25%，在两次控制通气之间允许患者自主呼吸，在患者自主呼吸时给予一定的压力。SIMV 可作为机械通气的过渡模式。SIMV 既可以改善气体交换，缓解呼吸肌疲劳，又能锻炼患者自主呼吸，主要应用于机械通气撤离或做呼吸锻炼的机械通气的过程中。

5. PSV PSV 是一种部分通气支持方式，机制为自主触发、压力限制、自主转换，患者自主呼吸触发呼吸机后，呼吸机给予恒定的压力支持患者吸气，以克服气道阻力和胸肺弹性阻力，达到提高通气量的目的。一般 PSV 主要用于有一定呼吸能力、通气阻力不大的呼吸衰竭患者，也常用于机械通气撤离过程中。

6. BiPAP BiPAP 是指自主呼吸时，交替给予两种不同水平的气道正压，患者在通气周期的任何时刻都能进行不受限制的自主呼气。患者在机械通气过程中可保留自主呼吸，增加呼出气量，改善肺泡通气，减少患者对机械通气的依赖程度。

7. 压力调节容积控制通气（PRVCV） PRVCV 是自适应压力控制通气，其中潮气量用作反馈控制，以连续调整压力限制；以最低吸气压力为目标，以达到设定的潮气量，呼吸机自动连续测定呼吸系统顺应性和压力/容积关系，反馈性调节下一次通气的吸气压力水平。PRVCV 可能导致人机不同步，建议在呼吸驱动力稳定的患者中设置 PRVCV 模式。

七、有创呼吸机参数设置

1. 潮气量 潮气量设置以理想体重为标准，一般初始设置参数为 6~8 ml/kg,

在调节潮气量后，注意监测平台压的大小，避免平台压超过 30 cmH$_2$O。急性呼吸窘迫综合征（ARDS）患者潮气量的选择应强调个体化，综合考虑患者病情严重程度、自主呼吸强度和胸壁顺应性等因素的影响，防止造成呼吸机相关性肺损伤。

2. PEEP　对于 ARDS 患者，调节 PEEP 可复张肺泡，增加功能残气量，增加肺顺应性，降低肺泡动态陷闭所致肺剪切性损伤。对于肺泡可复张性差的患者，高 PEEP 可能会使正常肺泡过度扩张，甚至加重肺损伤，因此应给予低水平 PEEP 治疗；而对于肺泡可复张性较好的患者，高 PEEP 可复张萎陷肺泡，减轻肺组织剪切伤，此时应给予高水平 PEEP 治疗。目前推荐使用 ARDSNet 研究中的 PEEP - FiO$_2$ 表格来调节 PEEP（详见表 3 - 2 - 3）。临床常见的 PEEP 个性化设置方法见表 3 - 2 - 4。

表 3 - 2 - 3　PEEP - FiO$_2$ 表格

低水平 PEEP/cmH$_2$O													
5	5	8	8	10	10	10	12	14	14	14	16	18	18~24
FiO$_2$ 0.3	0.4	0.4	0.5	0.5	0.6	0.7	0.7	0.7	0.8	0.9	0.9	0.9	1.0

高水平 PEEP/cmH$_2$O									
12	14	14	16	16	18	20	22	22	22~24
FiO$_2$ 0.3	0.3	0.4	0.4	0.5	0.5	0.5~0.8	0.8	0.9	1.0

表 3 - 2 - 4　常见 PEEP 个性化设置方法

设置方法	方法描述
PEEP - FiO$_2$ 表格法	结合 PEEP 和 FiO$_2$ 的调节来达到氧合目标（PaO$_2$ 55~88 mmHg，SpO$_2$ 88%~95%）
食管压法	通过食管压间接评估胸腔压，调节 PEEP，使呼气末肺内压 >0，维持肺泡在呼气末的开放状态，限制吸气末跨肺泡压 <25 cmH$_2$O
应力指数法	在持续送气的容量控制通气模式下，观察压力时间曲线的形态和计算应力指数，若应力指数 >1，提示 PEEP 水平较高；若应力指数 <1，应增加 PEEP 复张肺泡
PEEP 递减法	开始时 PEEP 设置于较高水平（如 >20 cmH$_2$O），再逐渐降低 PEEP 直到出现 PaO$_2$ 和肺顺应性下降
P - V 曲线法	设置 PEEP 于该曲线低位拐点之上 1~2 cmH$_2$O
影像学法	通过超声、CT、体层阻抗扫描等影像技术评估肺泡复张情况

3. 呼吸频率　成人初始设置呼吸频率为 12～20 次/分，分钟通气量为 7～10 L/min。呼吸频率与呼气时间相关，呼吸频率越快，则呼气时间越短。呼吸频率过快，可能会导致呼吸性碱中毒、内源性 PEEP、气压伤等；呼吸频率过低，可能会出现低氧血症、增加呼吸功等。

4. 吸/呼比　成人自主呼吸时吸/呼比以 1∶(1.5～2) 为宜，吸气时间通常为 0.8～1.2 s。

5. 吸气流速　定容型控制呼吸时，一般设定在 40～60 L/min。吸气流速大小需与患者吸气需求匹配，否则会影响患者呼吸功和人机协调性。

6. FiO_2　原则上给予患者尽可能低的 FiO_2，FiO_2 维持在 $SaO_2 > 90\%$ 的最低值。

7. 触发灵敏度　吸气触发方式分为压力触发和流速触发。压力触发是指患者努力吸气降低回路压力达到预设水平，呼吸机检测到压力变化而打开吸气阀门，压力一般设置为 -2.0～0.5 cmH_2O。流量触发指的是患者吸气动作造成的呼吸机吸气端与呼气端的气流流速差值达到预设水平，触发呼吸机送气。流速差值一般设置为 1～3 L/min。

八、注意事项

1. 呼吸机准备　检查呼吸机回路连接无漏气，保持管道连接的密闭性、报警系统完好、呼吸机运作正常。根据患者的病情严重程度、年龄、体重及呼吸情况等选择合适的通气模式及参数设置。

2. 严密监测　患者应用呼吸机治疗 1～2 h，严密监测患者的呼吸情况、生命体征及循环系统参数，并结合患者临床症状和血气分析及时判断通气效果，合理调整呼吸机参数。

3. 及时倾倒管道内及积水杯内的冷凝水，保持积水杯处于最低位，避免阻塞管道或反流入患者气管。

4. 保持人工气道及各管道固定稳妥，班班交接并记录导管置入刻度，按需吸痰，保持气道通畅。

5. 报警识别及处理

(1) 高压报警：常见于气道阻塞、人工气道移位或弯折、支气管痉挛、气胸、肺顺应性降低、人机对抗、呼吸管道内积水过多等。处理：识别报警原因，及时进行处理。处理方式包括：①吸痰保持气道通畅；②保持人工气道妥善固定；③解痉平喘，解除支气管痉挛；④及时调整呼吸机参数，维持基本氧合目标，避免引起呼吸机相关性肺损伤；⑤查找人机对抗原因，必要时给予镇痛、镇静或肌松剂治疗；⑥及时倾倒管道内及积水杯内的冷凝水，保持积水杯处于最低位。

（2）窒息报警：与在自主通气模式下，镇静过深、参数设置不当、中枢神经病变等有关。处理方式：减少镇静药物使用，合理设置通气模式和参数，当呼吸机出现故障时及时更换呼吸机或呼吸配件。

（3）低压报警：常见于气囊漏气、人工气道滑脱、呼吸机管路（如积水杯连接不当）漏气、参数设置不当（如潮气量过低等）、患者自主呼吸过强。

（4）分钟通气量低限报警：常见于人工气道异常（弯折、堵塞或脱落等）、呼吸管路异常（漏气、脱落等）、参数设置过低（压力支持过低）、呼吸机故障、患者发生了病情变化（气胸、气道痉挛、肺顺应性降低等）。

6. 呼吸机撤离　导致机械通气的原因去除后，应尽早行 SBT，通过试验后尽早撤机，若未通过 SBT，应分析失败原因，积极处理，每 24 h 重复撤机筛查。

（刘燕、刘一秀）

第三节　自主呼吸试验

一、适用范围

自主呼吸试验适用于机械通气超过 24 h，筛查符合进行自主呼吸试验的条件。

1. 原发病得到控制，无新的潜在严重病变，气管插管的原因已经消除或改善。

2. 面罩/鼻导管吸氧可达到良好的氧合状态（$FiO_2 \leqslant 0.4$，$SaO_2 > 90\%$ 或 $PaO_2/FiO_2 \geqslant 150$ mmHg，$PEEP \leqslant 8$ cmH$_2$O）。

3. 血流动力学状态稳定，未使用或小剂量使用血管活性药物［收缩压（SBP）90～160 mmHg，心率（HR）< 140 次/分］。

4. 具有较强的自主呼吸及咳嗽能力。

5. 无高热（T < 38℃）、无明显呼吸性酸中毒，血红蛋白 ≥ 80 g/L。

6. 其他因素　如精神状态良好、代谢状态稳定等。

二、目的

评价患者能否耐受自主呼吸，判断机械通气患者能否成功撤机。

三、准备

（一）患者准备

1. 评估　评估患者的年龄、病情、意识、配合程度，患者的鼻腔黏膜及耳郭皮肤情况；呼吸道分泌物情况；血气分析结果等。

2. 解释　向患者及家属解释操作目的、注意事项和配合要点。

（二）操作人员准备

着装整洁，修剪指甲，洗手，戴口罩、帽子。

（三）物资准备

1. 治疗车上层　呼吸湿化治疗仪、高流量鼻塞、一次性使用加热呼吸管路、灭菌注射用水、氧气连接管、治疗仪支架、氧流量表等。

2. 治疗车下层　生活垃圾桶、医疗垃圾桶等。

（四）环境准备

清洁、安静，温湿度适宜，光线充足，确保足够的操作空间。

四、操作步骤

自主呼吸试验操作步骤（PSV 撤离法）见表 3 - 3 - 1。

表 3 - 3 - 1　自主呼吸试验操作步骤（PSV 撤离法）

步骤	说明	要点与原则
1. 评估	选择机械通气时间 > 24 h、病情稳定的患者。尽量减少或停止使用镇静药物	符合进行自主呼吸试验的条件，注意禁忌证
2. 核对、解释	携用物至患者床旁，核对患者床号、姓名、腕带、住院号或使用 PDA 对患者进行身份确认，评估患者配合度。向患者解释进行操作的目的、重要性以及需要患者配合的内容等	采用两种身份识别的方法，安抚患者紧张焦虑的情绪，以取得理解和配合
3. PSV 模式下进行 3 min 自主呼吸试验	可选择 T 管试验或低水平的 CPAP 撤离法；记录患者的心率、呼吸频率、血压、潮气量等情况	注意患者的主观反应（如有无呼吸困难等）

续表

步骤	说明	要点与原则
4. 继续 30 min 自主呼吸，逐渐下调呼吸频率	根据患者耐受情况和生命体征，每隔 5~10 min 下调呼吸参数。观察患者呼吸、循环、神志及血气分析结果	重视患者的生命体征及主观感受
5. 复查动脉血气	呼吸频率下调至 4 次/分后需继续观察 10 min	判断血气结果，有无严重代谢性酸中毒或低氧血症；调整呼吸支持力度
6. 通过试验	试验过程中患者主观上感觉舒适，无心累、气紧、呼吸困难等症状，潮气量 > 5 ml/kg；动脉血气分析示无严重代谢性酸中毒和低氧血症，达到病前稳定水平	掌握试验成功标准，评估拔管是否可行（上气道梗阻、气道保护能力）
7. 未通过试验	立即终止试验，重新连接呼吸机支持呼吸，积极寻找失败原因，一旦原因被解除则可重复进行以上操作	分析失败原因，积极处理。每 24 h 重复撤机筛查
8. 撤机、拔管（试验通过）	吸引口腔、鼻腔分泌物；撕开胶布或固定装置，完全松开气囊；拔出气管插管；根据情况采用面罩/鼻塞吸氧	注意关注患者生命体征变化及主诉
9. 洗手、记录	手卫生，再次核对患者及医嘱信息、完善病程记录和护理记录	注意动态观察患者呼吸、氧合的改善情况

五、简要操作流程

自主呼吸试验简要操作流程见表 3 - 3 - 2。

表3-3-2 自主呼吸试验简要操作流程

流程图	说明
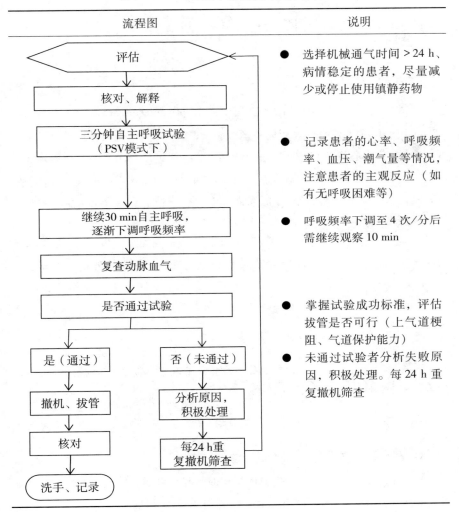	● 选择机械通气时间 > 24 h、病情稳定的患者，尽量减少或停止使用镇静药物 ● 记录患者的心率、呼吸频率、血压、潮气量等情况，注意患者的主观反应（如有无呼吸困难等） ● 呼吸频率下调至 4 次/分后需继续观察 10 min ● 掌握试验成功标准，评估拔管是否可行（上气道梗阻、气道保护能力） ● 未通过试验者分析失败原因，积极处理。每 24 h 重复撤机筛查

六、注意事项

1. 注意把握符合进行自主呼吸试验的条件。

2. 自主试验过程中需密切观察患者生命体征、血气分析结果、主观感受等。

3. 操作前需通过气囊漏气试验判断患者的上气道开放程度，协助评估患者拔管后是否有上呼吸道阻塞问题，进而降低重新插管的可能性。

4. 撤机前注意停用镇痛、镇静及肌松等药物，避免药物残留影响患者呼吸。

5. 撤机尽量安排在上午医务人员较多时进行，对患者进行严密监测。

（刘燕、刘一秀）

第四节　俯卧位通气

一、适用范围

1. 非气管插管清醒俯卧位　适用于：①$SpO_2/FiO_2 \leqslant 315$ 或 $PaO_2/FiO_2 \leqslant$ 300 mmHg；②未吸氧 $SpO_2 \leqslant 93\%$ 或氧流量 $\geqslant 3$ L/min 但无须机械通气；呼吸频率 >30 次/分或心率 >120 次/分；③氧疗 FiO_2 为 0.3～0.6，$SpO_2 > 94\%$；④ ARDS 患者肺部影像示有双侧重力依赖区浸润影；⑤患者意识清楚，能自主呼吸，能自主翻身或配合翻身；⑥清醒孕妇妊娠 4～8 周，在对孕妇姿势和胎儿监测下可使用俯卧位通气，但需严格评估并有充分的经验。

2. 经典俯卧位　对伴有中/重度 ARDS 顽固性低氧血症（$PEEP \geqslant 15$ cmH_2O，$PaO_2 < 70$ mmHg，$FiO_2 > 0.6$）、接受有创机械通气和（或）体外膜肺氧合（extracorporeal membrane oxygenator，ECMO）治疗的重症患者，应实施俯卧位通气。

二、目的

改善患者氧合、改善高碳酸血症、改善右心功能、防止呼吸相关性肺炎的发生、利于肺保护性通气策略的实施。

三、准备（以经典俯卧位为例）

（一）患者准备

1. 评估　①血流动力学：生命体征相对平稳，可耐受俯卧位通气。②镇静状态：机械通气患者俯卧位通气时建议适度镇静，Richmond 躁动 - 镇静评分（RASS）-4～-3 分。③人工气道：确认气管插管/气管切开管位置，检查有无松脱的牙齿，清理口腔、鼻腔分泌物和异物。④胃肠道：俯卧位通气前 2 h 暂停肠内营养的供给，操作前 15 min 进行胃肠减压，并回抽胃内容物，避免反流误吸；危重型重度 ARDS 患者可早期置入鼻空肠管。⑤各类导管评估：导管是否在位、通畅及固定稳妥。导管预留左右移动及 180° 轴向翻身的距离长度；输液通路可暂时封管；确认导管能否暂时夹闭（如尿管、胃管等）；导管固定敷料是否需要更换。⑥预防压力性损伤：检查易受压部位皮肤状况。

2. 解释　向患者及家属解释俯卧位通气的必要性、注意事项和配合要点及相关风险，由授权委托人签署俯卧位通气知情同意书。

3. 患者处于镇静状态（RASS -4 ~ -3 分），生命体征相对平稳。

4. 确定俯卧位翻转方向：根据仪器设备连接及患者体位翻转的方便性，决定俯卧位的操作是由左向右/右向左进行翻转。

5. 将患者胸前电极片更换至肩臂部，整理监护仪各导线长度便于翻转。

6. 查看各导管的位置并妥善固定，防止意外滑脱，非紧急管路（尿管、胃管等），将其夹闭，输液通路可暂时封管（若有血管活性药物或大剂量镇痛、镇静剂则不宜封管）。

7. 在患者易受压部位垫泡沫型减压敷料或软枕：如前额、面部颧骨、鼻、下颌、锁骨、胸前区、女性双侧乳房、腹部、耻骨联合、男性生殖器、髌骨和小腿胫骨等。

（二）操作人员准备

着装整洁，修剪指甲，洗手，戴口罩、帽子，按分工要求进行站位，做好翻身准备。

（三）物资准备

床单、护理垫、软枕数个、头枕（水晶垫）1 个或 U 形枕一个、方形与椭圆形泡沫敷料数张、电极片 3 ~ 5 个等。

（四）环境准备

清洁、安静，温湿度适宜，光线充足，将床旁各仪器挪移至方便操作位置，确保足够的操作空间，注意隐私保护。

四、操作

俯卧位通气的实施（以经典俯卧位为例）见表 3 - 4 - 1。

表 3 - 4 - 1 俯卧位通气的实施（以经典俯卧位为例）

步骤	说明	要点与原则
1. 评估	对患者血流动力学、人工气道、胃肠道、导管、皮肤等进行评估	掌握俯卧位通气实施的适应证与禁忌证
2. 核对、解释	采用两种身份识别的方法对患者进行身份确认，向患者解释进行操作的目的和重要性以及需要患者配合的内容等	确认患者身份，安抚患者紧张焦虑的情绪，以取得理解和配合
3. 按分工站位	由 5 名医务人员按分工安排分别站立于固定位置（图 3 - 4 - 1）	人员位置安排利于操作

续表

步骤	说明	要点与原则
4. 操作前检查	检查患者皮肤、各导管固定情况，以及人工气道是否通畅，将床旁仪器挪移至方便操作的位置	确认安全性
5. 第二次核对	再次核对患者身份	采用2种方式核对
6. 患者准备	协助患者去枕平卧，清理口腔、鼻腔分泌物和异物，将电极片更换至肩臂部，整理各导线长度便于翻转	在翻身过程中持续观察患者生命体征
7. 管道准备	检查导管是否在位、通畅及固定稳妥，整理导管预留左右移动及180°轴向翻身的距离长度；输液通路视情况可暂时封闭；确认导管能否暂时夹闭（如导尿管、胃管等）；导管固定敷料是否需要更换	检查并固定好所有管道，防止管道意外滑脱
8. 皮肤准备	再次评估患者易受压部位，采取压力性损伤预防措施	预防压力性损伤的发生
9. 俯卧位翻转准备	由主要负责人发出口令，并与其他4人同时将患者托起，先移动至病床一侧	预防患者意外坠床的发生
10. 俯卧位翻转	确认患者及各管道安全后，由主要负责人发出口令，将患者翻转为90°侧卧位，然后5人同时将患者（由左向右/右向左）180°翻转至俯卧位	在翻身过程中，人工气道是否可以脱开，由患者病情决定
11. 俯卧位翻转后人工气道管理	将患者头偏向一侧，头下垫护理垫和U形枕，留出足够高度，确保人工气道通畅，利于吸痰操作；特殊情况：颈部强直的患者应给予一定的镇痛、镇静，气管切开者需保证颈部悬空，留有操作空间	每1~2 h检查一次气道位置，按需吸痰，保持人工气道通畅

续表

步骤	说明	要点与原则
12. 俯卧位后整理管路、肢体摆放于功能位	整理、确认各导管是否在位、通畅及固定稳妥,摆放肢体于功能位	肢体功能位:双上肢自然上举,肘关节内角 <30°,或自然下摆,置于身体两侧;双下肢避免膝关节过伸
13. 俯卧位后头面部管理	头面部受压部位(如前额、面部颧骨、鼻、下颌等)予以软枕和泡沫减压敷料保护,每 1~2 h 翻转一次	预防颜面部水肿及压力性损伤发生
14. 俯卧位后上肢及躯干皮肤管理	锁骨、胸前区、女性双侧乳房、腹部等易受压部位予以泡沫敷料保护	预防压力性损伤
15. 俯卧位后下肢皮肤管理	耻骨联合、男性生殖器、双膝关节等易受压部位予以泡沫敷料保护,双足垫起,予以软枕保护,避免足部直接接触床面	防止膝关节过伸,保证足部悬空,勿直接接触床面
16. 俯卧位后肢体活动	头面部在气道保护安全的前提下每 1~2 h 翻转一次,根据患者病情,在医生和呼吸治疗师配合下使用软枕将左、右侧肢体每 1~2 h 体位变动一次	减少局部不适,预防压力性损伤
17. 俯卧位后约束	患者处于镇静状态,根据具体情况评估是否进行约束	根据情况评估是否约束
18. 俯卧位后的病情观察	密切观察患者生命体征,病情变化,如有异常立即报告医生,如需要暂停俯卧位通气治疗应立即协助医生处理	密切监测患者病情变化,若有异常及时处理
19. 核对、洗手、记录	再次核对患者信息,洗手,详细记录患者俯卧位开始时间、生命体征、机械通气参数、镇痛、镇静状态,以及治疗过程中的所有病情变化	及时、准确书写观察记录
20. 俯卧位通气结束	清理呼吸道及口腔分泌物	保持呼吸道通畅
21. 转移电极片	将监护仪的电极片移至肩臂部	

续表

步骤	说明	要点与原则
22. 固定管道	检查导管是否在位、通畅及固定稳妥。整理导管预留合适的长度	保证管道安全
23. 翻转至所需体位	明确人员分工及站位，各自妥善固定好所负责的管路，由主要负责人发出口令，并与其他4人同时将患者托起，先移向病床一侧，然后将患者翻转为90°侧卧位，撤除患者身上的敷料及软枕，整理床单位，将患者摆放至需要的体位	保证患者安全，防坠床
24. 再次固定管道	再次检查导管是否在位、通畅，重新妥善固定	防止管道意外滑脱
25. 再次调整电极片位置	生命体征平稳后，再次将电极片安置于胸前	
26. 清洁、整理	清洁患者颜面部，进行口腔护理，更换气管插管固定胶布	保证患者舒适
27. 洗手、记录	用流动水或速干手消毒液洗手，记录俯卧位通气结束时间	保持手卫生，注意做好相关记录

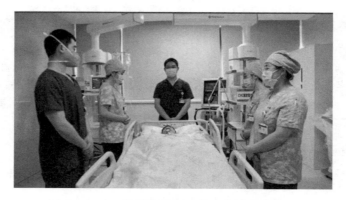

图3-4-1　俯卧位通气工作人员站位分布图

五、简要操作流程

俯卧位通气实施简要操作流程见表3-4-2。

表3-4-2 俯卧位通气实施简要操作流程

流程图	说明

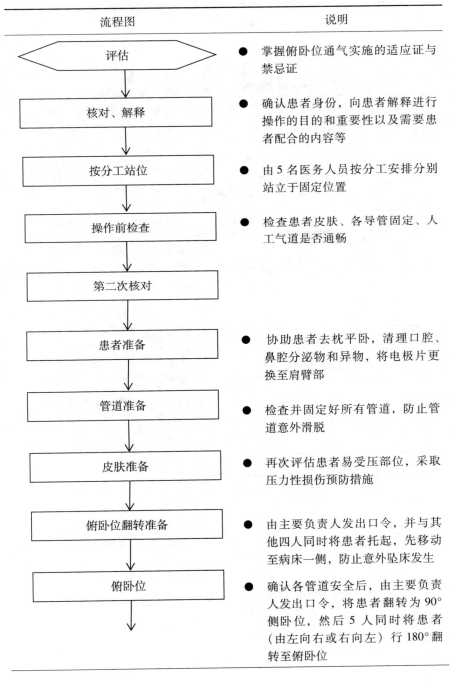

评估
● 掌握俯卧位通气实施的适应证与禁忌证

核对、解释
● 确认患者身份,向患者解释进行操作的目的和重要性以及需要患者配合的内容等

按分工站位
● 由5名医务人员按分工安排分别站立于固定位置

操作前检查
● 检查患者皮肤、各导管固定、人工气道是否通畅

第二次核对

患者准备
● 协助患者去枕平卧,清理口腔、鼻腔分泌物和异物,将电极片更换至肩臂部

管道准备
● 检查并固定好所有管道,防止管道意外滑脱

皮肤准备
● 再次评估患者易受压部位,采取压力性损伤预防措施

俯卧位翻转准备
● 由主要负责人发出口令,并与其他四人同时将患者托起,先移动至病床一侧,防止意外坠床发生

俯卧位
● 确认各管道安全后,由主要负责人发出口令,将患者翻转为90°侧卧位,然后5人同时将患者(由左向右或右向左)行180°翻转至俯卧位

续表

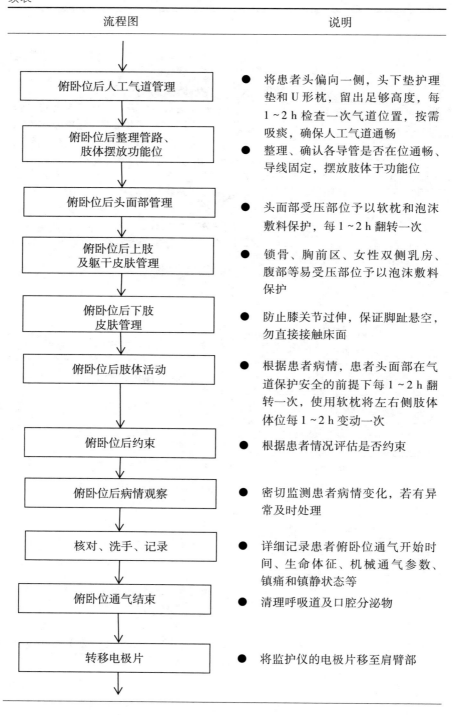

流程图	说明
俯卧位后人工气道管理	● 将患者头偏向一侧，头下垫护理垫和U形枕，留出足够高度，每1~2h检查一次气道位置，按需吸痰，确保人工气道通畅
俯卧位后整理管路、肢体摆放功能位	● 整理、确认各导管是否在位通畅、导线固定，摆放肢体于功能位
俯卧位后头面部管理	● 头面部受压部位予以软枕和泡沫敷料保护，每1~2h翻转一次
俯卧位后上肢及躯干皮肤管理	● 锁骨、胸前区、女性双侧乳房、腹部等易受压部位予以泡沫敷料保护
俯卧位后下肢皮肤管理	● 防止膝关节过伸，保证脚趾悬空，勿直接接触床面
俯卧位后肢体活动	● 根据患者病情，患者头面部在气道保护安全的前提下每1~2h翻转一次，使用软枕将左右侧肢体体位每1~2h变动一次
俯卧位后约束	● 根据患者情况评估是否约束
俯卧位后病情观察	● 密切监测患者病情变化，若有异常及时处理
核对、洗手、记录	● 详细记录患者俯卧位通气开始时间、生命体征、机械通气参数、镇痛和镇静状态等
俯卧位通气结束	● 清理呼吸道及口腔分泌物
转移电极片	● 将监护仪的电极片移至肩臂部

续表

流程图	说明

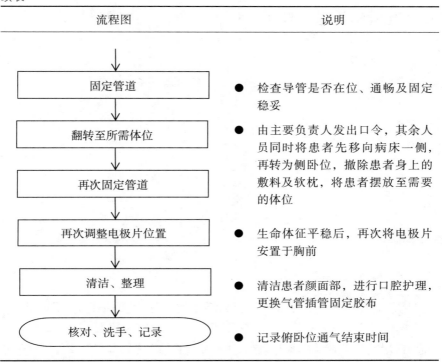

- 检查导管是否在位、通畅及固定稳妥

- 由主要负责人发出口令，其余人员同时将患者先移向病床一侧，再转为侧卧位，撤除患者身上的敷料及软枕，将患者摆放至需要的体位

- 生命体征平稳后，再次将电极片安置于胸前

- 清洁患者颜面部，进行口腔护理，更换气管插管固定胶布

- 记录俯卧位通气结束时间

六、注意事项

1. 无论是使用翻身床、翻身器还是徒手操作的人员，必须经过专业的培训，并能规范谨慎操作，团队合作性强。

2. 在翻转前根据翻转方向将所有导管及设备导线预留出足够长度，固定稳妥，暂时夹闭紧急管道，防止非计划性拔管。

3. 在操作前，向患者及家属解释有关俯卧位通气的必要性、注意事项和配合要点及相关风险，取得患者及家属的配合，由授权委托人签署俯卧位通气知情同意书。

4. 在操作过程中，密切观察患者生命体征、病情的变化，如有异常出现，立即通知医生，根据患者情况决定是否需要立即暂停俯卧位通气，一旦危及患者安全，必须马上停止。

5. 掌握该操作的常见并发症，如非计划性拔管、血流动力学紊乱、压力性损伤、面部水肿、周围神经损伤等，并能根据患者的情况采取相应的预防措施，及时做出相应的处理。

（刘燕、刘一秀）

第四章

人工气道相关操作技术

第一节　开放式吸痰

一、适用范围与禁忌

开放式吸痰适用于已建立人工气道（包括经口/鼻气管插管、气管切开、经口/鼻咽通气道）但未使用封闭式吸痰装置的患者。包括但不限于咳嗽或者有呼吸窘迫的患者，频繁呛咳或气道内有明显分泌物的患者，肺部听诊可闻及明显痰鸣音的患者，胃内容物或上呼吸道分泌物反流或误吸的患者，需进行痰液标本化验的患者。研究表明此操作无绝对禁忌证。

二、目的

1. 清除气道内分泌物，防止气管导管堵塞，保持气道通畅。
2. 预防吸入性肺炎、肺不张等并发症的发生。
3. 留取痰液标本，行痰培养。

三、准备

（一）患者准备

1. 评估　评估患者的年龄、病情、临床诊断、意识状况、生命体征、配合程度、心理状况；检查口腔、鼻腔，听诊双肺呼吸音判断有无呼吸道分泌物及气管插管导管的固定情况；评估患者的进食情况。
2. 解释　向患者及家属解释有关开放式吸痰的目的、注意事项和配合要点。

（二）操作人员准备

着装整洁，修剪指甲，洗手，戴口罩、帽子。

（三）物资准备

1. 治疗车上层　负压吸引装置（或床旁备有）、听诊器、吸痰管数根、两瓶生理盐水、PDA、速干手消毒液，必要时备口咽通气管、护目镜、压舌板等。注意检查用物的有效期，注明开瓶及失效日期。

2. 治疗车下层　生活垃圾桶、医疗垃圾桶等。

（四）环境准备

清洁、安静，温湿度适宜，光线充足，限制人员流动，确保足够的操作空间。

四、操作步骤

开放式吸痰操作步骤见表4-1-1。

表4-1-1　开放式吸痰操作步骤

步骤	说明	要点与原则
1. 核对、解释、评估	携用物至患者床旁，核对患者床号、姓名、腕带或使用 PDA 进行患者身份确认。向患者解释进行操作的目的和重要性及需要患者配合的内容等	确认患者
2. 体位	选择半卧位，头偏向一侧。在患者下颌处垫治疗巾	方便操作，节省时间、体力
3. 操作前的检查	检查中心负压装置是否连接妥善，吸引器的性能是否完好；压力的大小	堵塞吸引器的连接管开口，检查压力大小 成人压力 $-150 \sim -100$ mmHg 儿童压力 $-100 \sim -80$ mmHg
4. 再次核对	再次核对姓名、性别、住院号	2 种方式核对
5. 听诊	听诊：双肺痰鸣音	听诊部位：左右肺尖、肺门、肺底
6. 调节 FiO_2 或氧流量	在吸痰前将呼吸机的 FiO_2 调至 100%，或将氧流量调至 10 L/min。吸氧时间约 2 min	避免发生低氧血症
7. 生理盐水和吸痰管的准备	打开生理盐水瓶盖，拆开吸痰管开口备用	注意检查生理盐水有无杂质，开瓶和失效日期；检查吸痰管外包装及失效日期

续表

步骤	说明	要点与原则
8. 洗手、戴手套	在使用速干手消毒液洗手待干后，右手戴上吸痰管包内的手套	按照无菌操作原则戴手套
9. 检查吸痰管是否通畅，连接负压吸引管	左手持吸痰管外包装，右手按无菌操作原则取出吸痰管，手套内包装纸放在患者胸前，再连接负压吸引管	拿取吸痰管时避免吸痰管污染，吸痰管连接到负压吸引装置后在吸痰前试吸生理盐水，检查吸痰管是否通畅
10. 吸痰	断开呼吸机接头，将呼吸机接口放在手套内包装纸上，左手持吸痰管末端，右手持吸痰管前段，按照无菌操作原则将吸痰管沿气管导管送入，遇到阻力或患者呛咳时，向上提 1 cm 左右后开始负压吸引。吸引完毕后连接呼吸机，用生理盐水冲洗吸痰管和负压吸引管，将负压接头固定于床旁，吸痰管盘绕在手中，翻转手套，使手套包绕吸痰管，丢入黄色医疗垃圾袋内。盖好生理盐水瓶盖。吸痰完毕后根据患者情况再吸净鼻腔或口腔的分泌物	吸痰时间少于 15 s。注意管道内冷凝水，必要时断开呼吸机，避免喷溅。送吸痰管时，不可使用负压，以免吸附呼吸道黏膜引起损伤。在吸痰过程中注意观察患者血氧饱和度、生命体征。如需再次吸痰，需更换吸痰管。在吸痰后注意检查并清理口腔、鼻腔分泌物
11. 观察并再次评估	观察患者痰液的颜色、性状、量。听诊双肺呼吸音，观察面色、呼吸状况等是否改善，判断吸痰效果。吸痰完毕后使用呼吸机给患者 2 min 纯氧，待血氧饱和度升至正常水平后再调节 FiO_2 至正常范围	注意检查患者口腔、鼻腔状况，必要时用吸痰管吸尽口腔、鼻腔内分泌物。听诊器使用结束后应进行擦拭消毒，由耳塞向听筒方向擦拭
12. 核对与健康指导	核对患者身份信息；告知患者注意事项，并指导患者有效咳嗽、咳痰	
13. 整理	擦拭患者面部、口腔、鼻腔分泌物，去除治疗巾，整理床单位，协助患者取舒适体位	使患者舒适
14. 洗手、记录	用流动水或速干手消毒液洗手，记录、观察吸痰后患者呼吸状况	记录吸出痰液的颜色、性状、量

五、简要操作流程

开放式吸痰简要操作流程见表4-1-2。

表4-1-2　开放式吸痰简要操作流程

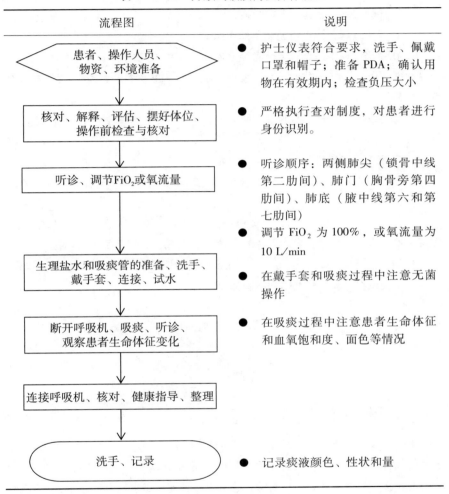

流程图	说明
患者、操作人员、物资、环境准备	● 护士仪表符合要求，洗手、佩戴口罩和帽子；准备 PDA；确认用物在有效期内；检查负压大小
核对、解释、评估、摆好体位、操作前检查与核对	● 严格执行查对制度，对患者进行身份识别。
听诊、调节FiO₂或氧流量	● 听诊顺序：两侧肺尖（锁骨中线第二肋间）、肺门（胸骨旁第四肋间）、肺底（腋中线第六和第七肋间） ● 调节 FiO₂ 为100%，或氧流量为 10 L/min
生理盐水和吸痰管的准备、洗手、戴手套、连接、试水	● 在戴手套和吸痰过程中注意无菌操作
断开呼吸机、吸痰、听诊、观察患者生命体征变化	● 在吸痰过程中注意患者生命体征和血氧饱和度、面色等情况
连接呼吸机、核对、健康指导、整理	
洗手、记录	● 记录痰液颜色、性状和量

六、注意事项

1. 不推荐常规进行气管内吸痰，建议有以下指征之一时进行气管内吸痰。

（1）P-V曲线环有锯齿状改变。

（2）听诊气道内有明显的大水泡音。

（3）在容量控制通气模式下气道峰压增加或在压力控制通气模式下潮气量减少。

（4）氧合和（或）动脉血气情况恶化。

（5）气道内明显有分泌物。

（6）患者无有效的自主咳嗽能力。

（7）急性呼吸窘迫。

（8）怀疑有胃内容物或上呼吸道分泌物的误吸。

2. 在吸痰过程中注意遵循无菌操作原则。

3. 在吸痰过程中注意观察患者生命体征和面色等变化，如患者心率、血压、呼吸频率、血氧饱和度发生异常变化时，应立即停止吸痰，观察患者生命体征变化，并及时通知医生积极处理。

4. 动作轻柔、迅速，每次吸痰时间不超过 15 s，如需再次吸引，应间隔 3～5 min。

5. 吸痰后注意清理口腔、鼻腔分泌物。

6. 在吸痰前后应常规给予患者吸入纯氧 2 min 或加大氧流量，避免发生低氧血症。

7. 注意吸痰管型号的选择，应根据人工气道型号选择适宜型号的吸痰管，吸痰管外径应≤气管插管导管内径的 50%，有侧孔的吸痰管优于无侧孔的。

8. 对于 ARDS/急性肺损伤患者，在吸痰前后采用简易呼吸机做肺复张操作，可减少吸痰过程中氧合降低的程度和肺塌陷的发生。

（陈弟洪）

第二节　密闭式吸痰

一、适用范围与禁忌

密闭式吸痰是通过使用外层具有透明保护膜的吸痰管，对有创机械通气患者进行气管内吸引，整个吸痰过程无须断开呼吸机或湿化氧疗装置与人工气道之间的连接，气道与外界相对隔离。适用于呼吸支持需求较高的患者（PEEP 高于 5 cmH$_2$O）；氧储备差，断开呼吸机后易发生低氧血症或血流动力学不稳定患者；呼吸道传染性疾病的患者；高吸痰频率（大于每天 6 次）的患者。无绝对禁忌证。

二、目的

1. 清除气道内的分泌物，防止气管插管导管堵塞，保持气道通畅。

2. 获取痰液标本。

三、准备

（一）患者准备

1. 评估　评估患者的年龄、病情、临床诊断、意识状况、生命体征、配合程度、心理状况；检查口腔、鼻腔，听诊双肺呼吸音判断有无呼吸道分泌物及气管插管导管的固定情况；评估患者的进食情况。

2. 解释　向患者及家属解释有关密闭式吸痰的目的、注意事项和配合要点。

（二）操作人员准备

着装整洁，修剪指甲，洗手，戴口罩、帽子。

（三）物资准备

1. 治疗车上层　负压吸引装置、听诊器、PDA、速干手消毒液等。注意检查用物的有效期，开启后注明开瓶日期和失效日期。将密闭式吸痰管与人工气道和呼吸机接口相连接，将无菌生理盐水与密闭式吸痰管的冲洗端相连接，粘贴相关标识。

2. 治疗车下层　生活垃圾桶、医疗垃圾桶等。

（四）环境准备

清洁、安静，温湿度适宜，光线充足。

四、操作步骤

密闭式吸痰操作步骤见表 4-2-1。

表 4-2-1　密闭式吸痰操作步骤

步骤	说明	要点与原则
1. 核对、解释、评估	携用物至患者床旁，核对患者床号、姓名、腕带或使用 PDA 进行患者身份确认	确认患者
2. 体位	患者取舒适体位（半卧位）	方便操作，节省时间、体力
3. 操作前的检查	检查中心负压装置是否连接妥善，吸引器的性能是否完好，检查压力的大小是否在范围内。检查输液器、冲管液、吸痰管的有效期，密闭式吸痰管有无破损	堵塞吸引器的连接管开口，检查压力大小 成人压力 -150 ~ -100 mmHg 儿童压力 -100 ~ -80 mmHg
4. 再次核对	再次核对姓名、性别、住院号	2 种方式核对

续表

步骤	说明	要点与原则
5. 连接负压吸引装置	打开密闭式吸痰管保护帽，连接负压吸引装置	
6. 调节 FiO_2 或氧流量	在吸痰前将呼吸机的 FiO_2 调至 100%，或将氧流量调至 10 L/min。吸氧时间约 2 min	避免发生低氧血症
7. 预冲	左手拇指、示指持续压住密闭式吸痰管负压控制阀开放负压，右手打开冲洗端，冲洗吸痰管以检查负压管道及吸痰管是否通畅；冲洗完毕后先关闭冲洗液端，再松开负压控制阀	冲洗时注意吸引顺序，避免冲洗液进入气道
8. 送入吸痰管	左手拇指放在负压控制阀上，示指扶住密闭式吸痰管透明三通，无名指和中指固定气管插管导管（防止吸痰时气管插管导管被牵连移位）；右手拇指和示指将吸痰管缓慢插入气管插管导管内	在送吸痰管时暂时不要开放负压，注意观察患者生命体征的变化
9. 吸痰	吸痰管插入气管插管导管至不能继续插入或患者出现呛咳反应再后退 1 cm 左右。左手持续按住负压控制阀，右手缓慢向外退出吸痰管，直到吸痰管尖端完全退出气管插管导管为止。观察吸痰管吸出痰液的颜色、性状、量	在吸痰过程中关注患者生命体征，吸痰时间 <15 s；不需左右旋转吸痰管；选择尖端四方均有开口的吸痰管有利于吸引
10. 再次冲洗吸痰管	左手拇指、示指持续压住负压控制阀开放负压，右手打开冲洗端，冲洗干净吸痰管，断开负压管道与吸痰管，将负压管道固定于床旁	冲洗时注意吸引顺序，避免冲洗液进入气道
11. 观察并再次评估	吸痰完毕后呼吸机给患者 2 min 纯氧，待血氧饱和度升至正常水平后再调节 FiO_2 至正常范围。听诊患者双肺呼吸音	判断吸痰效果。注意检查口腔、鼻腔状况，必要时用吸痰管吸尽口腔、鼻腔内分泌物
12. 核对与健康指导	再次使用 PDA 核对患者身份信息；告知患者注意事项，并指导患者有效咳嗽、咳痰	

续表

步骤	说明	要点与原则
13. 整理	整理床单位，协助患者取舒适体位	床头抬高大于30°
14. 洗手、记录	用流动水或速干手消毒液洗手，记录，观察吸痰后患者呼吸状况	记录吸出痰液的颜色、性状、量

五、简要操作流程

密闭式吸痰简要操作流程见表4-2-2。

表4-2-2 密闭式吸痰简要操作流程

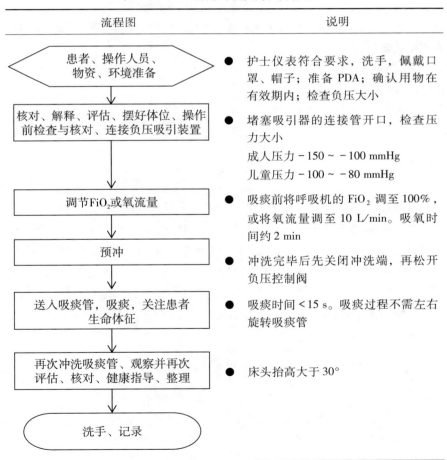

流程图	说明
患者、操作人员、物资、环境准备	● 护士仪表符合要求，洗手，佩戴口罩、帽子；准备 PDA；确认用物在有效期内；检查负压大小
核对、解释、评估、摆好体位、操作前检查与核对、连接负压吸引装置	● 堵塞吸引器的连接管开口，检查压力大小 成人压力 -150 ~ -100 mmHg 儿童压力 -100 ~ -80 mmHg
调节FiO₂或氧流量	● 吸痰前将呼吸机的 FiO₂ 调至100%，或将氧流量调至 10 L/min。吸氧时间约 2 min
预冲	● 冲洗完毕后先关闭冲洗端，再松开负压控制阀
送入吸痰管，吸痰，关注患者生命体征	● 吸痰时间 <15 s。吸痰过程不需左右旋转吸痰管
再次冲洗吸痰管、观察并再次评估、核对、健康指导、整理	● 床头抬高大于30°
洗手、记录	

六、注意事项

1. 按需吸痰，注意吸痰的时机选择。

2. 注意无菌生理盐水冲洗管道时的顺序，避免冲洗液进入气道。

3. 在吸痰过程中注意观察患者生命体征和面色等，如患者心率、血压、呼吸、血氧饱和度发生异常变化时，应立即停止吸痰，连接呼吸机并观察患者，及时告知医生积极处理。

4. 动作轻柔、迅速，每次吸痰时间不超过 15 s。

5. 吸痰后注意清理口腔、鼻腔分泌物。

6. 封闭式吸痰管需每日更换，并且要做好日期标识，当出现可见污染时应及时更换，每次使用后应立即冲洗管腔内残留的分泌物。

7. 根据患者痰液量、性状等调节吸痰负压，原则上以最低的负压达到最佳的吸引效果。

（陈弟洪）

第三节 口咽通气管的安置

一、适用范围与禁忌

口咽通气管适用于意识不清患者因呕吐反射减弱或颌部肌肉松弛而引起的上呼吸道梗阻；癫痫发作或抽搐时患者保护；辅助昏迷患者气道内分泌物的吸引；避免球囊辅助呼吸时胃肠胀气；避免手法托下颌开放气道无效时舌后坠等。

口咽通气管禁止用于意识清醒的患者；口腔及上、下颌骨创伤，切牙有折断或脱落危险的患者；咽部有占位性病变的患者；伴有心、脑血管疾病的患者；喉头水肿、气道内异物、哮喘、咽反射亢进患者；下呼吸道梗阻的患者；频繁呕吐患者或咽反射亢进的患者等。

二、目的

1. 解除上呼吸梗阻，防止舌后坠，保持呼吸道畅通。

2. 便于清除口咽部及呼吸道分泌物，改善肺通气。

3. 改善呼吸状况，预防肺不张、坠积性肺炎、肺部感染等。

4. 防止舌咬伤。

三、准备

（一）患者准备

1. 评估

（1）询问、评估患者意识状况及配合程度，能否自行咳嗽、咳痰。

（2）评估患者口腔黏膜、咽部有无异常。

（3）测量从切牙到下颌角的长度，准备型号合适的口咽通气管。

2. 解释　向患者及家属解释安置口咽通气管的目的、方法、注意事项和配合要点。

（二）操作人员准备

着装整洁，修剪指甲，洗手，戴口罩、帽子。

（三）物资准备

1. 治疗车上层　一次性无菌手套、型号合适的口咽通气管、手电筒、棉签、听诊器、弯盘、胶布、开口器、压舌板、生理盐水 2 瓶、一次性吸痰管、负压吸引装置、速干手消毒液、PDA 等。

2. 治疗车下层　生活垃圾桶、医疗垃圾桶等。

（四）环境准备

清洁、安静，温湿度适宜，光线充足。

四、操作步骤

口咽通气管安置操作步骤见表 4 - 3 - 1。

表 4 - 3 - 1　口咽通气管安置操作步骤

步骤	说明	要点与原则
1. 核对、解释、评估	携用物至床旁，核对患者床号、姓名、腕带或使用 PDA 进行患者身份确认；再次核对医嘱，向患者解释安置口咽通气管的目的及配合注意事项	采用两种身份识别方法
2. 体位	协助患者取平卧位，头后仰，使口、咽、喉尽量成一条直线	方便操作，节省时间、体力

续表

步骤	说明	要点与原则
3. 操作前的检查、准备	检查所有一次性物品的外包装是否漏气、是否在有效期、负压吸引装置是否完好。戴无菌手套；检查口咽部情况；清除患者口腔、鼻腔分泌物，保持呼吸道通畅；取下义齿，检查牙齿有无松动	注意咽部有占位性病变时应避免安置口咽通气管
4. 置管	选择合适的置管方法	
①直接插入法	将口咽通气管的咽部弯曲沿舌面放入上咽部，将舌根与口咽、后壁分开	昏迷患者可用开口器或压舌板从臼齿处放入
②反向插入法	一手压住下颌张口，另一只手把口咽通气管凹面向上（倒转）插入口中，当口咽通气管前段触及硬腭后方时顺势旋转180°，借患者吸气向下推送，使口咽通气管末端突出切牙1～2 cm	
5. 检查、观察	置入口咽通气管后，手掌放于口咽通气管外侧，感觉是否有气流，听诊器听呼吸音；将患者舌根轻轻向上提拉，检查口腔，防止舌或唇置于牙和通气道之间	在操作过程中注意观察患者胸廓起伏、生命体征和呼吸情况，如患者有躁动、心率明显变化、呼吸困难等情况，应立即停止操作
6. 固定	使用胶布将口咽通气管交叉固定于患者面颊两侧	注意防止皮肤损伤或胶布打湿、脱落
7. 吸痰	根据患者情况，必要时予吸痰	注意无菌操作
8. 整理	按垃圾分类要求处理用物；整理床单位，协助患者取舒适卧位	
9. 洗手、记录	做好手卫生，再次核对患者及医嘱信息，执行医嘱并记录	注意动态观察患者呼吸、氧合的改善情况

五、简要操作流程

口咽通气管安置简要操作流程见表4－3－2。

表 4 -3 -2　口咽通气管安置简要操作流程

流程图	说明

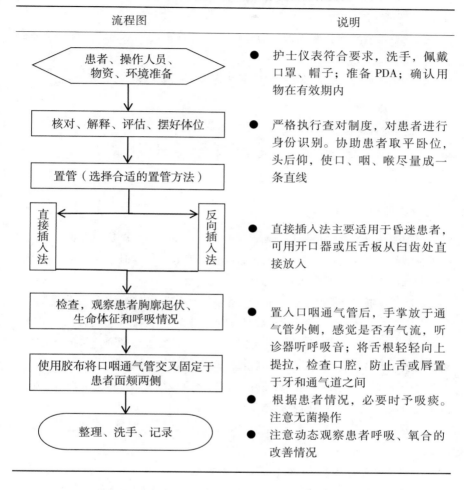

- 护士仪表符合要求,洗手,佩戴口罩、帽子;准备 PDA;确认用物在有效期内

- 严格执行查对制度,对患者进行身份识别。协助患者取平卧位,头后仰,使口、咽、喉尽量成一条直线

- 直接插入法主要适用于昏迷患者,可用开口器或压舌板从臼齿处直接放入

- 置入口咽通气管后,手掌放于通气管外侧,感觉是否有气流,听诊器听呼吸音;将舌根轻轻向上提拉,检查口腔,防止舌或唇置于牙和通气道之间

- 根据患者情况,必要时予吸痰。注意无菌操作

- 注意动态观察患者呼吸、氧合的改善情况

六、注意事项

1. 严格掌握口咽通气管的适应证和禁忌证。

2. 选择口咽通气管的型号应遵循"宁大勿小,宁长勿短"的原则,因为口咽通气管太小容易误入气管,太短不能穿过舌根,无法起到打开气道的作用。具体长度相当于从切牙至耳垂或下颌角的距离,宽度以能接触上下的 2~3 颗牙齿为宜。

3. 在安置过程中严密监测患者生命体征的变化,必要时备好抢救车、气管插管用物等。

4. 注意保持患者呼吸道通畅,适时吸痰,防止误吸、窒息。

5. 严格口腔护理，2~3 h 挪动一次口咽通气管位置，4~6 h 清洁一次口腔及管路，每日更换一次。

6. 注意检查胶布固定情况，防止脱落。若胶布被分泌物等打湿，应及时更换。

7. 牙齿松动者，插入及更换口咽通气管前后应注意观察有无牙齿脱落。

（陈弟洪）

第四节　鼻咽通气管的安置

一、适用范围与禁忌

鼻咽通气管安置（nasopharyngeal airway insertion，NAI）是指将鼻咽通气管插入鼻咽部，维持气道通畅的技术。鼻咽通气管由一个类似于气管插管导管的软橡胶或塑料制成，适用于舌后坠所致的上呼吸道梗阻的患者。因不经过咽喉三角区故对咽喉部的刺激性较口咽通气管小，清醒或浅麻醉患者更易耐受。

鼻咽通气管适用于缓解清醒或浅麻醉患者发生的上呼吸道梗阻；口咽通气管效果欠佳的患者或张口困难、牙关紧闭等不适宜安置口咽通气管的患者；牙齿松动或牙齿易受损的患者；有口咽部肿瘤或手术史的患者等。

鼻咽通气管禁止用于颅底骨折患者、脑脊液耳鼻漏者、鼻腔有各种疾病者或鼻腔出血者及有出血倾向的患者等。

二、目的

1. 解除患者的上呼吸道梗阻，增加患者的通气量。

2. 清除呼吸道分泌物，进行口咽部吸引，改善患者肺通气。

三、准备

（一）患者准备

1. 评估　评估患者的年龄、病情、临床诊断、意识状况、配合程度、缺氧程度、痰液性状，以及有无鼻腔通道创伤、鼻腔畸形、鼻息肉等异常。

2. 解释　向患者及家属解释有关鼻咽通气管安置的目的、方法、注意事项和配合要点。

（二）操作人员准备

着装整洁，修剪指甲，洗手，戴口罩、帽子。

（三）物资准备

1. 治疗车上层　一次性无菌手套、型号合适的鼻咽通气管、润滑剂（液状石蜡）、手电筒、棉签、听诊器、弯盘、胶布、生理盐水 2 瓶、一次性吸痰管、负压吸引装置、速干手消毒液、PDA 等。

2. 治疗车下层　生活垃圾桶、医疗垃圾桶等。

（四）环境准备

清洁、安静，温湿度适宜，光线充足。

四、操作步骤

鼻咽通气管安置操作步骤见表 4 -4 -1。

表 4 -4 -1　鼻咽通气管安置操作步骤

步骤	说明	要点与原则
1. 核对、解释、评估	携用物至床旁，核对患者床号、姓名、腕带或使用 PDA 进行患者身份确认；再次核对医嘱，向患者解释安置鼻咽通气管的目的及配合注意事项	消除患者顾虑，取得患者配合
2. 操作前的检查	检查所有一次性物品的外包装是否有漏气、是否在有效期内、负压吸引装置是否完好；测量从患者鼻尖到耳垂的距离，准备型号合适的鼻咽通气管	鼻咽通气管型号选择：成年男性用 7.5~8.5 号（即导管内径 7.5~8.5 mm），成年女性选用 6.5~7.0 号（即导管内径 6.5~7.0 mm）
3. 体位	协助患者取平卧位，头后仰	
4. 操作前的准备	戴无菌手套；检查鼻咽部情况；清除患者口腔、鼻腔分泌物，清洁鼻腔，用棉签蘸取液状石蜡润滑鼻腔。再次核对患者信息	注意咽部有占位性病变时应避免安置鼻咽通气管
5. 置管	手持鼻咽通气管上 1/3 处，斜面向着鼻中隔，沿一侧鼻腔底部平行向后插入，直到外露边缘紧贴鼻翼，如遇阻力不能强行置入，可换置另一侧鼻腔	插入深度一般为 13~15 cm
6. 检查	用手掌检查鼻咽通气管是否有气流	测试鼻咽通气管的通畅性

续表

步骤	说明	要点与原则
7. 固定	使用胶布将鼻咽通气管交叉固定于患者鼻翼	注意防止皮肤损伤
8. 吸痰	根据患者情况，必要时予吸痰	注意无菌操作
9. 整理	按垃圾分类要求处理用物；整理床单位，协助患者取舒适卧位	
10. 洗手、记录	做好手卫生，再次核对患者及医嘱信息，执行医嘱并记录	注意动态观察患者呼吸、氧合的改善情况

五、简要操作流程

鼻咽通气管安置简要操作流程见表4－4－2。

表4－4－2　鼻咽通气管安置简要操作流程

流程图	说明

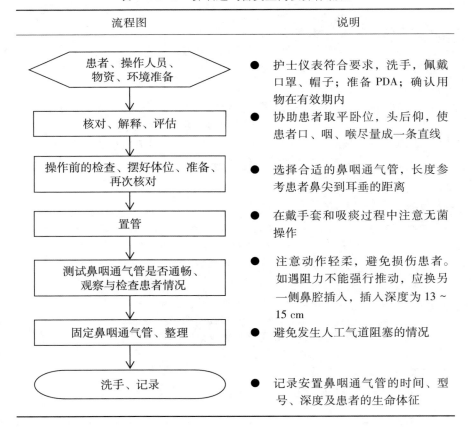

- 护士仪表符合要求，洗手，佩戴口罩、帽子；准备 PDA；确认用物在有效期内
- 协助患者取平卧位，头后仰，使患者口、咽、喉尽量成一条直线
- 选择合适的鼻咽通气管，长度参考患者鼻尖到耳垂的距离
- 在戴手套和吸痰过程中注意无菌操作
- 注意动作轻柔，避免损伤患者。如遇阻力不能强行推动，应换另一侧鼻腔插入，插入深度为13～15 cm
- 避免发生人工气道阻塞的情况
- 记录安置鼻咽通气管的时间、型号、深度及患者的生命体征

六、注意事项

1. 在放置鼻咽通气管前，需征求家属和患者的同意，做好沟通，取得患者配合。

2. 在插入过程中，当患者出现呛咳、剧烈咳嗽时，可将鼻咽通气管后退 1～2 cm。

3. 在安置过程中严密监测患者生命体征的变化，必要时备好抢救车、气管插管用物等，协助医生抢救。

4. 注意适时观察鼻咽部有无出血、鼻窦炎等发生，鼻翼部有无发生压力性损伤等不良反应。

5. 持续放置的鼻咽通气管应每 1～2 d 更换到另一侧鼻孔，妥善固定，防止鼻咽通气管脱出。

6. 使用时注意评价吸痰和氧疗的效果，做好护理记录。

（陈弟洪）

第五节　气管插管

一、适用范围与禁忌

气管插管（endotracheal intubation）是 ICU 十分常见和重要的操作技能之一。气管插管是指将特制的气管插管导管，通过鼻腔或口腔插入气管内的一种操作过程，气管插管导管带有气囊，能有效封闭气道，既可以连接患者和呼吸机保障有效通气，又可以防止患者误吸。气管插管按插管途径分为经口气管插管和经鼻气管插管。经口气管插管操作简便易行，仅需喉镜引导，通常作为机械通气或急救时的首选途径。

气管插管的适用范围包括：①呼吸、心搏骤停，紧急行心肺脑复苏的急救患者；②呼吸功能衰竭需要进行有创机械通气的患者；③呼吸道分泌物不能自行咳出，需要依靠外力清除或者吸出气管内痰液者。当患者存在困难气道或插管困难，例如喉头水肿、急性咽峡炎、气管黏膜下血肿等相对禁忌证时，需根据患者病情危急程度选择建立合适的人工气道。

二、经口气管插管与经鼻气管插管的优、缺点

经口气管插管与经鼻气管插管的优、缺点见表 4－5－1。

表 4 - 5 - 1　经口气管插管与经鼻气管插管的优、缺点

	优点	缺点
经口气管插管	1. 所需设备更少（仅需一个喉镜） 2. 创伤及出血少 3. 鼻窦炎及呼吸机相关性肺炎（VAP）发生率更低 4. 成功率高（不依赖患者自主呼吸能力） 5. 管腔较大，气道阻力小，吸痰方便	1. 喉镜及导管刺激，自我拔管风险 2. 牙齿及颈椎损伤风险 3. 固定导管困难 4. 口腔清洁困难，进食受限 5. 咬闭导管风险 6. 体位必须保持仰卧位
经鼻气管插管	1. 导管易于固定且相对固定 2. 无咬闭导管风险 3. 可在卧位或坐位下实施 4. 导管刺激小，耐受性好，自我拔管风险更低 5. 易行口腔护理，不影响进食	1. 发生出血、鼻窦炎及 VAP 的风险 2. 导管直径更小，气道阻力增加，不易吸痰 3. 容易损伤鼻中隔、黏膜、鼻甲

三、目的

1. 解除呼吸道梗阻，保持呼吸道通畅。

2. 利于清除下呼吸道分泌物，改善肺通气。

3. 促进呼吸功能，预防肺不张、肺炎等肺部疾病。

4. 在癫痫发作或抽搐时保护患者舌、齿免受损伤。

四、准备

（一）患者准备

1. 评估　评估患者是否存在困难气道及插管困难，例如喉头水肿、急性咽峡炎、气管黏膜下血肿等相对禁忌证，根据患者的病情危急程度选择合适的人工气道建立方式。

2. 解释　向患者及家属解释有关气管插管的目的、注意事项和配合要点，取得患者及家属的同意。

（二）操作人员准备

着装整洁，修剪指甲，洗手，戴口罩、帽子。

（三）物资准备

1. 治疗车上层　负压吸引器及吸痰管、带经口气管插管导管的气管插管包或带经鼻气管插管导管的气管插管包、无菌手套、喉镜柄和镜片（注意检查其

光源是否充足）、开口器、导管芯、5 ml 注射器、气囊测压表、听诊器、氧气、面罩、带 PEEP 阀的呼吸囊、牙垫、胶布或棉带、润滑剂、呼吸机及管路等。

2. 治疗车下层 生活垃圾桶、医疗垃圾桶等。

（四）环境准备

清洁、安静，温湿度适宜，光线充足，限制人员流动，确保足够的操作空间。

五、操作步骤

气管插管操作步骤见表 4-5-2。

表 4-5-2 气管插管操作步骤

步骤	说明	要点与原则
1. 核对、解释、评估	携用物至患者床旁，核对患者床号、姓名、腕带或使用 PDA 进行患者身份确认	确认患者
2. 体位	协助患者取平卧位，头后仰	放平床头，使患者口、咽、喉尽量成一条直线
3. 操作前的检查	检查经口气管插管导管或经鼻气管插管导管，并仔细检查型号、有效期及包装有无破损。清除患者口腔、鼻腔分泌物，保持呼吸道通畅	选择型号合适的经口气管插管导管。成年男性一般选择 7.5 ~ 8.5 号（即导管内径 7.5 ~ 8.5 mm）的导管，成年女性一般选择 7.0 ~ 8.0 号（即导管内径 7.0 ~ 8.0 mm）的导管。选择型号合适的经鼻气管插管导管，成人型号为 6.0 ~ 9.0 号（即导管内径 6.0 ~ 9.0 mm）的导管
4. 再次核对	再次核对患者信息	2 种方式核对
5. 插管		
①经口气管插管	左手持喉镜，右手用"双手指交叉法"使患者口张开，沿患者右侧口角置入喉镜，把舌推向左侧，沿咽腔前部弧度置入 一旦置入喉镜片，将镜片移至中线。将镜片尖端置入会厌谷，沿其长轴向前上方提手柄以显露声门 右手呈"执笔式"持气管插管导管，从右侧口角插入口腔直至通过声带。将导管气囊近端置于声带下方，拔除管芯，注意导管尖端到患者切牙的距离。一般来说，导管开口位于声门的下方、隆突的上方即可	避开切牙，避免口唇在镜片和牙齿之间夹伤 若使用弯镜片，镜片前进即可见会厌及会厌谷；若使用直镜片，镜片尖端应越过会厌谷，压住会厌并上提镜柄显露声门 导管尖端至上切牙的距离在成年女性为 20 ~ 22 cm，男性为 22 ~ 24 cm，插入太深易致插入支气管，插入太浅则可能导致气囊不能封闭导管周围气管，且易致意外拔管

续表

步骤	说明	要点与原则
②经鼻气管插管	导管与面部垂直，沿硬腭平行方向推进导管。当导管进入鼻咽部时，若遇到阻力，可将导管稍退出后将患者颈部后仰再推进导管进入咽部。后续步骤同"经口气管插管"	置管前先用利多卡因加 1:20 000 肾上腺素混合液收缩鼻黏膜血管并局部麻醉。如在一侧鼻腔遇阻力不能强行推动，应换另一侧鼻腔插入，插入深度为 13～15 cm。经鼻气管插管深度：成人为鼻尖至耳垂的距离再加 4～5 cm 或距切牙 20～25 cm，小儿为鼻尖至耳垂的距离再加 2～3 cm
6. 测试	用棉絮或手掌放于导管外侧，观察是否有气流呼出	避免发生人工气道阻塞的情况
7. 观察与检查	听诊双肺及上腹部，导管位置正确时，可闻及双肺呼吸音对称，而上腹部无气过水声，观察患者呼吸或缺氧的改善情况。检查口腔黏膜有无损伤	如仅在一侧听见呼吸音，表明导管插入过深，需调整导管位置至双侧可听到呼吸音为止
8. 套囊充气	使用注射器向气管插管导管套囊充气 5 ml。导管到达恰当位置后，气囊充气至刚好封闭气囊与气管间隙即可	使用气囊测压表测量气囊压力，压力应维持在 25～30 cmH$_2$O
9. 固定导管		
①经口气管插管导管固定	使用胶布采用"工"字法或双"H"法固定气管插管导管，必要时使用棉带加固	固定时注意保护患者脸颊部皮肤，防止黏胶相关性皮肤损伤
②经鼻气管插管导管固定	确定气管插管导管插入深度，用胶布将经鼻气管插管导管固定在鼻翼部，防止滑脱	固定时注意保护患者鼻翼部皮肤，防止黏胶相关性皮肤损伤
10. 整理	整理床单位，合理安置患者体位，按垃圾分类处理要求处理用物	协助患者取舒适体位
11. 洗手、记录	用流动水或速干手消毒液洗手，记录气管插管导管放置时间及放置后患者呼吸、血氧饱和度改善情况	如需吸痰还需记录痰液的量、颜色与性质

六、简要操作流程

气管插管简要操作流程见表 4 - 5 - 3。

表4-5-3 气管插管简要操作流程

流程图	说明

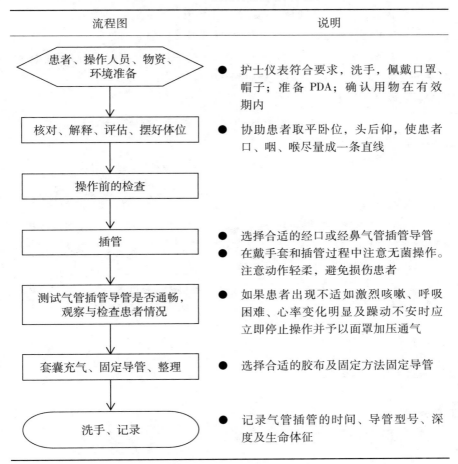

患者、操作人员、物资、环境准备	● 护士仪表符合要求，洗手，佩戴口罩、帽子；准备 PDA；确认用物在有效期内
核对、解释、评估、摆好体位	● 协助患者取平卧位，头后仰，使患者口、咽、喉尽量成一条直线
操作前的检查	
插管	● 选择合适的经口或经鼻气管插管导管 ● 在戴手套和插管过程中注意无菌操作。注意动作轻柔，避免损伤患者
测试气管插管导管是否通畅，观察与检查患者情况	● 如果患者出现不适如激烈咳嗽、呼吸困难、心率变化明显及躁动不安时应立即停止操作并予以面罩加压通气
套囊充气、固定导管、整理	● 选择合适的胶布及固定方法固定导管
洗手、记录	● 记录气管插管的时间、导管型号、深度及生命体征

七、注意事项

1. 在插管前应评估患者气道是否通畅，特别是昏迷患者，往往存在舌根后坠阻塞气道，需要采用手法开放气道。若口咽部分泌物较多，也易造成气道堵塞，需充分吸引后再行气管插管。

2. 在气管插管操作过程中要严密监测患者的生命体征，如果患者出现心律失常、心搏骤停等紧急情况应立即给予抢救。

3. 气管置管操作不成功，应该暂停气管插管，立即给予面罩加压通气。

4. 在操作过程中如果患者不配合，须遵医嘱及时给予镇痛、镇静药物，进行保护性约束。

5. 固定气管插管导管，保持中立位，固定带松紧以能伸入 1~2 横指宽度的活动范围为标准，避免过紧或者过松，严防管道移位脱出。

6. 合理安置牙垫，防止牙齿和口腔黏膜磨损。

7. 为防止牙齿脱落、误吸，在气管插管前应去除患者义齿和已松动的牙齿，对于无法去除的松动牙齿应使用缝线栓系，并将线的末端用胶布固定在面颊，以免发生牙齿脱落，引起患者窒息而危及生命。做好记录和每班交接，定期检查患者牙齿松动情况。

8. 在气管插管前检查气囊有无漏气，插管后气囊压力应维持在 25～30 cmH_2O，并且要定期监测。

9. 若是清醒患者，在操作前与患者进行沟通，告知患者气管插管的目的以及注意事项，教给患者一些简单的非语言沟通方法，尽量消除气管插管带来的不适和紧张情绪。

10. 纤维支气管镜插管可用于经口或经鼻气管插管。当预计存在困难插管时，如已知或怀疑头颈肿瘤、颈椎病变、病态肥胖，以及有通气或插管困难病史时，应考虑首先选用纤维支气管镜插管。

11. 判断气管插管导管是否在位的方法　通过床旁拍胸部 X 线片、呼气末二氧化碳监测、听诊双肺呼吸音是否对称等方式判定气管插管是否成功。

（陈弟洪）

第六节　气管插管口腔护理

一、适用范围与禁忌

经口气管插管的患者，口腔处于持续开放状态，易出现口腔黏膜干燥、痰液等分泌物聚集导致各种细菌滋生、黏膜溃疡等并发症。通过口腔清洁、护理，可以提高患者口腔舒适度，预防口腔感染和 VAP 等。适用于所有带气管插管导管行机械通气的患者。相关研究表明此操作没有绝对的禁忌证。

本节主要介绍冲洗＋擦洗法。

二、目的

1. 保持口腔清洁卫生，改善患者口腔舒适度。

2. 观察口腔黏膜、舌苔、牙龈、牙齿等情况，为诊断治疗提供依据。

3. 保持口腔清洁，清除牙菌斑和微生物，预防 VAP 的发生。

三、准备

(一) 患者准备

1. 评估　评估患者的年龄、病情、临床诊断、意识状况、配合程度，检查口唇、口腔黏膜、牙齿（有无松动、义齿等）、舌、腭、唾液及口腔气味等；气管插管距切牙的刻度等。

2. 解释　向患者及家属解释气管插管口腔护理的目的、方法、注意事项和配合要点。

(二) 操作人员准备

着装整洁，修剪指甲，洗手，戴口罩、帽子。

(三) 物资准备

1. 治疗车上层　一次性口腔护理包、生理盐水 250 ml、漱口液、50 ml 空针、5 ml 空针、棉带、胶布、牙垫、手电筒、PDA、速干手消毒液等。

2. 治疗车下层　生活垃圾桶、医疗垃圾桶等。

(四) 环境准备

清洁、安静，温湿度适宜，光线充足。

四、操作步骤

气管插管口腔护理操作步骤见表 4-6-1。

表 4-6-1　气管插管口腔护理操作步骤

步骤	说明	要点与原则
1. 核对、解释、评估	携用物至床旁，核对患者床号、姓名、腕带或使用 PDA 进行患者身份确认；再次核对医嘱，向患者解释口腔护理的目的及配合注意事项	确认患者
2. 体位	协助患者取半卧位，头偏向右侧或右侧卧位	方便操作，节省时间、体力。便于分泌物及多余水分从口腔流出，防止反流造成误吸

续表

步骤	说明	要点与原则
3. 操作前的检查	检查所有一次性物品的外包装是否有漏气、是否在有效期、负压吸引装置完好；按需行口腔、鼻腔、声门下分泌物吸引。可适当给气囊充气，压力不超过 35 cmH$_2$O，以确保操作过程中分泌物流入气道，操作结束后将气囊压力调回 25～30 cmH$_2$O	正常气囊压力为 25～30 cmH$_2$O
4. 打开口腔护理包	铺治疗巾于患者颈下，置弯盘于患者右侧颌下，打开口腔护理包，戴手套，清点棉球数量	防止床单、枕头、病员服被浸湿
5. 去除患者固定装置	主操作者检查气管插管导管距切牙的刻度，协助者一手管固定好导管和牙垫，另一只手轻轻取下胶布或固定器。湿润口唇	
6. 检查口腔	使用压舌板撑开口腔，用手电筒仔细观察口腔黏膜情况，牙齿有无松动、脱落等异常情况	必要时可使用开口器
7. 冲洗	用 50 ml 的空针，抽吸准备好的漱口液。协助者按从对侧到近侧、从上侧至颊部的顺序冲洗；主操作者边吸引边观察	注意避免冲洗液反流
8. 擦洗	协助者将气管插管导管移向操作对侧，主操作者用镊子夹取棉球按照口腔护理的顺序擦洗干净。更换干净的牙垫	注意导管的位置，避免移位。在操作过程中注意观察生命体征变化
9. 再次冲洗	按照上述冲洗步骤再次进行冲洗	注意牙齿松动者可以使用外科缝线，固定好牙齿后牵于口腔外，用胶布固定
10. 固定	牙垫需更换位置，避免压迫时间过长引起黏膜损伤。检查气管插管导管距切牙的刻度，取两条胶布交叉固定，或使用双"H"形方法进行固定，注意松紧适宜。也可使用固定器固定或系带固定	检查刻度，应注意保持前后一致，躁动患者可加用系带再次固定
11. 整理用物	擦干唇角，嘴唇干裂涂液状石蜡或唇膏，撤去治疗巾和弯盘，清点棉球	注意棉球数量前后一致

续表

步骤	说明	要点与原则
12. 检查	气囊放气至正常水平，听诊双肺呼吸音，与操作前对照	尽量抽吸干净分泌物
13. 整理床单位	协助患者取舒适体位，做好清醒患者的沟通和相关健康指导	注意勿压伤嘴唇皮肤、黏膜，必要时涂唇膏或液状石蜡
14. 洗手、记录	做好手卫生，再次核对患者及医嘱信息，执行医嘱并记录	

五、简要操作流程

气管插管口腔护理简要操作流程见表4－6－2。

表4－6－2 气管插管口腔护理简要操作流程

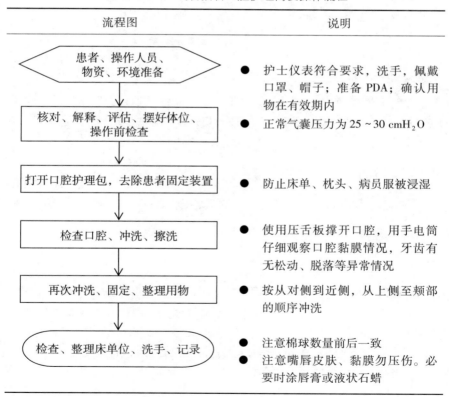

流程图	说明
患者、操作人员、物资、环境准备	● 护士仪表符合要求，洗手，佩戴口罩、帽子；准备 PDA；确认用物在有效期内 ● 正常气囊压力为 25～30 cmH$_2$O
核对、解释、评估、摆好体位、操作前检查	
打开口腔护理包，去除患者固定装置	● 防止床单、枕头、病员服被浸湿
检查口腔、冲洗、擦洗	● 使用压舌板撑开口腔，用手电筒仔细观察口腔黏膜情况，牙齿有无松动、脱落等异常情况
再次冲洗、固定、整理用物	● 按从对侧到近侧，从上侧至颊部的顺序冲洗
检查、整理床单位、洗手、记录	● 注意棉球数量前后一致 ● 注意嘴唇皮肤、黏膜勿压伤。必要时涂唇膏或液状石蜡

六、注意事项

1. 保持气管插管导管处于中立位，距切牙刻度与原有刻度一致，勿牵拉，避免滑出或脱管。

2. 操作前后清点棉球个数，防止棉球掉入患者口腔。

3. 动作轻柔，勿损伤口腔黏膜及牙龈，预防出血、感染。

4. 操作前、中、后注意观察患者生命体征的变化，如有异常需应及时有效处理。

5. 操作前后注意听诊双肺呼吸音变化，按需吸痰。

6. 注意观察胶布或棉带固定的松紧，避免皮肤损伤或导管移位。

7. 操作中注意遵循无菌操作原则和手卫生，避免交叉感染。

（陈弟洪）

第七节　气管切开口护理

一、适用范围与禁忌

气管切开口护理是通过对气管切开口进行清洗、消毒处理，观察切开口周围皮肤情况及系带松紧，更换敷料，防止切开口感染的护理操作。适用于所有气管切开的患者，无绝对禁忌证。

二、目的

保持呼吸道通畅，利于观察切开口周围情况，防止切开口感染。

三、准备

（一）患者准备

1. 评估　评估患者的年龄、病情、临床诊断、意识状况、配合程度；检查气管切开口周围渗血、渗液情况；听诊双肺呼吸音，判断有无呼吸道分泌物，必要时吸净痰液；检查气管切开导管系带的松紧（以留一横指的活动范围为宜），有无颈部勒伤（气管切开导管系带过硬或污染，需准备更换系带）。

2. 解释　向患者及家属解释行气管切开口护理的目的、注意事项和配合要点。

（二）操作人员准备

着装整洁，修剪指甲，洗手，戴口罩、帽子。

（三）物资准备

1. 治疗车上层　治疗盘内：无菌治疗巾内放治疗碗两个，分别装酒精棉球10 个和 5～8 个生理盐水棉球，镊子，开口纱布（或新型敷料）等。治疗盘外：弯盘、治疗巾、薄膜手套一双、吸痰管、听诊器、速干手消毒液等。

2. 治疗车下层　生活垃圾桶、医疗垃圾桶等。

（四）环境准备

清洁、安静，温湿度适宜，光线充足。

四、操作步骤

气管切开口护理操作步骤见表 4-7-1。

表 4-7-1　气管切开口护理操作步骤

步骤	说明	要点与原则
1. 核对、解释、评估	携用物至床旁，核对患者床号、姓名、腕带或使用 PDA 进行患者身份确认	确认患者
2. 体位	选择平卧位头偏向一侧。在患者下颌处垫治疗巾	方便操作，节省时间、体力
3. 操作前的检查与用物准备	检查气囊的压力；铺治疗巾于患者胸前，弯旁盘放置于患者右侧，戴薄膜手套，取下患者的敷料（开口纱布或新型敷料），脱薄膜手套反折包裹开口纱布置于弯盘	注意气囊压力维持在 25～30 cmH_2O；动作轻柔，以免引起患者呛咳
4. 消毒气管切开口周围	打开治疗巾，用准备好的酒精棉球消毒患者气管切开口处，一个棉球使用一次，呈弧形消毒。注意顺序：由外向内，由对侧到近侧，消毒范围大于 15 cm	棉球干湿度适宜
5. 消毒系带及气管切开口	用酒精棉球消毒双侧导管的系带，从对侧到近侧；用生理盐水棉球清洗气管切开口、托盘和导管口	如果分泌物多可增加生理盐水棉球，注意关注切开口有无渗血、渗液，有无感染及皮下气肿。观察患者生命体征情况
6. 置敷料	将开口纱布或新型敷料置于气管切开口	注意动作轻柔

续表

步骤	说明	要点与原则
7. 听诊	听诊患者双肺呼吸音，判断是否需要吸痰。整理床单位	
8. 手卫生	手消毒	消毒时间大于 15 s
9. 再次核对、解释、记录	再次询问并进行患者身份确认，执行医嘱	告知注意事项
10. 用物处理	整理用物	

五、简要操作流程

气管切开口护理简要操作流程见表 4 - 7 - 2。

表 4 - 7 - 2　气管切开口护理简要操作流程

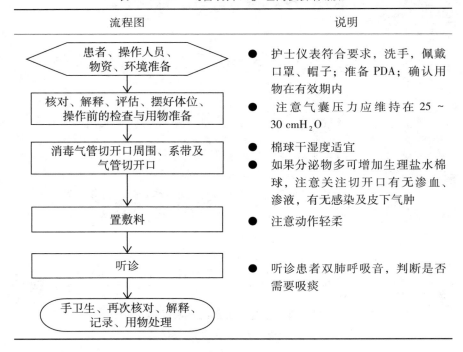

流程图	说明
患者、操作人员、物资、环境准备	● 护士仪表符合要求，洗手，佩戴口罩、帽子；准备 PDA；确认用物在有效期内
核对、解释、评估、摆好体位、操作前的检查与用物准备	● 注意气囊压力应维持在 25 ~ 30 cmH$_2$O
消毒气管切开口周围、系带及气管切开口	● 棉球干湿度适宜 ● 如果分泌物多可增加生理盐水棉球，注意关注切开口有无渗血、渗液，有无感染及皮下气肿
置敷料	● 注意动作轻柔
听诊	● 听诊患者双肺呼吸音，判断是否需要吸痰
手卫生、再次核对、解释、记录、用物处理	

六、注意事项

1. 气管切开术后 24 h 易发生出血、气胸、皮下气肿和纵隔气肿等相关并发症，应注意观察。

2. 检查呼吸机管路的固定情况，保持气管切开导管处于中立位，避免牵拉引起气管切开口局部受压迫。

3. 在操作过程中注意关注患者的生命体征变化。

4. 导管固定牢固，松紧以能容纳一横指为宜，防止导管脱落及颈部勒伤。

5. 如为金属导管，应每日清洗、消毒。

（陈弟洪）

第八节　气囊压力监测

一、适用范围与禁忌

气囊压力监测是监测气管导管气囊的压力，保持气囊压力处于正常范围，防止气囊压力过低漏气或气囊压力过高损伤气道黏膜。气囊压力监测适用于所有使用带气囊导管的患者，无绝对禁忌证。

二、目的

1. 封闭气管导管与气管壁之间的间隙，保障机械通气支持顺利进行，避免漏气。

2. 封闭气管导管与气管壁之间的间隙，避免口咽部、气囊上分泌物向气管深部移位。

3. 保证合适的气囊压力，防止气囊压力过高损伤气管黏膜，造成气管黏膜缺血、坏死等。

三、准备

（一）患者准备

1. 评估　评估患者的年龄、病情、临床诊断、意识状况、配合程度；清理气道和气囊上的分泌物；患者取仰面平卧位。

2. 解释　向患者及家属解释气囊压力监测的目的、注意事项和配合要点。

（二）操作人员准备

着装整洁，修剪指甲，洗手，戴口罩、帽子。

（三）物资准备

1. 治疗车上层　治疗盘、气囊测压表、PDA、速干手消毒液等。

2. 治疗车下层　生活垃圾桶、医疗垃圾桶等。

（四）环境准备

清洁、安静，温湿度适宜，光线充足，注意隐私保护。

四、操作步骤

气囊压力监测操作步骤见表 4-8-1。

表 4-8-1　气囊压力监测操作步骤

步骤	说明	要点与原则
1. 核对、解释、评估	携用物至床旁，核对患者床号、姓名、腕带或使用 PDA 进行患者身份确认；再次核对医嘱，向患者解释气囊压力监测的目的及配合注意事项	采用两种身份识别方法
2. 操作前的检查	检查所有一次性物品的外包装是否有漏气；检测气囊测压表的性能	气囊压力表性能检测方法：一次性测压管连接气囊测压表接头，捏紧球囊，使压力值达 120 cmH$_2$O，保持 2~3 s，压力值不变，说明性能完好
3. 体位	患者取仰面平卧位	可根据病情调整舒适体位
4. 连接气囊测压表	查看气囊测压表减压阀处于关闭状态；气管导管气囊与气囊测压表的气囊接头相连接，连接时关闭阀门	
5. 测量压力	连接气囊测压表接头，维持气囊压力在 25~30 cmH$_2$O	通过挤捏球囊或调节减压阀的方式调整气囊压力
6. 测量结束	关闭气囊测压表，断开连接	观察气囊有无漏气，患者有无呛咳
7. 整理床单位	协助患者取舒适体位，必要时吸痰	
8. 洗手、核对、执行医嘱、记录	做好手卫生，再次核对患者及医嘱信息，执行医嘱并记录气囊压力值	注意动态观察患者生命体征

五、简要操作流程

气囊压力监测简要操作流程见表 4-8-2。

表 4-8-2 气囊压力监测简要操作流程

流程图	说明
患者、操作人员、物资、环境准备	● 护士仪表符合要求，洗手，佩戴口罩、帽子；准备 PDA；确认用物在有效期内
核对、解释、评估、操作前检查、摆好体位	● 检查所有一次性物品的外包装是否有漏气；检测气囊测压表的性能 ● 患者取仰面平卧位
连接气囊测压表	● 查看气囊测压表减压阀处于关闭状态
测量压力	● 连接接头，维持气囊压力在 25~30 cmH$_2$O
测量结束	● 观察气囊有无漏气，患者有无呛咳
整理床单位、洗手、核对、执行医嘱、记录	

六、注意事项

1. 每个班次监测一次气囊的压力，避免在呛咳时测量，保持压力在 25~30 cmH$_2$O。

2. 使用气囊测压表手动测压后气囊压力可下降 2 cmH$_2$O，因此充气压力宜高于理想值 2 cmH$_2$O。注意观察并清理测压管腔内的积水，以免影响测量结果的准确性。

3. 不能根据经验判定充气的指触法给予气囊充气。不宜常规采用最小闭合容量技术给气囊充气，可临时采用最小闭合容量技术充气。

4. 避免过多过快地充入或放出气囊气体。

5. 注意观察患者生命体征、血氧饱和度、呼吸机是否有报警，及时对症处理，必要时重新测量压力。

6. 放气前注意清理气道内及气囊上的分泌物。

7. 当气囊压足够仍存在漏气时需考虑改变人工气道的位置或更换其他型号的人工气道。

（陈弟洪）

第九节　呼吸球囊面罩通气

一、适用范围与禁忌

呼吸球囊面罩通气是通过人工挤压或机械装置产生气流，对无呼吸患者进行强迫通气，对通气障碍的患者进行辅助呼吸，常用于各种原因所致的呼吸停止或呼吸衰竭的抢救及麻醉期间的呼吸管理，主要用于转运途中、抢救现场或临时替代呼吸机的人工通气。

呼吸球囊面罩通气禁止用于中等以上活动性咯血、额面部外伤或严重骨折、大量胸腔积液的患者。

二、目的

1. 改善通气功能，提高氧合。

2. 减少呼吸肌做功，降低氧耗。

3. 缓解呼吸肌疲劳。

三、准备

（一）患者准备

1. 评估　评估患者的年龄、病情、体重、体位、意识状况等；呼吸状况（频率、节律、深浅度）、呼吸道是否通畅（口腔、鼻腔是否有分泌物、反流等）、有无活动性义齿等；心理状况及配合程度。

2. 解释　向患者及家属解释有关呼吸球囊面罩通气的目的、方法、注意事项和配合要点。

（二）操作人员准备

着装整洁，修剪指甲，洗手，戴口罩、帽子。

（三）物资准备

1. 治疗车上层　简易呼吸器（由呼吸囊、呼吸活瓣、面罩及衔接管组成）、检查呼吸球囊各配件性能并连接（面罩完好无漏气、单向阀安装正确、压力安全阀开启、气囊及储氧袋完好无损、氧气连接管配套）、开口器、口咽通气管、吸氧装置、吸痰管及负压装置、PDA、速干手消毒液等。

2. 治疗车下层　生活垃圾桶、医疗垃圾桶等。

（四）环境准备

清洁、安静，温湿度适宜，光线充足，注意保护患者隐私。

四、操作步骤

呼吸球囊面罩通气操作步骤见表4-9-1。

表4-9-1　呼吸球囊面罩通气操作步骤

步骤	说明	要点与原则
1. 核对、解释、评估	携用物至患者床旁，核对患者床号、姓名、腕带或使用PDA进行患者身份确认	确认患者
2. 体位	患者取去枕仰卧位，头、颈、躯干成一条直线，双手平放于肢体两侧	抢救者可站于患者头侧，必要时患者肩下可垫软枕，保持气道通畅
3. 操作前的检查	检查所有物品的外包装是否有漏气、是否在有效期、氧气管连接是否紧密。放置呼吸球囊于患者头侧	调节氧流量为8~10 L/min
4. 开放气道	开放气道的方法有三种，即仰头抬颏法、托颈压额法、托颌法	
5. 固定面罩	一只手用EC手法固定：中指、无名指和小指成"E"字形放在患者下颌角处，将下颌向前上托起，保持气道开放；拇指和示指成"C"字形将面罩紧扣于患者口鼻部，保持面罩密闭无漏气	
6. 挤压呼吸球囊	缓慢挤压球囊（超过1 s）直至胸廓隆起	一般潮气量为400~600 ml，无氧源时潮气量给予600~800 ml；频率为10~12次/分；挤压呼吸比为1:(1.5~2.0)。注意避免漏气
7. 观察效果	观察生命体征，血氧饱和度情况，口唇、面色有无好转，胸廓的起伏，面罩内是否有雾气	判断呼吸状况有无改善
8. 整理	安抚患者，清点物品，整理床单位，协助患者取舒适体位	按医疗废物处理原则丢弃一次性用物，呼吸球囊送出予灭菌处理
9. 洗手、记录	用流动水或速干手消毒液洗手，观察、记录吸痰后患者呼吸状况	抢救记录在6 h内完成

五、简要操作流程

呼吸球囊面罩通气简要操作流程见表4－9－2。

表4－9－2　呼吸球囊面罩通气简要操作流程

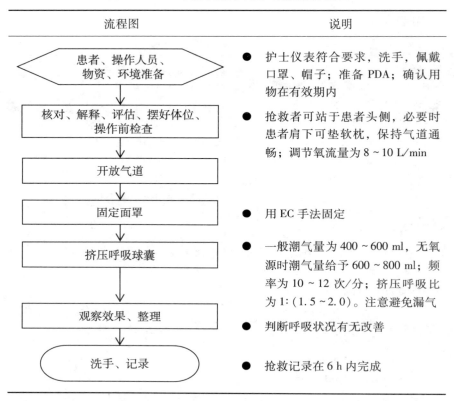

流程图	说明
患者、操作人员、物资、环境准备	● 护士仪表符合要求，洗手，佩戴口罩、帽子；准备PDA；确认用物在有效期内
核对、解释、评估、摆好体位、操作前检查	● 抢救者可站于患者头侧，必要时患者肩下可垫软枕，保持气道通畅；调节氧流量为8～10 L/min
开放气道	
固定面罩	● 用EC手法固定
挤压呼吸球囊	● 一般潮气量为400～600 ml，无氧源时潮气量给予600～800 ml；频率为10～12次/分；挤压呼吸比为1:(1.5～2.0)。注意避免漏气
观察效果、整理	● 判断呼吸状况有无改善
洗手、记录	● 抢救记录在6 h内完成

六、注意事项

1. 根据患者面部尺寸选择合适大小的面罩，贴合紧密，避免漏气。

2. 保持气道通畅，注意观察患者胸廓的起伏和生命体征的变化。

3. 在挤压呼吸球囊时注意频率和与患者呼吸的协调性，在吸气时挤压，保证通气效果。

4. 使用前注意检查呼吸球囊压力安全阀。

5. 开放气道方法

（1）仰头抬颏法：抢救者左手掌根部下压患者前额，使头后仰，右手的示指与中指并拢放在患者颏部，向上抬颏。

（2）托颈压额法：患者取去枕仰卧位，抢救者一手放在患者前额，向后向下按压，另一手托住患者颈部向上抬颈。

（3）托颌法：抢救者站在患者头侧，双肘部位于患者背部同一水平，双手托住患者两侧下颌角，向上提拉，使下颌向前，头向后仰，两手拇指可将下唇下推，打开口腔。

6. 使用单手或双手挤压呼吸球囊，应注意在每次挤压后应待呼吸球囊重新膨起后开始下一次挤压，挤压时应注意观察患者呼吸状况，在吸气时挤压。

7. 一般成人潮气量在 8～12 ml/kg，成人 400～600 ml 的潮气量就可以使胸壁抬起，而呼吸球囊的一般容积为 1 500 ml，因此挤压呼吸球囊单手捏到底即可。若双手挤压球囊，应两手捏住球囊中部，两拇指相关朝内，四指略分开或并拢，两手用力均匀挤压，约挤压呼吸球囊的 1/3（气体量为 400～500 ml）。对于无自主呼吸的患者，成人呼吸频率为 10～12 次/分，如果患者有自主呼吸或恢复自主呼吸，当两次自主呼吸间隔时间较长时，应予一次辅助呼吸，注意顺应自主呼吸。

8. 呼吸球囊面罩常采用环氧乙烷灭菌，密封包装，消毒有效期为 6 个月。

（陈弟洪）

第十节　声门下吸引

一、适用范围与禁忌

声门下吸引（subglottic secretion drainage，SSD）又称声门下分泌物引流、声门下滞留物吸引、气囊上滞留物引流，指应用附加于气囊套管的声门下吸引装置，通过负压对声门下、气囊上的滞留物进行间断或持续吸引的护理操作技术。其适用于带有声门下分泌物吸引管的气管导管且预计有创通气时间超过 48 h 的患者。声门下吸引禁止用于咽部、食管、气管外伤或手术患者及凝血功能异常导致气管黏膜出血的患者。

二、目的

1. 清除气管导管气囊上的滞留物。

2. 清除气管切开或气管插管患者的声门下积液，防止滞留物沿气囊周围下行进入下呼吸道，从而降低 VAP 的发生率。

三、准备

（一）患者准备

1. 评估　评估患者的年龄、病情、临床诊断、意识状况、生命体征、配合程度、心理状况；评估气管导管的固定情况；评估患者的进食情况。

2. 解释　向患者及家属解释有关声门下吸引的目的、注意事项和配合要点。

（二）操作人员准备

着装整洁，修剪指甲，洗手，戴口罩、帽子。

（三）物资准备

1. 治疗车上层　PDA、负压吸引装置、气囊测压仪、一次性痰液收集器、纱布、速干手消毒液、棉签、洗手液、治疗巾、手套等。注意检查用物的有效期，注明开瓶及失效日期。

2. 治疗车下层　生活垃圾桶、医疗垃圾桶等。

（四）环境准备

清洁、安静，温湿度适宜，光线充足，限制人员流动，确保足够的操作空间。

四、操作步骤

声门下吸引操作步骤见表 4 - 10 - 1。

表 4 - 10 - 1　声门下吸引操作步骤

步骤	说明	要点与原则
1. 核对、解释、评估	携用物至患者床旁，核对患者床号、姓名、腕带或使用 PDA 进行患者身份确认	确认患者
2. 体位与导管的选择	体位：抬高床头 30° ~ 45°。声门下吸引的导管选择：不常规推荐使用镀银气管插管导管，长期机械通气患者宜采用聚氨酯制成的圆锥形气管插管导管	半卧位能预防或降低 VAP 的发生
3. 操作前的检查	评估患者气管导管深度与固定松紧度。调节气囊压力	使用气囊测压表检测，调整气囊压力为 $25 ~ 30 \, cmH_2O$
4. 再次核对	再次核对姓名、性别、住院号等	2 种方式核对
5. 吸痰、放置治疗巾	评估患者按需进行气管内吸痰	治疗巾放置于患者颈侧，声门下吸引管下方

续表

步骤	说明	要点与原则
6. 洗手、戴手套、消毒	使用速干手消毒液洗手待干，戴手套。消毒声门下吸引管开口处	按照无菌操作原则戴手套
7. 连接痰液收集器、调节吸引负压	连接声门下导管与一次性痰液收集器的一端	调节负压 持续吸引负压：-30 ~ -20 mmHg 间断吸引负压：-100 ~ -80 mmHg
8. 间歇声门下吸引	将一次性痰液收集器的另一端连接于负压吸引装置，进行声门下吸引	吸引时观察引流液的量及性状；观察患者的生命体征。注意患者是否出现引流不畅、血性黏液、呛咳等不良反应，若出现，应及时处理
9. 断开吸引、保护接头	当没有引流液时将负压吸引装置与一次性痰液收集器断开	用纱布包裹一次性痰液收集器，保护接头
10. 核对与健康指导	再次核对患者身份信息；告知患者注意事项	
11. 收拾用物、整理床单位	再次使用时根据气囊测压表，调整气囊压力在 25 ~ 30 cmH₂O。收拾用物，患者取半卧位，整理床单位	协助患者保持舒适位
12. 洗手、记录	用流动水或速干手消毒液洗手，观察、记录吸引后患者呼吸状况	记录引流液的量及性状，声门下吸引时间，以及患者有无不良反应等

五、简要操作流程

声门下吸引简要操作流程见表 4 - 10 - 2。

表 4 - 10 - 2　声门下吸引简要操作流程

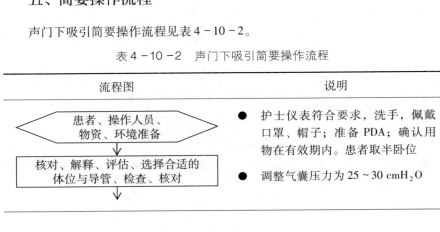

流程图	说明
患者、操作人员、物资、环境准备	● 护士仪表符合要求，洗手，佩戴口罩、帽子；准备 PDA；确认用物在有效期内。患者取半卧位
核对、解释、评估、选择合适的体位与导管、检查、核对	● 调整气囊压力为 25 ~ 30 cmH₂O

续表

流程图	说明

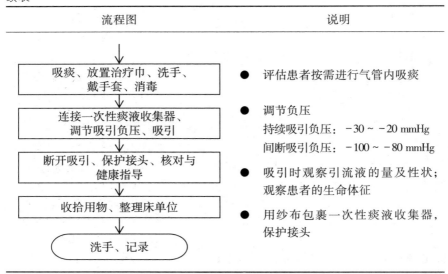

- 评估患者按需进行气管内吸痰

- 调节负压
  持续吸引负压：−30 ~ −20 mmHg
  间断吸引负压：−100 ~ −80 mmHg

- 吸引时观察引流液的量及性状；观察患者的生命体征

- 用纱布包裹一次性痰液收集器，保护接头

六、注意事项

1. 吸引前后应密切关注患者生命体征、血氧饱和度、配合程度等。

2. 评估气管导管深度及固定松紧度　严格执行查对制度和遵守无菌操作原则，严格执行手卫生。

3. 操作前后，用气囊测压表检测气囊压力，保证其始终维持在 25 ~ 30 cmH$_2$O。

4. 建议使用自动充气泵维持气囊压力，若无该装置则需要每隔 6 ~ 8 h 手动测量和记录气囊压力，以确保气囊压力适宜，避免气道黏膜损伤。

5. 若使用间歇声门下吸引，则需要每 2 h 进行声门下吸引，临床上可以根据患者声门下吸引引流液的量、性状及颜色适当延长或缩短吸引的间隔时间。

6. 在操作过程中密切观察患者病情变化，当出现明显变化时应立即停止操作。

7. 保持吸引管通畅，每次吸引过程中观察并记录引流液的量、颜色和性状，如无分泌物吸出，可以向吸引腔内注入 2 ml 空气，以检查导管是否通畅，并且注意吸引管有无贴气管壁。

8. 临床上可根据声门下吸引引流液的量和黏稠度来选择不同的吸引方式，有研究报道引流液稀薄且 >50 ml/d 可选择持续声门下吸引，引流液黏稠或 <50 ml/d 可选择间歇声门下吸引。

（陈弟洪）

第五章

气道温湿化相关操作技术

第一节　主动加热湿化罐的使用

一、适用范围

主动加热湿化罐适用于经口/鼻气管插管、气管切开患者。

二、目的

对吸入气体进行加温和加湿，维持气道黏膜功能，防止痰痂形成、气管痉挛等。

三、准备

（一）患者准备

1. 评估　评估患者的年龄、病情、临床诊断、意识状况、配合程度；是否符合湿疗指征；检查口腔、鼻腔情况，听诊双肺呼吸音判断是否有呼吸道分泌物，检查气管导管的固定情况；评估患者的进食情况与体位。

2. 解释　向患者及家属解释有关主动加热湿化罐使用的目的、注意事项和配合要点，消除或缓解紧张情绪。

（二）操作人员准备

着装整洁，修剪指甲，洗手，戴口罩、帽子。

（三）物资准备

1. 治疗车上层　主动加热湿化器、灭菌注射用水（500 ml）、PDA、速干手消液等。双人检查用物的有效期，注明开瓶及失效日期。

2. 治疗车下层：生活垃圾桶、医疗垃圾桶等。

（四）环境准备

清洁、安静，温湿度适宜，光线充足，限制人员流动，确保足够的操作空间。

四、操作步骤

主动加热湿化罐使用操作步骤见表 5 - 1 - 1。

表 5 - 1 - 1　主动加热湿化罐使用操作步骤

步骤	说明	要点与原则
1. 核对、解释、评估	携用物至患者床旁，双人核对患者床号、姓名、腕带或使用 PDA 进行患者身份确认	灭菌注射用水属于高警示药品，需双人确认患者
2. 体位	选择半卧位，床头抬高 30°	利于气道分泌物的排出，预防坠积性肺炎
3. 操作前检查	检查呼吸道的通畅性。检查主动加热湿化罐有无破损	必要时吸痰，并注意观察分泌物黏稠程度，便于调整加热湿化等级
4. 再次核对	双人再次核对姓名、性别、住院号等	2 种方式核对
5. 安装主动加热湿化器	检查主动加热湿化罐（图 5 - 1 - 1）底座平滑干净且无水痕；将主动加热湿化罐安置入主动加热湿化器机座上，确保其与主动加热湿化器连接稳固；连接主动加热湿化器机座电源；打开主动加热湿化罐进气口、出气口的盖子，按照主动加热湿化罐的箭头指示方向，将呼吸管路的短管连接呼吸机出气口和主动加热湿化罐，将另一呼吸管路连接主动加热湿化罐和呼吸机进气口	正确安装湿化装置
6. 主动加热湿化罐注水	将主动加热湿化罐上的注水连接管与灭菌注射用水连接，并将灭菌注射用水悬挂在高于主动加热湿化罐 50 cm 的支架上；将灭菌注射用水缓慢注入主动加热湿化罐中	正确选用湿化液后，给水槽加水 至主动加热湿化罐"最高水位"标识处即自动停止供水

续表

步骤	说明	要点与原则
7. 调整主动加热湿化器的刻度	开启主动加热湿化器开关；根据患者的呼吸治疗模式和分泌物性状选择加热温度和湿化程度；观察患者面色及血氧饱和度	注意动态观察温化和湿化效果
8. 撤主动加热湿化罐	关闭主动加热湿化器的电源，卸下主动加热湿化罐和呼吸管路	
9. 核对与健康指导	再次核对患者身份信息；告知患者注意事项	
10. 整理	擦拭患者面部、口腔、鼻腔分泌物，协助患者取舒适体位。主动加热湿化罐消毒备用	使患者舒适。如为一次性主动加热湿化罐则应按医疗废物处理
11. 洗手、记录	用流动水或速干手消毒液洗手，记录患者呼吸状况	

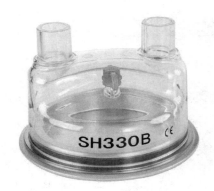

非一次性主动加热湿化罐

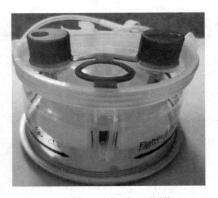

一次性主动加热湿化罐

图 5 - 1 - 1 主动加热湿化罐

五、简要操作流程

主动加热湿化罐使用简要操作流程见表 5 - 1 - 2。

表5-1-2　主动加热湿化罐使用简要操作流程

流程图	说明
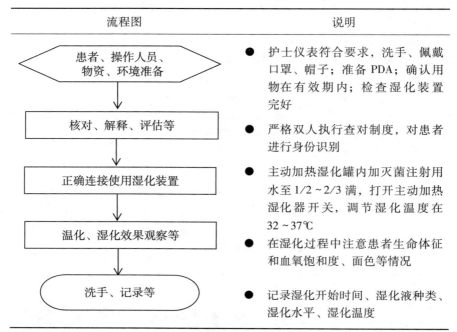	● 护士仪表符合要求，洗手、佩戴口罩、帽子；准备 PDA；确认用物在有效期内；检查湿化装置完好 ● 严格双人执行查对制度，对患者进行身份识别 ● 主动加热湿化罐内加灭菌注射用水至 1/2~2/3 满，打开主动加热湿化器开关，调节湿化温度在 32~37℃ ● 在湿化过程中注意患者生命体征和血氧饱和度、面色等情况 ● 记录湿化开始时间、湿化液种类、湿化水平、湿化温度

六、注意事项

1. 对于建立人工气道的患者行气道温湿化时无绝对禁忌证，但如果气道内有大量黏稠分泌物、体温低于 32℃、自主呼吸分钟通气量 >10 L/min 及低潮气量患者，应避免使用湿热交换器进行气道湿化。

2. 建议根据患者气道分泌物的量、颜色、性状及呼吸支持水平等确定所需温湿化水平，并及时评估温湿化效果，包括患者的心率、呼吸、血气指标以及痰液黏稠度、气道黏膜是否出血、肺部感染征象等。

3. 湿化过度会导致刺激性呛咳，增加呼吸阻力，同时反复吸痰易引起气管痉挛、心律失常等并发症。

4. 当对人工气道患者加湿时，建议气道湿化水平为 33~44 mg/L，吸入气体温度在 Y 型管处保持在 34~41℃，相对湿度为 100%。

5. 在操作过程中注意遵循无菌操作原则。

6. 气道湿化液可选用灭菌注射用水、0.45% 或 0.9% 氯化钠溶液，但使用主动加热湿化器时应选用灭菌注射用水。

7. 若患者气道产生大量黏稠分泌物，应使用主动加热湿化器并提高 Y 型管处温度以增加绝对湿度。

8. 建议为人工气道患者制订个体化的目标导向的肺部综合物理治疗，包括定时更换体位、拍背和使用辅助排痰。

（刘逸文）

第二节　热湿交换器（人工鼻）的使用

一、适用范围

热湿交换器（heat and moisture exchanger，HME）适用于已建立人工气道（包括经口/鼻气管插管、气管切开、经口/鼻咽通气道）并使用机械通气/非机械通气的患者；呼吸机脱机锻炼的患者；高压氧治疗的患者。

二、目的

1. 维持有效气道湿化、温化，防止痰痂形成，保持气道通畅。
2. 改善通气功能，预防肺不张等并发症的发生。
3. 过滤吸入气体，增加呼吸道防御功能，预防肺部感染。

三、准备

（一）患者准备

1. 评估　评估患者的年龄、病情、临床诊断、意识状况、生命体征、配合程度、心理状况；检查口腔、鼻腔，听诊双肺呼吸音判断有无呼吸道分泌物，评估人工气道类型及固定情况；评估患者的体位和进食情况。

2. 解释　向患者及家属解释有关人工鼻使用的目的、注意事项和配合要点。

（二）操作人员准备

着装整洁，修剪指甲，洗手，戴口罩、帽子。

（三）物资准备

1. 治疗车上层　热湿交换器、PDA、速干手消毒液，必要时备护目镜等，注意检查用物的有效期。

2. 治疗车下层　生活垃圾桶、医疗垃圾桶等。

（四）环境准备

清洁、安静，温湿度适宜，光线充足，限制人员流动，确保足够的操作空间。

四、操作步骤

人工鼻使用操作步骤见表 5 - 2 - 1。

表 5 - 2 - 1　人工鼻使用操作步骤

步骤	说明	要点与原则
1. 核对、解释、评估	携用物至患者床旁，核对患者床号、姓名、腕带或使用 PDA 进行患者身份确认	确认患者
2. 体位	选择半卧位头偏向一侧；在患者下颌处垫治疗巾	方便操作，节省时间、体力
3. 操作前检查	检查呼吸道的通畅性	必要时吸痰并注意观察痰液性状
4. 再次核对	再次核对姓名、性别、住院号等	两种方式核对
5. 拆开人工鼻外包装	人工鼻见图 5 - 2 - 1	注意检查人工鼻外包装是否完好及失效日期
6. 洗手、戴手套	使用速干手消毒液洗手待干，戴手套	按照无菌操作原则戴手套
7. 检查人工鼻的通畅性		避免人工鼻污染
8. 连接人工鼻	取出人工鼻，断开气管导管处原有通路，将人工鼻接口与气管导管外口相接，吸氧管直接与人工鼻的吸氧孔连接并在必要时用胶布固定在人工鼻外壳上	正确连接人工鼻
9. 观察并再次评估	严密观察患者呼吸节律、频率、血氧饱和度、心率变化；及时听诊双肺呼吸音，定时监测 PaO_2、$PaCO_2$	注意缺氧及窒息表现
10. 核对与健康指导	再次核对患者身份信息；告知患者注意事项，并指导患者调节呼吸的方法	不要吸入过多的气体，以减少不必要的气道压力
11. 整理	擦拭患者面部、口腔、鼻腔分泌物，去除治疗巾，整理床单位，协助患者取舒适体位	使患者舒适
12. 洗手、记录	用流动水或速干手消液洗手、观察、记录	记录人工鼻使用时间，观察、记录患者反应及使用人工鼻后呼吸状况

续表

步骤	说明	要点与原则
13. 停止使用人工鼻	①解释停止使用原因 ②铺治疗巾于操作面 ③戴手套取下人工鼻	人工鼻按医疗废物处理
14. 洗手、记录		

五、简要操作流程

人工鼻使用简要操作流程见表5-2-2。

表5-2-2 人工鼻使用简要操作流程

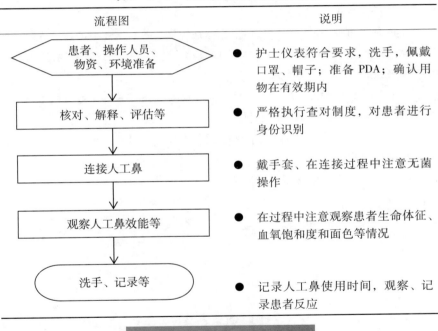

流程图	说明
患者、操作人员、物资、环境准备	● 护士仪表符合要求，洗手，佩戴口罩、帽子；准备PDA；确认用物在有效期内
核对、解释、评估等	● 严格执行查对制度，对患者进行身份识别
连接人工鼻	● 戴手套、在连接过程中注意无菌操作
观察人工鼻效能等	● 在过程中注意观察患者生命体征、血氧饱和度和面色等情况
洗手、记录等	● 记录人工鼻使用时间，观察、记录患者反应

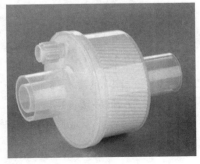

图5-2-1 人工鼻

六、注意事项

1. 人工鼻的禁忌证　①有明显血性痰，痰液过于黏稠且痰量过多；②潮气量过小（<0.15 L）和过大（>1.00 L）的患者；③体温<32℃的患者；④当呼吸机雾化治疗时，应首先取下人工鼻或转变为雾化旁路模式；⑤同步间歇指令通气（SIMV）频率较低的患者（SIMV频率<4次/秒），应慎用人工鼻；⑥自主分钟通气量过高（>10 L/min）的患者；⑦呼出潮气量低于吸入潮气量70%的患者。

2. 注意人工鼻型号的选择，应根据人工气道型号选择适宜型号的人工鼻。

3. 注意病房的温湿度，高温或高湿的场所会影响人工鼻使用效果。

4. 在使用过程中注意无菌操作。

5. 在使用过程中注意观察患者生命体征和面色等，当患者心率、血压、呼吸、血氧饱和度发生明显变化时，应立即吸痰或连接呼吸机，并及时通知医生，协助积极处理。

6. 要周期性检查人工鼻，当有痰液或异物附着人工鼻时，可做适当清洁处理，但应评估人工鼻是否还能正常使用。

7. 人工鼻通常为一次性使用，每隔24 h更换一次且不可重复使用，或根据需要或按说明书进行更换。

（刘逸文）

第三节　超声雾化

一、适用范围

超声雾化适用于感冒（流感）、过敏性鼻炎、鼻塞、鼻息肉、肺气肿、急（慢）性咽炎、喉炎、气管炎、支气管哮喘等上呼吸道感染性疾病的患者。

二、目的

1. 利用超声波声能将药液变成细微的气雾，由呼吸道吸入达到治疗目的。

2. 祛痰镇咳、湿化呼吸道，保持呼吸道通畅。

3. 改善通气功能，解除支气管痉挛，减轻呼吸道黏膜水肿。

4. 减轻呼吸道炎症反应，预防和控制呼吸道感染。

三、准备

（一）患者准备

1. 评估 评估患者的年龄、病情、临床诊断、治疗情况、用药史、过敏史、意识状况、生命体征、配合程度、心理状况；检查口腔、鼻腔，听诊双肺呼吸音判断是否有呼吸道分泌物及评估呼吸道是否通畅；评估患者的体位及进食情况。

2. 解释 向患者及家属解释有关超声雾化的目的、方法、注意事项和配合要点。

（二）操作人员准备

着装整洁，修剪指甲，洗手，戴口罩、帽子。

（三）物资准备

1. 治疗车上层 超声雾化器一套、水温计、弯盘、漱口液、灭菌注射用水、药液（遵医嘱准备）等，注意检查用物的有效期。

2. 治疗车下层 锐器盒、生活垃圾桶、医疗垃圾桶等。

（四）环境准备

清洁、安静，温湿度适宜，光线充足，限制人员流动，确保足够的操作空间。

四、操作步骤

超声雾化操作步骤见表5-3-1。

表5-3-1 超声雾化操作步骤

步骤	说明	要点与原则
1. 核对、解释、评估	携用物至患者床旁，双人核对患者床号、姓名、腕带或使用PDA进行患者身份确认	确认患者
2. 安置体位、清洁口腔	根据患者病情，取坐位或者半坐位；在患者下颌处垫治疗巾	方便操作，节省时间、体力
	漱口，清除口腔分泌物及食物残渣	清除口腔残余物，防止将细菌带入呼吸道内继发或加重呼吸道感染
3. 操作前检查	检查超声雾化器（图5-3-1）各部件是否完好，有无松动、脱落等异常情况	检查雾化器的性能

续表

步骤	说明	要点与原则
4. 连接	将超声雾化器主机与各部件连接	
5. 加水	在水槽内加入灭菌注射用水，至浮标浮起，液面高度约 3 cm，要求浸没雾化罐底部的透声膜	水槽和雾化罐内切忌加温水或热水；在水槽内无水时，不可开机，以免损坏仪器
6. 加药	将药液用生理盐水稀释至 20 ~ 50 ml 倒入雾化罐内，将雾化罐放入水槽，盖紧水槽盖	水槽底部的晶体换能器和雾化罐底部的透声膜薄而脆，易破碎，在操作中注意不要损坏
7. 再次核对	双人再次核对姓名、性别、住院号、药名、浓度、剂量、用法、时间、药品有效期等	2 种方式核对
8. 调节雾量	接通电源，打开电源开关，调整定时开关至所需时间，打开雾化开关，调节雾量	大挡雾量 3 ml/min，中挡雾量 2 ml/min，小挡雾量 1 ml/min；一般每次使用时间为 15 ~ 20 min
9. 雾化吸入	将口含嘴放入患者口中（也可用面罩），紧闭嘴唇，用口深吸气，用鼻呼气，如此反复，直至药液吸完为止	水温超过 50℃或水量不足，应关机，更换或加入灭菌注射用水；治疗过程需加入药液时，不必关机，直接从盖上小孔添加即可
10. 核对与健康指导	再次核对患者身份信息，告知患者注意事项，并指导患者有效咳嗽、咳痰	
11. 结束雾化	治疗完毕，取下口含嘴（面罩），先关雾化开关，再关电源开关	
12. 整理	协助患者漱口、清洁面部，取舒适卧位，整理床单位	在雾化吸入治疗完成后应漱口，防止药物在咽部聚积；使用面罩雾化治疗者应注意洗脸，清除残留在面部的药物
13. 清理用物	将口含嘴（面罩）、螺纹管、超声雾化器浸泡于消毒液内 1 h，再洗净晾干备用	专人专用，严禁交叉使用如不再使用，所用物品须按医疗废物处置制度处理
14. 洗手、记录	用流动水或速干手消毒液洗手，记录超声雾化后患者情况	记录雾化药物名称、剂量、雾化方式、雾化时间、患者的反应及效果

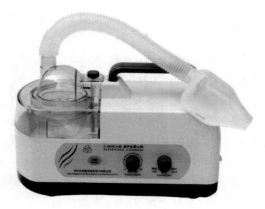

图 5 - 3 - 1　超声雾化器

五、简要操作流程

超声雾化简要操作流程见表 5 - 3 - 2。

表 5 - 3 - 2　超声雾化简要操作流程

流程图	说明
患者、操作人员、物资、环境准备	● 护士仪表符合要求，洗手，佩戴口罩、帽子；准备 PDA；确认用物在有效期内；检查雾化装置完好
双人核对、解释、评估等	● 严格执行查对制度，对患者进行身份识别。安置合适体位，清洁口腔
连接、加水、加药等	● 连接超声雾化器主件与附件；切忌加温水或热水；注意不要损坏水槽底部的晶体换能器
调节雾量、雾化吸入等	● 大挡雾量 3 ml/min，中挡雾量 2 ml/min，小挡雾量 1 ml/min；一般每次使用时间为 15 ~ 20 min
结束雾化，洗手、记录	● 记录雾化药物名称、剂量、雾化方式、雾化时间、患者的反应及效果

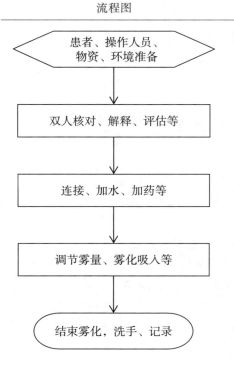

六、注意事项

1. 保持气道通畅　当患者呼吸道分泌物多时，可先拍背咳痰，让呼吸道尽可能保持通畅，减少阻碍，提高雾化治疗的效果。

2. 雾化吸入时间　依据所需药物剂量而定，一般快速雾化需 4～5 min，缓慢雾化需 7～8 min，一次治疗吸入药液一般约 10 ml。

3. 关注雾化不良反应　密切关注患者雾化吸入治疗中潜在的药物不良反应。出现急剧频繁咳嗽及喘息加重，可能是雾化吸入过快或过猛导致，应放缓雾化吸入的速度；出现震颤、肌肉痉挛等不适，不必恐慌，及时停药，如为短效 β_2 受体激动剂类药物，如特布他林引起，一般停药后即可恢复，及时告知医生。若出现呼吸急促、感到困倦或突然胸痛，应停止治疗并立即报告医生。

4. 关注雾化效果　观察患者气道水肿/痉挛、肺部感染情况、痰液排出是否困难等，若因黏稠的分泌物经湿化后膨胀致痰液不易咳出，应予以拍背以协助痰液排出，必要时吸痰。

（刘逸文）

第四节　振动筛孔雾化

一、适用范围

振动筛孔雾化适用于肺部感染、呼吸道病变或感染、上呼吸道术后管理、呼吸道水肿、有人工气道的患者。

二、目的

1. 利用瓷片的高频振动能量使药液从膜上的筛孔溢出产生低速气溶，肺部沉降率高，便于吸收和增强疗效。

2. 祛痰止咳、湿化呼吸道，保持呼吸道通畅。

3. 减轻呼吸道炎症反应，预防和控制呼吸道感染。

4. 配合人工气道进行呼吸道湿化或间歇雾化吸入药物。

5. 应用抗癌药物治疗肺癌。

三、准备

（一）患者准备

1. 评估　评估患者的年龄、病情、临床诊断、治疗情况、用药史、过敏史、意识状况、生命体征、配合程度、心理状况；检查口腔、鼻腔，听诊支气管及双肺呼吸音判断有无呼吸道分泌物及评估呼吸道是否通畅；评估患者的体位及进食情况。

2. 解释 向患者及家属解释有关振动筛孔雾化的目的、方法、注意事项和配合要点。

（二）操作人员准备

着装整洁，修剪指甲，洗手，戴口罩、帽子。

（三）物资准备

1. 治疗车上层 振动筛孔雾化器装置 1 套、弯盘、漱口液、药液（遵医嘱准备）等，注意检查用物的有效期。

2. 治疗车下层 锐器盒、生活垃圾桶、医疗垃圾桶等。

（四）环境准备

清洁、安静，温湿度适宜，光线充足，限制人员流动，确保足够的操作空间。

四、操作步骤

振动筛孔雾化操作步骤见表 5－4－1。

表 5－4－1 振动筛孔雾化操作步骤

步骤	说明	要点与原则
1. 核对、解释、评估	携用物至患者床旁，核对患者姓名、住院号、腕带或使用 PDA 进行患者身份确认	确认患者
2. 安置体位、清洁口腔	根据患者病情，取坐位、半坐位或半卧位；在患者下颌处垫治疗巾	方便操作，节省时间、体力。
	漱口，清除口腔分泌物及食物残渣	清除口腔残余物，防止将细菌带入呼吸道内继发或加重呼吸道感染
3. 操作前检查	连接电源，检查振动筛孔雾化器（图 5－4－1）性能是否完好，有无松动、故障等异常情况	确保性能完好
4. 加入药液	指定剂量的雾化溶液注入清洁、消毒好的振动筛孔雾化器的储液槽中，盖好振动筛孔雾化器	不要使用带针头的注射器向振动筛孔雾化器里加药；不要超过规定刻度

续表

步骤	说明	要点与原则
5. 连接装置	连接振动筛孔雾化器主件与附件，接上吸入面罩或口含嘴	注意药杯置于管路上方，减少被冷凝水污染的风险
6. 操作中核对	再次核对患者姓名、性别、住院号及药名、浓度、剂量、用法、时间、药品有效期等	2种方式核对
7. 雾化吸入	①接通电源，打开振动筛孔雾化机开关 ②指导患者手持振动筛孔雾化器，保持与地面垂直，将口含嘴放入口中或戴上面罩，紧闭嘴唇，用口深吸气，用鼻呼气，使药液充分到达终末细支气管及肺泡，如此反复，直至药液吸完为止	深吸气，使药液充分到达终末细支气管及肺泡，提高治疗效果 如患者不能配合，需要护士或家属进行协助
8. 再次核对	再次核对患者身份信息，告知患者雾化注意事项，并指导患者有效咳嗽、咳痰	确保准确无误
9. 结束雾化	治疗完毕，取下口含嘴（面罩），先关闭雾化器开关，再关闭电源	
10. 整理	协助患者漱口、清洁面部，取舒适卧位，整理床单位	在雾化吸入治疗完成后应漱口，防止药物在咽部聚积；使用面罩雾化治疗者应注意洗脸，清除残留在面部的药物
11. 清理用物	将口含嘴（面罩）、振动筛孔雾化器浸泡于消毒液内1 h，再洗净晾干备用	专人专用，严禁交叉使用。所用物品终末须按医疗废物处置制度处理
12. 洗手、记录	用流动水或速干消毒液洗手，记录雾化后患者情况	记录雾化药物名称、剂量、雾化方式、雾化时间、患者的反应及效果

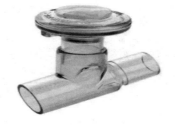

图 5 - 4 - 1　振动筛孔雾化器

五、简要操作流程

振动筛孔雾化简要操作流程见表5-4-2。

表5-4-2 振动筛孔雾化简要操作流程

流程图	说明
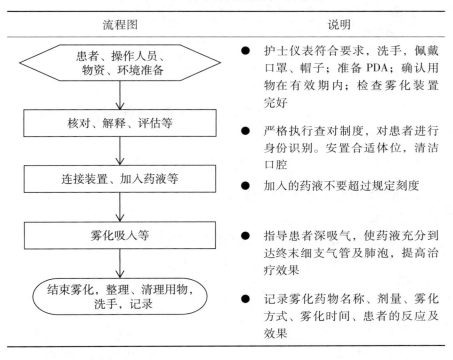	● 护士仪表符合要求，洗手，佩戴口罩，帽子；准备 PDA；确认用物在有效期内；检查雾化装置完好
	● 严格执行查对制度，对患者进行身份识别。安置合适体位，清洁口腔
	● 加入的药液不要超过规定刻度
	● 指导患者深吸气，使药液充分到达终末细支气管及肺泡，提高治疗效果
	● 记录雾化药物名称、剂量、雾化方式、雾化时间、患者的反应及效果

六、注意事项

1. 治疗过程与喷射雾化吸入治疗相似。和超声雾化器不同之处：振动筛孔雾化器的储药罐可位于呼吸管路上方，且与之相对隔绝，因此降低了雾化吸入装置被管路污染的可能性，并且可以在雾化过程中随时增加药物剂量，同时也更适用于机械通气中的雾化吸入治疗。

2. 当患者呼吸道分泌物多时，可先拍背咳痰，让呼吸道尽可能保持通畅，减少阻碍，提高雾化治疗的效果。

3. 密切关注患者雾化吸入治疗中潜在的药物不良反应　出现急剧频繁咳嗽及喘息加重，可能是雾化吸入过快导致，应放缓雾化吸入的速度；出现震颤、肌肉痉挛等不适，不必恐慌，及时停药，如为短效 β_2 受体激动剂类药物，如特布他林引起，一般停药后即可恢复，并及时告知医生；若出现呼吸急促、感到困倦或突然胸痛，应停止治疗并立即报告医生。

4. 观察患者痰液排出是否困难，若因黏稠的分泌物经湿化后膨胀致痰液不易咳出，应予以拍背以协助痰液排出，必要时吸痰。

（刘逸文）

第五节　氧气雾化

一、适用范围

氧气雾化适用于气道分泌物较多、下呼吸道病变或感染、有小气道痉挛倾向、低氧血症的患者。

二、目的

1. 提高呼吸道和肺部分子氧的浓度，为患有呼吸系统疾病、有缺氧等症状的患者提供氧气。

2. 可有效地减轻支气管痉挛，去除分泌物和其他阻塞性物质。

3. 减轻呼吸道炎症反应，预防和控制呼吸道感染。

三、准备

（一）患者准备

1. 评估　评估患者的病情、临床诊断、治疗情况、用药史、过敏史、意识状况、生命体征、配合程度、心理状况；检查口腔、鼻腔，听诊支气管、双肺呼吸音判断有无呼吸道分泌物及评估呼吸道是否通畅；评估患者是否存在Ⅱ型呼吸衰竭，防止因吸入高浓度氧气使呼吸中枢抑制加重；评估患者的体位及进食情况。

2. 解释　向患者及家属解释有关氧气雾化的目的、方法、注意事项和配合要点。

（二）操作人员准备

着装整洁，修剪指甲，洗手，戴口罩、帽子。

（三）物资准备

1. 治疗车上层　氧气雾化器 1 套、用氧装置 1 套（氧气湿化瓶里勿放水）、弯盘、药液（遵医嘱准备）等。注意检查用物的有效期，注明开瓶及失效日期。

2. 治疗车下层　锐器盒、生活垃圾桶、医疗垃圾桶等。

（四）环境准备

清洁、安静，温湿度适宜，光线充足，限制人员流动，确保足够的操作空间。

四、操作步骤

氧气雾化操作步骤见表5-5-1。

表5-5-1　氧气雾化操作步骤

步骤	说明	要点与原则
1. 核对、解释、评估	携用物至患者床旁，核对患者姓名、住院号、腕带或使用 PDA 进行患者身份确认	确认患者
2. 体位与口腔的清洁	根据患者病情，取坐位、半坐位或半卧位；在患者下颌处垫治疗巾漱口，清除口腔分泌物及食物残渣	方便操作，节省时间、体力 清除口腔残余物，防止将细菌带入呼吸道内继发或加重呼吸道感染
3. 操作前检查	检查氧气雾化器各部件是否完好，有无松动、脱落等异常情况；氧源是否工作正常	检查氧气雾化器的性能
4. 加入药液	遵医嘱按照比例将药液稀释，注入氧气雾化器的药杯内	不超过规定刻度
5. 连接装置	连接氧气雾化器主件与附件，将氧气雾化器的接气口连接于氧气筒或中心供氧装置的输氧管上	氧气湿化瓶内勿放水，以免液体进入氧气雾化吸入器内使药液稀释
6. 操作中再次核对	再核对患者姓名、性别、住院号等，以及药名、浓度、剂量、用法、时间、药品有效期等	2 种方式核对
7. 调节流量	接上电源，开动气泵，或打开压缩气源的开关，调节氧流量，一般为 6~8 L/min	氧流量勿过小
8. 雾化吸入	嘱患者保持正常自然呼吸。每 1~3 min 鼓励患者做一次深吸气到肺总量时屏气 4~5 s。持续雾化时间控制在 15 min 左右。观察患者雾化吸入后的效果及有无副作用	喷雾器保持与地面垂直，防止药液倾斜流出

续表

步骤	说明	要点与原则
9. 再次核对	核对患者身份信息，告知患者用氧的注意事项，确保安全，并指导患者有效咳嗽、咳痰	确保操作正确
10. 结束雾化	治疗完毕，先取出口含嘴（面罩），再关氧气开关	
11. 整理	协助患者漱口、清洁面部，取舒适卧位，整理床单位	在雾化吸入治疗完成后应漱口，防止药物在咽部聚积；使用面罩雾化治疗者应注意洗脸，清除残留在面部的药物
12. 清理用物	将口含嘴（面罩）、螺纹管、氧气雾化器浸泡于消毒液内 1 h，再洗净晾干备用	专人专用，严禁交叉使用所用物品终末须按医疗废物处置制度处理
13. 洗手、记录	用流动水或速干手消毒液洗手，记录氧气雾化后效果	记录雾化药物名称、剂量、雾化方式、雾化时间、患者的反应及效果

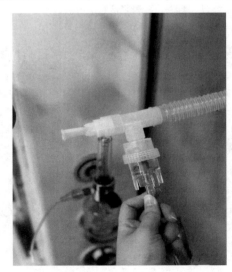

图 5-5-1　氧气雾化器

五、简要操作流程

氧气雾化简要操作流程见表 5-5-2。

表 5 - 5 - 2　氧气雾化简要操作流程

流程图	说明
患者、操作人员、物资、环境准备	● 护士仪表符合要求，洗手，佩戴口罩、帽子；准备 PDA；确认用物在有效期内；检查雾化装置完好
核对、解释、评估等	● 严格执行查对制度，对患者进行身份识别，安置合适体位，清洁口腔
连接、加入药液等	● 将氧气雾化器的接气口连接于氧气筒或中心供氧装置的输氧管上。氧气湿化瓶内勿放水
调节氧流量、雾化吸入等	● 调节氧流量，一般为 6 ~ 8 L/min
结束雾化，洗手、记录	● 记录雾化药物名称、剂量、雾化方式、雾化时间、患者的反应及效果

六、注意事项

1. 氧气雾化器驱动气体流量一般以 6 ~ 8 L/min 较为适宜，且气流速度调节应由慢到快，雾化量由小到大。

2. 正确使用供氧装置，注意用氧安全，室内应避免火源。

3. 氧气湿化瓶内勿盛水，以免液体进入氧气雾化器内使药液稀释影响疗效。

4. 在吸入治疗过程中，需密切观察患者的呼吸、血氧饱和度、脉搏和一般状态的变化。对缺氧患者可在吸入过程中给予氧气吸入，提高 FiO_2。如吸入过程中出现胸闷、气短、呼吸困难等不适，则应暂停吸入治疗，并分析原因，对症处理。

5. 心肾功能不全及年老体弱者要注意防止湿化或雾化量大造成肺水肿。在自身免疫功能减退的患者雾化吸入时，应重视可能诱发口腔真菌感染问题。

（刘逸文）

第六节　压缩空气雾化

一、适用范围

压缩空气雾化适用于哮喘、COPD、支气管扩张症、慢性支气管炎、激素敏感性咳嗽、感染后咳嗽、呼吸机相关性肺炎、耳鼻喉头颈外科相关疾病、围手术期气道管理、小气道痉挛的患者，以及其他儿科相关呼吸系统疾病患儿。

二、目的

1. 湿化　配合人工气道患者进行呼吸道湿化，保持呼吸道通畅。
2. 解痉　改善通气功能，解除支气管痉挛，减轻呼吸道黏膜水肿。
3. 治疗　间歇雾化吸入药物，预防和控制感染，减轻呼吸道炎症反应；祛痰止咳或应用抗癌药物治疗肺癌等。

三、准备

（一）患者准备

1. 评估　评估患者的病情、临床诊断、治疗情况、用药史、过敏史、意识状况、生命体征、配合程度、心理状况；检查口腔、鼻腔，听诊支气管、双肺呼吸音判断有无呼吸道分泌物及评估呼吸道是否通畅；评估患者的体位及进食情况。

2. 解释　向患者及家属解释有关压缩空气雾化的目的、方法、注意事项和配合要点。

（二）操作人员准备

着装整洁，修剪指甲，洗手，戴口罩、帽子。

（三）物资准备

1. 治疗车上层　压缩空气雾化器1套、雾化机、弯盘、漱口液、药液（遵医嘱准备）等。注意检查用物的有效期，注明开瓶及失效日期。

2. 治疗车下层　锐器盒、生活垃圾桶、医疗垃圾桶等。

（四）环境准备

清洁、安静，温湿度适宜，光线充足，限制人员流动，确保足够的操作空间。

四、操作步骤

压缩空气雾化操作步骤见表5-6-1。

表 5 - 6 - 1　压缩空气雾化操作步骤

步骤	说明	要点与原则
1. 核对、解释、评估	携用物至患者床旁，核对患者姓名、住院号等，通过腕带或使用 PDA 进行患者身份确认	确认患者
2. 体位与口腔的清洁	根据患者病情，取坐位、半坐位或半卧位；在患者下颌处垫治疗巾 漱口，清除口腔分泌物及食物残渣	方便操作，节省时间、体力 清除口腔残余物，防止将细菌带入呼吸道内继发或加重呼吸道感染
3. 检查装置	连接电源，检查压缩空气雾化器（图 5 - 6 - 1）性能是否完好，有无机器故障等异常情况	确保正常工作
4. 加入药液	遵医嘱放入 1~8 ml 雾化用药	不超过规定刻度
5. 连接装置	取出压缩空气雾化器，把空气导管的一端连接到压缩空气雾化器的出气孔，另外一端连接到雾化杯的底部	
6. 操作中再次核对	核对姓名、性别、住院号等，以及药名、浓度、剂量、用法、时间、药品有效期等	2 种方式核对
7. 雾化吸入	接通电源，打开压缩空气雾化器开关，指导患者手持雾化器，保持与地面垂直，将口含嘴放入口中，紧闭嘴唇，用口深吸气，用鼻呼气，使药液充分到达终末细支气管及肺泡，如此反复，直至药液吸完为止	喷雾器保持与地面垂直，防止药液倾斜流出 自理能力较差患者，可由护士或家人协助
8. 再次核对	核对患者身份信息，告知患者注意事项，并指导患者有效咳嗽、咳痰	确保准确无误
9. 结束雾化	治疗完毕，取下口含嘴（面罩），先关闭压缩空气雾化器开关，再关闭电源	
10. 整理	协助患者漱口、清洁面部，取舒适卧位，整理床单位	雾化吸入治疗完成后应漱口，防止药物在咽部聚积；使用面罩雾化治疗者应注意洗脸，清除残留在面部的药物
11. 清理用物	将口含嘴（面罩）、螺纹管、压缩空气雾化器浸泡于消毒液内 1 h，再洗净晾干备用	专人专用，严禁交叉使用所用物品终末须按医疗废物处置制度处理

续表

步骤	说明	要点与原则
12. 洗手、记录	用流动水或速干手消毒液洗手，记录雾化后患者情况	记录雾化药物名称、剂量、雾化方式、雾化时间、患者的反应及效果

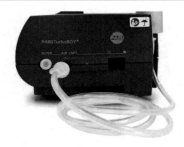

图5-6-1　压缩空气雾化器

五、简要操作流程

压缩空气雾化简要操作流程见表5-6-2。

表5-6-2　压缩空气雾化简要操作流程

流程图	说明
患者、操作人员、物资、环境准备	● 护士仪表符合要求，洗手，佩戴口罩、帽子；准备PDA；确认用物在有效期内；检查雾化装置完好
核对、解释、评估等	● 严格执行查对制度，对患者进行身份识别，安置合适体位，清洁口腔
连接、加入药液等	● 加入的药液不要超过规定刻度
雾化吸入等	● 指导患者深吸气，使药液充分到达终末细支气管及肺泡，提高治疗效果
结束雾化，整理、清理用物，洗手，记录	● 记录雾化药物名称、剂量、雾化方式、雾化时间、患者的反应及效果

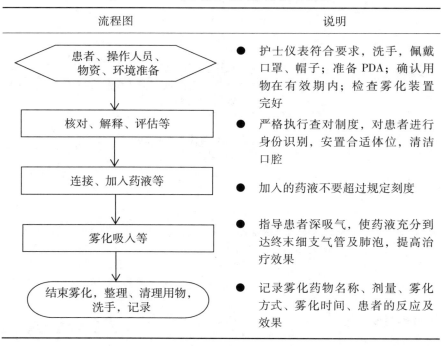

六、注意事项

1. 压缩空气雾化器使用时要放在平坦、光滑且稳定的平面上，勿放置在地毯或粗糙的表面上，以免堵塞通风口。

2. 压缩空气雾化器在使用时，导管一端连接压缩机，一端连接雾化器，确保连接牢固。

3. 吸气时按住间断控制按钮，慢慢吸入药雾；呼气时松开间断控制按钮，直接通过口含器将空气呼出。

4. 使用时药杯须保持直立，倾斜勿超过 45°角，在连续使用压缩空气雾化器时，中间需间隔 30 min。

5. 当过滤片颜色发生改变或平均使用 60 天时，须更换新过滤片或按说明书更换过滤片。

（刘逸文）

第六章
胸部物理治疗相关操作技术

第一节　体位引流

一、适用范围

1. 年老体弱、长期卧床患者，由于疾病等原因使体位受限、自主咳痰能力下降，气道分泌物清除能力减弱、痰液不易排出。

2. 患者气道内痰多、黏稠或咳痰无力，无法较好地自行清除气道内分泌物，如支气管扩张患者等。

3. 职业性肺部疾病患者，由于直接接触粉尘、有害的化学物质导致呼吸系统受损，以及其他职业性疾病所造成的肺功能退化。

4. 外科大手术术后肺部并发症患者，由于疼痛、麻醉药物残留、镇静状态，呼吸肌肌力下降等原因导致患者咳嗽能力下降。

二、目的

1. 改变肺容量，改善肺的通气/血流分布，提高氧含量。

2. 平卧位时，膈肌背部受力大于前部；俯卧位时膈肌前部受力大于背部；侧卧位时，膈肌受压部位的肺血流相对增加。机械通气的患者，机械正压增强了隔肌的被动运动，肺容积增加。受压部位肺的血流增加、通气减少，所以对于持续低容量通气患者，较多的体位变化，可促进肺部达到最佳的通气/血流比例。

3. 改善氧合水平和肺顺向性，达到最佳的引流效果。

4. 对于慢性肺部疾病或肺部手术后的患者，侧卧位压迫患侧肺时，氧分压下降，需提高正压通气水平才能改变氧合；对于单侧肺病患者，压迫健侧肺时，氧分压相对增加，肺顺应性增加。

三、准备

（一）患者准备

1. 评估　评估患者是否禁食大于 2 h、年龄、病情、临床诊断、意识状况、生命体征、配合程度、心理状况等；查看患者 X 线或 CT 等检查结果，明确肺部分泌物的分布，制订相应的引流计划；评估是否有气管导管及导管固定情况。

2. 解释　向患者及家属解释有关体位引流的目的、注意事项和配合要点。

（二）操作人员准备

着装整洁，修剪指甲，洗手，戴口罩、帽子。

（三）物资准备

1. 治疗车上层　负压吸引装置（或床旁备有）、听诊器、吸痰管数根、两瓶生理盐水、PDA、速干手消毒液，必要时备口咽通气管、护目镜、压舌板等。注意检查用物的有效期，注明开瓶及失效日期、CT 或 X 线片。

2. 治疗车下层　生活垃圾桶、医疗垃圾桶等。

（四）环境准备

清洁、安静，温湿度适宜，光线充足，限制人员流动。

四、操作步骤

体位引流操作步骤见表 6-1-1。

表 6-1-1　体位引流操作步骤

步骤	说明	要点与原则
1. 核对	携用物至患者床旁，核对患者床号、姓名、腕带或使用 PDA 进行患者身份确认，确认患者是否进食	确认患者身份。禁食时间大于 2 h
2. 准备	查看胸部 X 线片、CT 片等明确患者肺部分泌物的分布情况，并根据医嘱确定引流体位	引流部位尽可能处于高位，相应的引流气道尽可能保持竖立，使痰液流向主支气管
3. 体位	指导患者配合摆好体位	引流时患者注意深呼吸及咳嗽
4. 操作前的检查	检查中心负压装置是否连接妥善，吸引器的性能是否完好；压力的大小	堵塞吸引器的连接管开口，检查压力大小 成人压力 -120 ~ -80 mmHg 儿童压力 -100 ~ -80 mmHg

续表

步骤	说明	要点与原则
5. 再次核对	再次核对姓名、性别、住院号、进食时间等	2 种方式核对，是否有胃潴留，必要时胃肠减压，预防反流、误吸
6. 评估	评估患者生命体征是否平稳，是否需要吸痰	
7. 协助放置体位	以左侧肺上叶为例：右侧卧，与床面水平成 45° 角，背后和头部分别垫一枕头	有气管导管患者注意管道的保护，防止意外拔管
8. 观察	在引流过程中，观察患者有无不适、生命体征变化、痰液引流的量	根据痰液引流的多少、患者的耐受程度决定引流时间和次数，一般每次引流不超过 15 min，每日 1~4 次
9. 吸痰	按照吸痰的护理操作，及时清除气道、口、鼻分泌物	
10. 口腔护理	引流完毕给予患者漱口或给予口腔护理	
11. 整理床单位	协助患者取舒适体位	
12. 观察并再次评估	观察患者生命体征。听诊器听呼吸音，观察面色、呼吸状况是否改善，判断体位引流效果	
13. 核对与健康指导	再次核对患者身份信息；告知患者注意事项，并指导患者有效咳嗽、咳痰	
14. 洗手、记录	用流动水或速干手消毒液洗手，记录体位引流的持续时间，痰液引流的量、颜色、性状	

五、简要操作流程

体位引流简要操作流程见表 6 - 1 - 2。

表6-1-2 体位引流简要操作流程

流程图	说明
患者、操作人员、物资、环境准备	● 护士仪表符合要求，洗手，佩戴口罩、帽子；准备 PDA；确认用物在有效期内；检查负压大小
核对、解释、评估等	● 严格执行查对制度，对患者进行身份识别。评估患者是否禁食大于 2 h，是否有胃潴留
协助放置体位	● 根据患者的影像学检查，遵医嘱摆放合适体位
观察、吸痰	● 观察引流过程中患者的生命体征，痰液引流的量、性状。适时吸痰，保持气道通畅
口腔护理	
整理床单位，取舒适卧位等	
洗手、记录	● 记录痰液颜色、量和性状

六、注意事项

1. 确定引流体位，选择体位的原则是病变的部位处于高处，引流支气管开口向下，便于分泌物顺体位引流而咳出。重力辅助引流体位具体见表6-1-3。

表6-1-3 重力辅助引流体位

肺叶	肺段	引流体位
上叶	尖段	直立坐位
	左侧	右侧卧，与床面水平成45°角，背后和头部分别垫一枕头
	右侧	左侧卧，与床面水平成45°角，背后和头部分别垫一枕头
	前段	屈膝仰卧位
舌叶	上段	仰卧位右倾，在左肩部到髋部垫枕头，胸部朝下与地面成15°角

续表

肺叶	肺段	引流体位
中叶	外侧段	仰卧位左倾，在右肩部到髋部垫枕头，胸部朝下与地面成 15°角
下叶	尖段	俯卧位在腹下垫一个枕头
	内侧段	右侧卧位，胸部朝下与地面成 20°角
	前面基底部	屈膝仰卧位，胸部朝下与地面成 20°角
	外侧基底部	向对侧侧卧，胸部朝下与地面成 20°角
	后面基底部	俯卧位，在腹下垫一个枕头，胸部朝下与地面成 20°角

2. 在体位引流前，禁食大于 2 h，注意患者有无胃潴留，必要时予胃肠减压，避免反流、误吸发生。

3. 在体位引流时，尤其是危重患者，注意管道的保护与固定，防止脱出。在保证效果的同时，注意患者的舒适与安全，关注患者的耐受程度。

4. 在体位引流过程中，关注患者生命体征、耐受程度，如果出现眩晕、面色苍白、脉搏细弱、呼吸困难、出冷汗等症状，或高血压、低血压、心律失常、心率大于 120 次/分、发绀等情况，应立即终止体位引流。

5. 体位引流时间建议在 5～15 min，每日根据痰液引流的量确定引流次数，一般在 1～4 次/日。

6. 在多个部位、不同体位引流时，时间不宜超过 45 min，或以患者不感到疲劳和不适为宜。

7. 在体位引流过程中注意保暖，避免着凉。

（刘一秀）

第二节　振动排痰仪的使用

一、适用范围

1. 气道痰液过多、黏稠，患者咳痰无力。

2. 慢性阻塞性肺疾病急性加重、肺不张、肺部感染。

3. 支气管扩张、囊性肺纤维化伴大量咳痰。

4. 年老体弱、长期卧床患者。

5. 外科手术后，疼痛引起深呼吸、咳嗽困难的患者。

二、目的

1. 促进肺部分泌物及痰液的松动，易于引流并排出。

2. 缓解支气管平滑肌痉挛，增加呼吸道通畅性，改善肺通气功能。

3. 消除水肿，减轻阻塞，减少分泌物，降低肺通气阻力。

4. 提高血氧浓度，改善血液循环，增加气体交换。

三、准备

（一）患者准备

1. 评估　评估患者肺部情况；咳嗽、咳痰能力；活动能力；配合程度；有无禁忌证；进餐时间。

2. 解释　向患者及家属解释有关振动排痰的目的、注意事项和配合要点。

（二）操作人员准备

着装整洁，修剪指甲，洗手，戴口罩、帽子。

（三）物资准备

1. 振动排痰仪（主机、各种型号的叩击接头、塑料或一次性纸质叩击罩）、速干手消毒液、PDA 或医嘱单等。

（四）环境准备

安静、清洁、光线充足、温度适宜、适宜操作。关闭门窗（或窗帘），请无关人员回避。

四、操作步骤

振动排痰仪操作步骤见表 6-2-1。

表 6-2-1　振动排痰仪操作步骤

步骤	说明	要点与原则
1. 核对、解释、评估	携用物至床旁，采用两种身份识别方法进行患者身份确认。向患者解释该操作的目的	告知注意事项，取得患者配合
2. 操作前的准备	生命体征平稳、各导管固定、床旁整洁、仪器摆放方便操作	导管的安全性、仪器摆放方便操作
3. 再次核对	再次核查姓名、性别、住院号等	2 种方式核对

续表

步骤	说明	要点与原则
4. 患者准备	协助患者大小便，放下床档，取舒适体位	持续心电监护，避免间断监测生命体征
5. 选择合适的振动方案	准备振动排痰仪（图6-2-1），选择合适的叩拍接头（年老体弱、胸部外伤者宜选用轭状接头或圆形海绵接头），青壮年可选用圆形滑面橡皮接头，胸腔闭式引流患者宜用小号圆形海绵接头）	根据患者情况选择不同的叩拍接头
6. 根据病情设置合适的叩拍参数	设置初始频率20次/秒，根据患者临床症状和操作模式的需要调节频率（治疗频率范围为20～35次/秒）	
7. 叩拍	由外向内，由下往上（下肺）、由上往下（上肺）治疗患者胸部，胸壁承受压力为1 kg左右，每个部位停留30 s	
8. 操作过程中病情的观察	密切监测患者生命体征、呼吸状态、面色等，关注患者主观感受	出现特殊情况，停止操作
9. 操作结束	关掉电源，拔出插头	
10. 协助患者咳嗽、咳痰	观察痰液颜色、量、性状，对于不能自行咳出的患者，可予气管内吸引	
11. 整理床单位、洗手	协助患者取舒适体位，用流动水或速干手消毒液洗手	床单位整齐、患者舒适
12. 观察、记录	详细记录开始时间、患者生命体征，治疗过程中的所有病情及生命体征变化	准确、及时书写观察记录
13. 仪器处理	仪器消毒：用消毒湿巾擦拭仪器，将仪器摆放在固定位置	备用
14. 健康宣教	指导患者正确有效咳嗽、咳痰；对于可以下次行走的患者，鼓励下床活动	鼓励早期活动

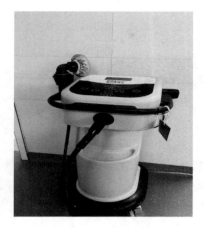

图6-2-1　振动排痰仪

五、简要操作流程

振动排痰仪简要操作流程见表6-2-2。

表6-2-2　振动排痰仪简要操作流程

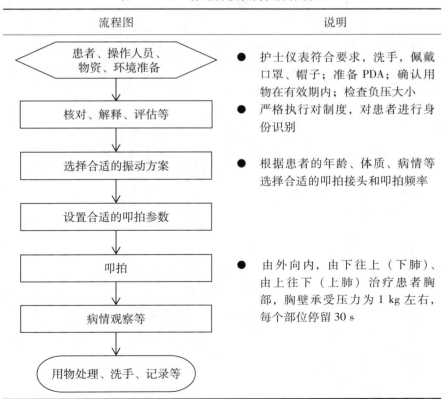

流程图	说明
患者、操作人员、物资、环境准备	● 护士仪表符合要求，洗手，佩戴口罩、帽子；准备 PDA；确认用物在有效期内；检查负压大小 ● 严格执行对制度，对患者进行身份识别
核对、解释、评估等	
选择合适的振动方案	● 根据患者的年龄、体质、病情等选择合适的叩拍接头和叩拍频率
设置合适的叩拍参数	
叩拍	● 由外向内，由下往上（下肺）、由上往下（上肺）治疗患者胸部，胸壁承受压力为 1 kg 左右，每个部位停留 30 s
病情观察等	
用物处理、洗手、记录等	

六、注意事项

1. 根据患者病情选择合适的体位进行操作。

2. 治疗时监测患者的主观感受，有无胸痛、呼吸困难等症状，监测生命体征（血压、心率、呼吸等）、面色等变化。

3. 治疗体位与振动排痰仪叩拍部位的选择　①治疗时根据患者病情取舒适体位，一般采用侧卧位，治疗时先做一侧，再翻身做另一侧，也可选择前胸、两肋部位进行治疗；②治疗时由外向内，由下往上（下肺）、由上往下（上肺）治疗患者胸部，胸壁承受压力为 1 kg 左右，每个部位停留 30 s。

4. 在操作过程中，如遇下列情况，应考虑停止操作　①操作部位出现出血点和（或）皮肤瘀斑；②新出现的血痰；③在使用仪器过程中，患者高度精神紧张、大汗淋漓；④在使用仪器过程中，出现明显的心率、血压、血氧饱和度等改变。

5. 指导患者进行有效咳嗽、咳痰，痰多不能自行咳嗽者，必要时进行气管内吸引。

6. 振动排痰尽量在餐前 1～2 h 或餐后 2 h 进行治疗，在治疗前可进行雾化吸入治疗，治疗后 5～10 min 鼓励患者自行咳痰或进行气管内吸引。

7. 对于有外科伤口和皮肤破损的患者，叩拍部位应远离患处 10 cm 以上。

8. 振动排痰效果的观察　患者痰液较少；患者病变部位呼吸音的改善，无啰音；胸部平片或 CT 片示病灶改善；患者感觉呼吸轻松通畅。

（刘一秀）

第三节　高频振荡排痰

一、适用范围

1. 适用年龄段广泛（2～90 岁）。

2. 各种导致痰液分泌增多的疾病均可以使用高频振荡排痰，如支气管扩张症、支气管哮喘、COPD、肺炎、脊髓性肌萎缩、脑瘫、脊髓损伤、支气管肺发育不良、闭塞性细支气管炎、支气管软化、呼吸机依赖、肺纤维化、原发性纤毛运动不良症等疾病。

二、目的

1. 改变肺容量，改善肺的通气/血流分布，提高氧含量。

2. 能充气的排痰背心和空气脉冲主机由管子相连，迅速地充气和放气，挤压和放松胸壁。背心对胸腔进行全胸腔震荡，使痰液松散脱落，同时改变胸腔的容积，形成被动微气流，使痰液易于咳出。

3. 在患者口鼻处有强烈而快速的往复气流，气流在气道内起到冲刷作用，对黏附在气道上的痰液形成一个剪切力，促进痰液脱离气道壁，有利于咳出痰液。

三、准备

（一）患者准备

1. 评估　评估患者的既往史（有无胸部手术史、外伤史、心脏病史等）；患者肺部评估；咳嗽、咳痰能力；配合程度、有无禁忌证、进餐时间等。

2. 解释　向患者及家属解释有关高频振荡排痰的目的、注意事项和配合要点。

（二）操作人员准备

着装整洁，修剪指甲，洗手，戴口罩、帽子。

（三）物资准备

1. 治疗车上层　负压吸引装置（或床旁备有）、听诊器、吸痰管数根、两瓶生理盐水、PDA、速干手消毒液、消毒湿巾或消毒毛巾等。注意检查用物的有效期，注明开瓶及失效日期、准备 CT 或 X 线片。

2. 治疗车下层　生活垃圾桶、医疗垃圾桶等。

3. 其他　高频振荡排痰仪。

（四）环境准备

清洁、安静，温湿度适宜，光线充足，限制人员流动。

四、操作步骤

高频振荡排痰操作步骤见表 6-3-1。

表 6-3-1　高频振荡排痰操作步骤

步骤	说明	要点与原则
1. 核对、解释	携用物至患者床旁，核对患者床号、姓名、腕带或使用 PDA 进行患者身份确认，确认患者进食时间，解释操作目的，取得患者配合	确认患者身份。操作时间在餐前或餐后 2 h
2. 评估	医生结合胸部 X 线片、血气指标、血氧饱和度、气道力学指标等评估患者肺部功能、有无禁忌证等，再制订计划	医护技一体化

续表

步骤	说明	要点与原则
3. 操作前的准备 检查	协助患者取半坐位或侧卧位。检查导管固定情况，管线长度适宜，仪器挪移方便操作	体位根据病情调整，以患者能耐受为宜
4. 再次核对	再次核对姓名、性别、住院号等	用2种以上的方式核对
5. 仪器准备	将高频振荡排痰仪与排痰背心相连接（图6-3-1），连接完整后备用	根据患者体形选择不同大小的排痰背心
6. 通电	连接电源	电源固定
7. 参数设置	选择合适的频率、压力、时间，一般频率为 5 ~ 20 Hz；治疗压力为 1 ~ 10 mmHg，可调；时间设定为 1 ~ 30 min	根据患者情况设置合理参数
8. 开机、操作	打开电源开关	
9. 操作过程中的 病情监测	密切监测患者生命体征、呼吸状态、面色等，关注患者主观感受	出现特殊情况，停止操作
10. 治疗完毕	取下排痰背心，消毒，患者取舒适体位	保证患者舒适度
11. 协助患者咳 嗽、咳痰	观察痰液颜色、量、性状，不能自行咳出的患者，可予气管内吸引	必要时可用吸痰管吸引
12. 整体床单位、 处理用物、洗手	床单位整齐、平整，协助患者取舒适体位，用流动水或速干手消毒液洗手	用物处理，避免交叉感染
13. 观察、记录	详细记录开始时间、患者生命体征，治疗过程中的所有病情及生命体征变化	准确、及时书写观察记录

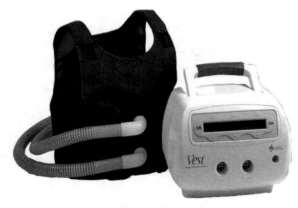

图6-3-1 高频振荡排痰仪

五、简要操作流程

高频振荡排痰简要操作流程见表6-3-2。

表6-3-2 高频振荡排痰简要操作流程

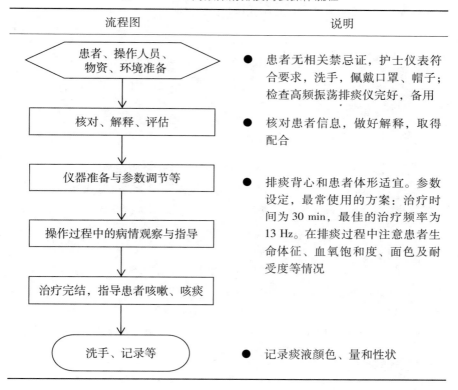

流程图	说明
患者、操作人员、物资、环境准备	● 患者无相关禁忌证，护士仪表符合要求，洗手，佩戴口罩、帽子；检查高频振荡排痰仪完好，备用
核对、解释、评估	● 核对患者信息，做好解释，取得配合
仪器准备与参数调节等	● 排痰背心和患者体形适宜。参数设定，最常使用的方案：治疗时间为 30 min，最佳的治疗频率为 13 Hz。在排痰过程中注意患者生命体征、血氧饱和度、面色及耐受度等情况
操作过程中的病情观察与指导	
治疗完结，指导患者咳嗽、咳痰	
洗手、记录等	● 记录痰液颜色、量和性状

六、注意事项

1. 清醒患者指导其在进行治疗前行 20 min 雾化，治疗后 5 ~ 10 min 咳嗽、咳痰。

2. 根据患者体形选择合适的排痰背心进行操作。

3. 治疗时注意患者的主观感受，有无胸痛、呼吸困难等症状；密切监测生命体征、患者面色等变化。

4. 并发症的监测及观察，是否有肺部系统和心血管系统并发症的发生。

5. 在操作过程中，如遇下列情况，应考虑停止操作 ①操作部位出现出血点和（或）皮肤瘀斑；②新出现的血痰；③在使用仪器过程中，患者高度精神紧张、大汗淋漓；④在使用的过程，患者出现明显的心率、血压等生命体征、血氧饱和度的改变。

6. 排痰后指导患者有效咳嗽，四肢呈放松状态，深吸一口气，在屏气片刻后用力咳出，同时开展深呼吸动作，注意咳嗽声音必须由胸壁震动发出，而对于临床中不能自主咳嗽或者咳嗽无力的患者辅以气管内吸引，以促进痰液的排出。

7. 在操作结束后注意观察患者病情并做效果评估。

（刘一秀）

第四节　肺内叩击通气

一、适用范围

肺内叩击通气（IPV）适用于囊性纤维化、慢性阻塞性肺疾病、支气管扩张、神经肌肉疾病、肺气肿、限制性肺病伴反复肺不张、机械通气后肺不张、胸腹部手术后、对传统支气管廓清方法无效以及无法清除分泌物的患者。

二、目的

1. 利用高频振荡疗法与气雾剂疗法，以促进分泌物从较小气道到较大气道，然后可以将分泌物咳出或吸出。

2. 有助于促进肺扩张。

3. 有利于增加纤毛的清理能力，促进分泌物的分离，从而改善通气。

三、准备

（一）患者准备

1. 评估　评估患者的年龄、病情、临床诊断、意识状况、生命体征、配合程度；检查口腔、鼻腔，听诊双肺呼吸音判断呼吸道分泌物多少；评估患者的进食时间。

2. 解释　向患者及家属解释操作的目的、注意事项和配合要点。

（二）操作人员准备

着装整洁，修剪指甲，洗手，戴口罩、帽子。

（三）物资准备

无菌手套、速干手消毒液等。

（四）环境准备

清洁、安静，温湿度适宜，光线充足，确保足够的操作空间。

四、操作步骤

IPV 操作步骤见表 6 - 4 - 1。

表 6 - 4 - 1 IPV 操作步骤

步骤	说明	要点与原则
1. 核对、解释	携用物至患者床旁，核对患者床号、姓名、腕带或使用 PDA 进行患者身份确认	告知患者 IPV 工作的原理，使用中可能出现的感受及配合方法
2. 评估	患者生命体征平稳，协助其取半坐卧位	治疗的持续时间由治疗师和患者耐受程度控制
3. 设置操作压力和叩击频率	将操作压力（控制峰值操作压力）设置为 30~45 cmH$_2$O；设置叩击频率为每分钟 100~300 次循环	根据患者病情及耐受程度逐渐增加操作压力与叩击频率，直至在呼气期间注意到适当的胸部摆动
4. 雾化	在雾化药杯中加入 20 ml 生理盐水或高渗盐水，可以添加沙丁胺醇	如果通过口含嘴进行雾化，可让患者休息一下，进行咳嗽/喘咳；如果使用人工气道进行雾化，在操作期间略微将套囊放气，并在治疗完成后重新充气
5. 治疗完成	治疗进行 20 min 后，或当雾化药杯内药物清空时，治疗完成	勿继续使用空雾化药杯治疗，可能会刺激患者发生不良反应
6. 清洁呼吸道分泌物	擦拭患者面部、口腔、鼻腔分泌物，保持呼吸道通畅	
7. 整理用物	整理床单位，协助患者取舒适体位	使患者舒适
8. 洗手、记录	用流动水或速干手消毒液洗手，记录	记录仪器使用的时间、频率、患者的反应等

五、简要操作流程

IPV 简要操作流程见表 6 - 4 - 2。

表 6 - 4 - 2   IPV 简要操作流程

流程图	说明
核对、解释	● 告知患者 IPV 的工作原理，使用中可能出现的感受及配合方法
评估	● 治疗的持续时间由治疗师和患者耐受程度控制
设置压力和频率	● 将操作压力（控制峰值操作压力）设置为 30 ~ 45 cmH₂O；设置叩击频率为每分钟 100 ~ 300 次循环
雾化	● 在雾化药杯中加入 20 ml 生理盐水或高渗盐水，可以添加沙丁胺醇
治疗完成	● 治疗进行 20 min 后，或当雾化药杯内药物清空时，治疗完成，避免继续使用空药杯进行治疗
清洁呼吸道分泌物	● 擦拭患者面部、口腔、鼻腔分泌物，保持呼吸道通畅
整理用物	● 整理床单位，协助患者取舒适体位
洗手、记录	

六、注意事项

1. IPV 使用禁忌证有未经治疗的气胸、咯血、活动性肺结核等。

2. 在操作过程中观察雾化药杯内药物使用情况，避免继续使用空雾化药杯进行治疗。

3. 如果在操作中患者出现呼吸困难与发绀，立即停止 IPV，进行吸痰、吸氧。

（刘一秀）

第五节 咳痰机的使用

一、适用范围

咳痰机（MIE）适用于各种原因引起的自主咳嗽能力减弱，呼吸道清洁能力下降，无法有效排出气道分泌物。可用于无人工气道患者，也可用于气管插管或气管切开的患者。如：

1. 神经肌肉疾病等疾病患者出现慢性肺泡低通气等，导致无法有效咳嗽。

2. 在上呼吸道感染或头、胸腹部手术后咳嗽或麻醉等原因导致咳嗽功能减弱。

3. 可用于术后气管插管的患者或用于预防拔管后再插管。

二、目的

1. 清除呼吸道内分泌物，保持气道通畅。

2. 预防吸入性肺炎、肺不张等并发症的发生。

三、准备

（一）患者准备

1. 评估　评估患者的年龄、病情、临床诊断、意识状况、生命体征、配合程度、心理状况；检查口腔、鼻腔，听诊双肺呼吸音判断呼吸道分泌物多少；评估气管导管的固定情况，评估患者的进食时间。

2. 解释　向患者及家属使用咳痰机的目的、注意事项和配合要点。

（二）操作人员准备

着装整洁，修剪指甲，洗手，戴口罩、帽子。

（三）物资准备

无菌手套、咳痰机、速干手消毒液等。

（四）环境准备

清洁、安静，温湿度适宜，光线充足，确保足够的操作空间。

四、操作步骤

咳痰机操作步骤见表 6-5-1。

表6－5－1　咳痰机操作步骤

步骤	说明	要点与原则
1. 核对、解释	携用物至患者床旁，核对患者床号、姓名、腕带或使用 PDA 进行患者身份确认	告知患者咳嗽的重要性、咳痰机工作的原理、使用中可能出现的感受及配合方法
2. 评估	患者生命体征平稳，协助其取半坐卧位，操作时间选择饭前或饭后 30 min 后	保证患者安全
3. 连接呼吸管路	咳痰机（图6－5－1）连接呼吸管路、过滤器；无人工气道者使用面罩，有人工气道者通过连接管连接呼吸回路	保持呼吸管路连接的密闭性
4. 设置模式和参数	选择模式：①自动模式：选择"auto"，调节吸气压力、吸气流量、吸气时间、呼气压力、呼气时间和暂停时间。②手动模式：选择"manual"，调节吸气压力和吸气流量。纯氧吸入 2 min，而后断开呼吸机管路脱机 30 s，SpO_2 下降＜5％并且＞90％	①自动模式：吸气压力开始为 10～15 cmH_2O，之后逐渐增加为 35～45 cmH_2O（有人工气道者参考气道峰压）。低流速：吸气时间为 2～4 s，呼气时间为 1～2 s，暂停时间为 1～2 s。高流速：吸气时间为 1.5～2.5 s，呼气时间为 1～2 s，暂停时间为 1～2 s。②手动模式：吸气压力为 35～45 cmH_2O，吸气流速为低流速或高流速
5. 咳嗽周期循环	吸气＋呼气＋停顿即 1 个咳嗽周期，连续 4～5 个周期为 1 个循环，1 个循环后需要让患者休息	1 个循环后患者休息 20～30 s，清除呼吸道分泌物
6. 监测患者耐受情况	监测患者压力及生命体征，评估患者耐受程度，可尝试增加负压与正压压力差以增加呼气峰流速与吸气峰流速差，有助于痰液移动。若患者能耐受，则可选择低流速模式，以降低吸气峰流速，增加呼气峰流速与吸气峰流速差	有人工气道者吸气压力最好不超过 35 s，无人工气道时一定要指导患者在负压阶段做咳嗽动作
7. 清洁呼吸道分泌物	擦拭患者面部、口腔、鼻腔分泌物，保持呼吸道通畅	
8. 整理用物	整理床单位，协助患者取舒适体位	使患者舒适
9. 洗手、记录	用流动水或速干手消毒液洗手，记录	记录咳痰机使用的时间、频率、患者的反应等

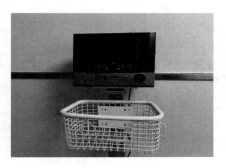

图 6 - 5 - 1　咳痰机

五、简要操作流程

咳痰机简要操作流程见表 6 - 5 - 2。

表 6 - 5 - 2　咳痰机简要操作流程

流程图	说明
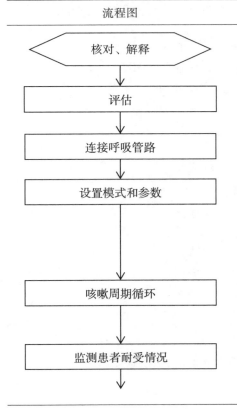	● 告知患者咳嗽的重要性、咳痰机工作的原理、使用中可能出现的感受及配合方法 ● 协助其取半坐卧位，操作时间选择饭前或饭后 30 min 后 ● 无人工气道患者使用面罩，有人工气道者通过连接管连接呼吸回路 ● 自动模式：选择"auto"，调节吸气压力、吸气流量、吸气时间、呼气压力、呼气时间和暂停时间；②手动模式：选择"manual"，调节吸气压力和吸气流量 ● 吸气 + 呼气 + 停顿即 1 个咳嗽周期，连续 4 ~ 5 个周期为 1 个循环，1 个循环后需要让患者休息 ● 有人工气道者吸气压力最好不超过 35 s，无人工气道时一定要指导患者在负压阶段做咳嗽动作

流程图中依次为：核对、解释 → 评估 → 连接呼吸管路 → 设置模式和参数 → 咳嗽周期循环 → 监测患者耐受情况

续表

流程图	说明

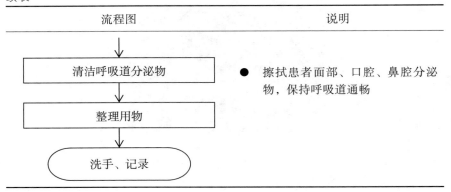

● 擦拭患者面部、口腔、鼻腔分泌物，保持呼吸道通畅

六、注意事项

1. 咳痰机使用禁忌证包括气胸、肺大疱、肺气肿、心功能不全、活动性上消化道出血、严重的气道反应性疾病、肺叶切除术后、全肺切除术后一周内、不可逆的气道阻塞或气道狭窄等。

2. 由于使用咳痰机治疗过程中会产生一些不舒适感，患者初期可能无法很好地配合咳痰机治疗，出现人机不同步，所以初期让患者适应治疗非常重要。

3. 患者在每个呼吸周期中对停顿时间的需求不同（由于虚弱、病程的改变）。

4. 咳痰机操作时间选择饭前或饭后 30 min 后，避免患者发生呕吐。

（刘一秀）

第六节　呼吸训练

一、适用范围

1. 长期慢性肺部疾病引起的呼吸困难，如慢性阻塞性肺疾病等。

2. 因胸部、腹部的疼痛所造成的呼吸障碍。

3. 肺部或胸部扩张受限，如肺不张等。

4. 肺换气功能障碍，如肺水肿等。

5. 支气管痉挛，如支气管哮喘等。

6. 胸部或腹部手术的围手术期。

7. 因神经系统疾病等（重症肌无力）造成的呼吸肌肌力下降。

8. 使用人工呼吸器的患者。

二、目的

1. 促进肺泡残留气体排出，改善通气，减轻呼吸困难。

2. 加强患者膈肌运动，增加潮气量，利于气体交换。

3. 建立适应患者日常生活的有效呼吸，增加活动耐力。

三、准备

（一）患者准备

1. 评估　评估患者的年龄、病情、临床诊断、配合程度、心理状况等。

2. 解释　向患者及家属解释呼吸训练的目的、注意事项和配合要点。

（二）操作人员准备

着装整洁，修剪指甲，洗手，戴口罩、帽子。

（三）物资准备

鼻夹、蜡烛、火柴、沙袋等。

（四）环境准备

清洁、安静，温湿度适宜，光线充足，无对流风。

四、操作步骤

缩唇呼吸、腹式呼吸、呼气抗阻训练操作步骤分别见表6-6-1、表6-6-2、表6-6-3。

表6-6-1　缩唇呼吸操作步骤

步骤	说明	要点与原则
1. 核对、解释	携用物至患者床旁，核对患者床号、姓名、腕带或使用 PDA 进行患者身份确认，向患者及家属解释呼吸训练的目的、注意事项和配合要点	确认患者，取得患者配合
2. 患者准备	体位：协助患者取端坐位	
3. 用鼻吸气	指导患者全身放松，闭口用鼻缓慢吸气	全身放松，肩部上下运动
4. 屏气	嘱患者稍屏气几秒	
5. 缩唇呼气	呼气时将口唇缩成吹哨口状，使气体通过缩窄的口唇缓缓呼出。吸气和呼气的时间比为1:（2~3），每天练习3~4次，每次 15~20 min，吸气时默数1、2，呼气时默数1、2、3、4，延长呼吸时间，降低呼吸频率	缩唇的程度与流量：以能使距口唇 15~20 cm 处、与口唇等高水平的蜡烛火焰随气流倾斜又不至于熄灭为宜
6. 健康指导	为患者进行呼吸训练的相关健康指导，指导其形成有效的呼吸技巧	
7. 洗手、记录	用流动水或速干手消毒液洗手，记录	观察患者呼吸状况

表6-6-2　腹式呼吸操作步骤

步骤	说明	要点与原则
1. 核对、解释	核对患者信息，向患者及家属解释呼吸训练的目的、注意事项和配合要点	确认患者，取得患者配合
2. 患者准备	协助患者取仰卧位，双手分别放于胸部和腹部，呈屈膝位	嘱患者集中注意力，感受自己的呼吸节律
3. 吸气使膈肌下沉	嘱患者用鼻缓慢深吸气，膈肌最大限度下沉，腹肌松弛，放于腹部的手感觉轻轻地向上抬起，放于胸部的手在原位不动，抑制胸廓运动	保持3~5 s
4. 呼气使膈肌上抬	呼气时经口缓慢呼出气体，同时腹肌收缩，帮助膈肌松弛，手随腹部逐渐凹陷下去，膈肌上抬，腹内压增加，增加呼气潮气量	要求缓慢深呼吸，不可用力，呼吸频率7~8次/分，每次10~20 min，每日2次。熟练后逐步增加次数和时间，可使之成为自然的呼吸习惯
5. 健康指导	为患者进行呼吸训练的相关健康教育，指导其形成有效的呼吸技巧	
6. 洗手、记录	用流动水或速干手消毒液洗手，记录	观察患者呼吸状况

表6-6-3　呼气抗阻训练操作步骤

步骤	说明	要点与原则
1. 核对、解释	核对患者信息，向患者及家属解释呼吸训练的目的、注意事项和配合要点	确认患者，取得患者配合
2. 患者准备	协助患者取仰卧位，呈屈膝位	嘱患者集中注意力，感受自己的呼吸节律
3. 放置沙袋，吸气	在患者上腹部放置1~2 kg重的沙袋，让患者深吸气的时候保持上胸廓平静	沙袋重量以不妨碍膈肌活动及上腹部隆起为宜
4. 逐渐增加重量	在患者适应后，逐渐增加重量，每2日增加一次重量，渐加为5~10 kg每次训练5~20 min，每日2次	增强呼气肌力量，增强咳嗽能力
5. 健康指导	为患者进行呼吸训练的相关健康指导，指导其形成有效的呼吸技巧	
6. 洗手、记录	用流动水或速干手消毒液洗手，记录	观察患者呼吸状况

五、简要操作流程

缩唇呼吸、腹式呼吸、呼气抗阻训练简要操作流程见表 6-6-4。

表 6-6-4 缩唇呼吸、腹式呼吸、呼气抗阻训练简要操作流程

流程图	说明
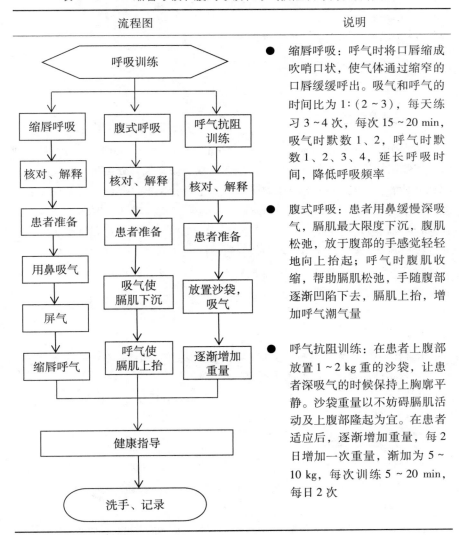	● 缩唇呼吸：呼气时将口唇缩成吹哨口状，使气体通过缩窄的口唇缓缓呼出。吸气和呼气的时间比为 1:(2~3)，每天练习 3~4 次，每次 15~20 min，吸气时默数 1、2，呼气时默数 1、2、3、4，延长呼吸时间，降低呼吸频率 ● 腹式呼吸：患者用鼻缓慢深吸气，膈肌最大限度下沉，腹肌松弛，放于腹部的手感觉轻轻地向上抬起；呼气时腹肌收缩，帮助膈肌松弛，手随腹部逐渐凹陷下去，膈肌上抬，增加呼气潮气量 ● 呼气抗阻训练：在患者上腹部放置 1~2 kg 重的沙袋，让患者深吸气的时候保持上胸廓平静。沙袋重量以不妨碍膈肌活动及上腹部隆起为宜。在患者适应后，逐渐增加重量，每 2 日增加一次重量，渐加为 5~10 kg，每次训练 5~20 min，每日 2 次

六、注意事项

1. 尽可能在安静的环境中进行训练。

2. 指导患者着宽松舒适的衣服，保持全身放松，开始时选择屈膝仰卧位，适时选择坐位、立位等体位进行训练。

3. 对有呼吸困难的患者，首先考虑辅助呼吸法和氧气吸入等维持呼吸的通畅。

4. 不要让患者用力呼吸，应指导其有意识地放松，若用力吸气，易引起气管内气流紊乱，增加气道阻塞，诱发支气管痉挛。

（刘一秀）

第七节　主动循环呼吸技术

一、适用范围

主动循环呼吸技术（active cycle of breathing technique，ACBT）是一种有利于清除痰液与改善氧合的呼吸技术，可有效地清除支气管分泌物，并能改善患者的肺功能而不加重低氧血症（缺氧状态）和气流阻塞。其由三个循环往复的通气阶段构成，包括呼吸控制（breathing control，BC）、胸廓扩张运动（thoracic expansion exercises，TEE）、用力呼气技术（huffing）。循环数量和每个通气阶段的长度、数量和顺序随患者痰液的位置而调整。ACBT 广泛用于哮喘，胸部、腹部手术后，肺囊性纤维化，慢性支气管炎，慢性阻塞性肺疾病等引起的呼吸功能问题。

二、目的

1. 清除支气管内分泌物，改善气流阻塞，保持气道通畅。
2. 促进肺部复张，改善肺部通气，改善氧合。

三、准备

（一）患者准备

1. 评估　评估患者的年龄、病情、临床诊断、意识状况、生命体征、配合程度、心理状况；检查口腔、鼻腔，听诊双肺呼吸音判断呼吸道分泌物的多少和位置；评估患者肺部和气道情况。

2. 解释　向患者及家属解释 ACBT 的目的、注意事项和配合要点。

（二）操作人员准备

着装整洁，修剪指甲，洗手，戴口罩、帽子。

（三）物资准备

PDA、速干手消毒液等。

（四）环境准备

清洁、安静，温湿度适宜，光线充足，空气流通。

四、操作步骤

ACBT 操作步骤见表 6-7-1、图 6-7-1。

表 6-7-1 ACBT 操作步骤

步骤	说明	要点与原则
1. 核对、解释、评估	核对患者床号、姓名、腕带或使用 PDA 进行患者身份确认	确认患者
2. 体位	指导患者坐在一把支撑良好的椅子上，腰部脊柱保持中立，颈部和肩部放松	有利于痰液的排出
3. 再次核对	再次核对姓名、性别、住院号等	2 种方式核对
4. 听诊	听诊双肺痰鸣音，确定痰液位置	听诊部位：左右肺尖、肺门、肺底
5. 呼吸控制	患者按自身的速度和深度进行潮式呼吸，并鼓励其放松上胸部和肩部，尽可能多地利用下胸部，即膈肌呼吸模式来完成呼吸。它使肺部和胸壁回复至其静息位置。肩颈放松，最好经鼻吸气，呼吸跟平时一样（正常潮气量呼吸）。平静呼吸可以减少呼吸做功，是排痰技术中的"休息"部分	可以将手放在患者腹部引导患者进行呼吸控制。注意观察患者的呼吸情况，防止过度换气导致的呼吸困难
6. 胸廓扩张运动	胸廓扩张运动是指着重于吸气的深呼吸运动。吸气是主动运动，在吸气末通常需屏气 3 s，然后完成被动呼气动作	做 3~5 个深呼吸，主动深吸气，被动放松呼气。一手放在胸部，吸气时感觉胸部扩张，用鼻吸气后在吸气末需屏气 3 s，然后用嘴慢呼气
7. 用力呼气技术	保持嘴和声门开放，用力呼气，发出类似"Huff~"的声音。用力哈气可以有效增加呼气流速，促进痰液排出。通过一根管子，对着一张薄纸或棉球哈气，将有助于完善该技术	用力呼气技术由 1~2 次用力呼气（哈气）组成。哈气时快速但不是用最大力，随后进行呼吸控制，一段时间后再重新开始 ACBT

续表

步骤	说明	要点与原则
8. 咳嗽	通过开放声门，从中等肺活量开始持续到低肺活量哈气，接着咳嗽或进行有效的咳嗽，随后腹式呼吸，再重新开始 ACBT	咳嗽时患者先缓慢深吸气，屏气 2~3 s，张口连咳 3 次，咳嗽时收缩腹肌。咳嗽无力者，医护人员可将双手掌放在患者的下胸部或上腹部，在患者咳嗽的同时给予加压辅助。对于疼痛明显、咳嗽受限患者可利用用力呼气技术代替咳嗽动作
9. 再次评估	ACBT 完成后进行肺部听诊，根据排出痰液的情况评估是否需要继续进行下一轮的 ACBT	在治疗过程注意观察患者血氧饱和度、生命体征、面色等，询问患者是否劳累
10. 核对与健康指导	PDA 核对患者身份信息；告知患者注意事项，并指导患者有效咳嗽、咳痰	
11. 整理	调整患者呼吸，协助患者取舒适体位	使患者舒适
12. 洗手、记录	用流动水或速干手消毒液洗手，观察、记录进行 ACBT 后患者呼吸状况	记录吸出痰液的颜色、量、性状

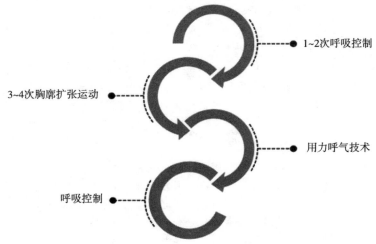

图 6 - 7 - 1　ACBT 示意图

五、简要操作流程

ACBT 简要操作流程见表 6 - 7 - 2。

表 6 - 7 - 2　ACBT 简要操作流程

流程图	说明

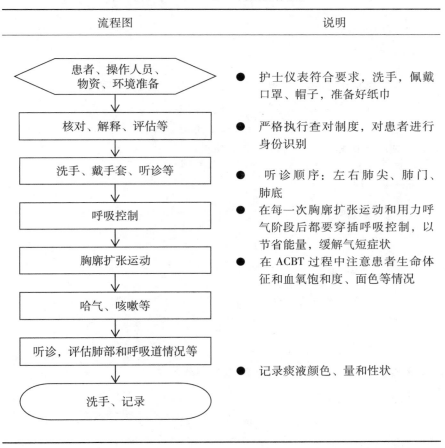

六、注意事项

1. ACBT 应适应患者的需要，如果分泌物顽固，有必要在用力呼气技术前循环两次胸廓扩张运动，以松动分泌物。

2. 呼吸控制、胸廓扩张运动、用力呼气技术可以根据患者的具体情况灵活变化顺序和每个动作的治疗时间。

3. 在支气管痉挛或不稳定气道的患者中，呼吸控制阶段可以为 10 ~ 20 s。

4. 若为手术患者，可在术后指导患者如何在用力呼气阶段用手按压手术切口，以获得足够的呼气力量，并减轻疼痛。

5. 在连续两个循环的治疗后，未闻及痰声，则当次治疗结束。

（李磊）

第八节　激励式肺量计的使用

一、适用范围

激励式肺量计（incentive spirometer，IS）是一种最初应用于手术患者的机械性装置，旨在通过增加患者的吸气容量以减少术后肺部并发症。IS 主要应用于：①存在肺不张的患者；②易发生肺不张的患者，如上腹部或胸部手术后患者；③存在四肢瘫痪或膈肌受损的限制性肺病患者。

二、目的

目的是改善患者的肺不张，并非是帮助患者排出气道分泌物。

三、准备

（一）患者准备

1. 评估　评估患者的年龄、病情、临床诊断、配合程度、呼吸状况等。
2. 解释　向患者及家属解释操作的目的、注意事项和配合要点。

（二）操作人员准备

着装整洁，修剪指甲，洗手，戴口罩、帽子。

（三）物资准备

IS 1 个、PDA、速干手消毒液等。

（四）环境准备

清洁、安静，温湿度适宜，光线充足。

四、操作步骤

IS 操作步骤见表 6 - 8 - 1。

表 6 - 8 - 1 IS 操作步骤

步骤	说明	要点与原则
1. 核对、解释	携用物至患者床旁,核对患者床号、姓名、腕带或使用 PDA 进行患者身份确认,向患者及家属解释操作的目的、注意事项和配合要点	确认患者,取得患者配合
2. 评估	评估患者配合程度;呼吸频率应 < 25 次/分;患者的肺活量应 > 10 ml/kg	保证 IS 的有效性
3. 患者准备	协助患者取半卧位或直立位	指导术后患者在吸气时用手固定切口部位,必要时协助患者
4. IS 的使用	将 IS(图 8 - 1 - 1)垂直放置或放置在桌板上,指导患者将口件含在口中,双唇紧闭;在正常呼气后,慢慢地吸气,吸气越深越好,正在进行的吸气动作由视觉反馈所激励,如球被吸升至预设的目标值;当患者吸气达到预设的容量目标值后在最大吸气位屏气 2~3 s;然后取下口件,正常呼气	该装置由患者的努力吸气所激活,患者含住口件并保证密闭不漏气,然后进行深而慢的吸气;练习期间要有大约 30 s 的休息时间,避免过度换气;清醒时每小时重复这个动作 10 次
5. 指导患者有效咳嗽	治疗后指导患者进行有效咳嗽,对患者进行相关健康指导	
6. 洗手、记录	用流动水或速干手消毒液洗手,记录	观察患者呼吸状况

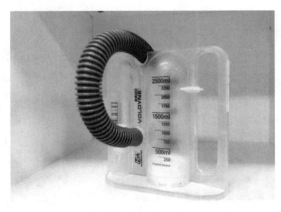

图 8 - 1 - 1 IS

五、简要操作流程

IS 简要操作流程见表 6 - 8 - 2。

表 6 - 8 - 2   IS 简要操作流程

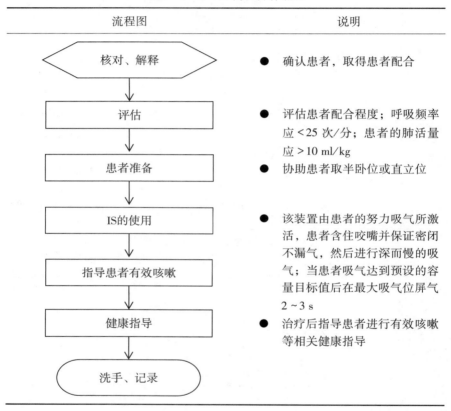

流程图	说明
核对、解释	● 确认患者，取得患者配合
评估	● 评估患者配合程度；呼吸频率应 <25 次/分；患者的肺活量应 >10 ml/kg
患者准备	● 协助患者取半卧位或直立位
IS 的使用	● 该装置由患者的努力吸气所激活，患者含住咬嘴并保证密闭不漏气，然后进行深而慢的吸气；当患者吸气达到预设的容量目标值后在最大吸气位屏气 2~3 s
指导患者有效咳嗽	
健康指导	● 治疗后指导患者进行有效咳嗽等相关健康指导
洗手、记录	

六、注意事项

1. 使用该技术时会导致呼吸功增加，当患者存在吸气肌疲劳的风险时，或者患者的呼吸肌功能重度受损时，并不推荐患者使用这种训练方法。

2. 相关并发症   ①过度换气；②疲劳；③无效操作；④如果将 IS 用作肺不张治疗或巩固的唯一方法是不合适的，与步行相结合时最有效；⑤疼痛控制不足继发的不适。

3. IS 是肺容积扩张疗法的一种，而不是气道廓清治疗，因此，并不能帮助患者排出气道内痰液。

4. 如果患者肺活量 <15 ml/kg 或深吸气量 <1/3 预计值，IS 是不能产生作用的。

5. 当患者无法活动时，该疗法可以增加这些患者的术后肺容积，但是当患者已经从麻醉和手术中（包括微创手术）明显恢复时，对于大多数术后能活动的患者来说，行走或活动才是预防术后肺部并发症治疗的首选。

（刘一秀）

第九节　振荡呼气正压治疗技术

一、适用范围

振荡呼气正压（OPEP）治疗技术是将振荡和呼气正压技术相结合，通过阻力阀呼气，在肺中产生正压或负压。这种正压可以使气道打开，帮助空气进入痰后，通过咳嗽咳出痰，同时也有一个振荡的作用，能使呼气时气管壁振动，加快呼气流速从而使分泌物变松。该技术广泛适用于哮喘，胸部、腹部手术后，肺囊性纤维化，慢性支气管炎，慢性阻塞性肺疾病等引起的呼吸功能问题。目前常用的设备有：Acapella，Flutter、瓶子 PEP 等。

1. Acapella 是一种气流振荡装置，它利用配重平衡塞和磁铁来产生气流振荡。通过尾部通气口的刻度盘对呼气压力和振荡频率进行调整。可以为每位患者调整呼气阻力和振荡频率，它可与面罩或口罩或雾化器一起使用。其分类见图 6 - 9 - 1。

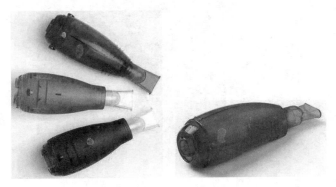

图 6 - 9 - 1　Acapella 分类

（1）作用原理：在呼气时，呼出的空气通过一个锥体，锥体被连接在杠杆上的平衡塞间歇性地堵塞，从而产生气流振荡。另外，平衡塞和磁铁之间的距离可以调整，以改变振动频率和振幅以及 OPEP，有 5 个设置。振荡的频率在 11 ~ 15 Hz。与 Flutter 相比，Acapella 可以在较低的气流和更广的呼气压力

（PEP）范围下产生更有效的振荡。

（2）分型：Acapella Blue 用于流速 < 15 L/min 的患者；Acapella Green 和 Acapella Choice 用于流速 > 15 L/min 的患者；Acapella Duet 能够被拆开和彻底清洁，并有一个专用的雾化器端口。Acapella Blue 与 Acapella Green 或 Acapella Choice 相比，它产生的振动幅度更低。Acapella Blue 可能比其他振荡的 PEP 设备更有用，因为临床上严重的气流阻塞或气道不稳定、年龄大小导致的低呼气流量的患者更常见。

2. Flutter（图 6 - 9 - 2）有类似 Acapella 的性能特点，它是一个烟斗状管形结构，该管道式装置包含一个钢球、塑料锥形通道、有孔板盖和口件。呼出的气体使钢球沿锥形通道上下滚动，引起气流振动。该装置通过倾斜不同的位置来调节阻力的大小，当装置稍微向下倾斜时，从远端气道调动痰的压力和频率就会降低；当装置稍微向上倾斜时，就会有更大的压力和频率来调动来自近端气道的痰。作用原理：在呼气时，钢球在锥形通道上下滚动，造成呼气流中断，并产生 18 ~ 35 cmH$_2$O PEP，气道内的空气也会产生振荡，从而剪切气道内的分泌物，降低其黏弹性。振荡的频率模拟了纤毛摆动频率，并由设备持有的角度决定。最佳振荡频率可由气道共振频率来确定，通过识别这种触觉反馈来调整倾斜度。

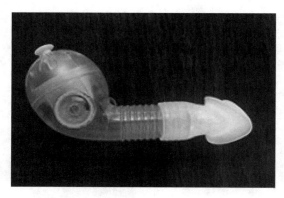

图 6 - 9 - 2 Flutter

3. 瓶子 PEP 瓶子 PEP（图 6 - 9 - 3）是一种简单和廉价的产生低 PEP 方法。作为儿科设置，它经常被称为气泡 PEP，因为气泡的产生（通过在水中添加液体洗涤剂和食用色素）对幼儿来说是诱人的。对于没有认知力可能会吸入水患者、不能坐着做气道廓清的患者不适用瓶子 PEP。作用原理：该装置的阻力由水封产生。内径 ≥10 mm 的管道（如吸入管）放置在瓶子中，管道底部靠在瓶子底部。当管道内径 ≥10 mm 时，管道任何长度或流速都没有显著的 PEP 压力差，这表明存在阈值阻力系统。内径 < 8 mm 的管道，PEP 会显著增加，根据技术的预期效果和流速，在一个至少 1 L 的瓶子中，水柱的深度通常为 10～13 cm。该装置产生的 PEP 水平一般在 10～20 cmH$_2$O。增加水深将增加压力，减少呼气时的振荡。相反，减小水深将增加振荡，并降低呼气时的压力。瓶子 PEP 的振荡频率为 13～17 Hz，产生 10～12 cmH$_2$O 的压力。

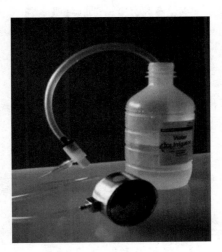

图 6 - 9 - 3　瓶子 PEP

4. Aerobika（见图 6 - 9 - 4）采用低频声波技术促进分泌物清除，由一个口件、一根弯管、一根阀门软管和一个阻力提示器组成（旨在帮助松弛和去除多余的分泌物）。它也可以与雾化器一起使用。

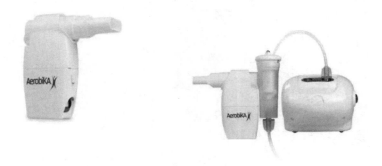

图 6 - 9 - 4　Aerobika

二、目的

1. 清除支气管内分泌物，改善气流阻塞，保持气道通畅。

2. 促进肺部复张，减少气道塌陷，改善肺部通气，改善氧合。

三、准备

（一）患者准备

1. 评估　评估患者的年龄、病情、临床诊断、意识状况、生命体征、配合程度、心理状况；检查口腔、鼻腔，听诊双肺呼吸音判断呼吸道分泌物的多少及位置；评估患肺部和气道情况。

2. 解释　向患者及家属解释操作的目的、注意事项和配合要点。

（二）操作人员准备

着装整洁，修剪指甲，洗手，戴口罩、帽子。

（三）物资准备

1. 治疗车上层　Acapella 治疗设备、配套的面罩或者口件等。注意检查用物的有效期，包装是否完好。

2. 治疗车下层　生活垃圾桶、医疗垃圾桶等。

（四）环境准备

清洁、安静，温湿度适宜，光线充足，空气流通。

四、操作步骤

以 Acapella 为例，其操作步骤见表 6 - 9 - 1。

表 6 - 9 - 1　Acapella 操作步骤

步骤	说明	要点与原则
1. 核对、解释、评估	携用物至患者床旁，核对患者床号、姓名、腕带或使用 PDA 进行患者身份确认	确认患者
2. 体位	患者选择立直坐位，肘部放置于桌面，身体稍微向前倾斜	方便操作，有利于促进痰液排出
3. 操作前的检查	检查 Acapella 治疗设备是否完好	
4. 再次核对	核对姓名、性别、住院号等	2 种方式核对
5. 手卫生、戴手套	使用快速手消液进行手卫生，戴医用检查手套	
6. 听诊	听诊双肺痰鸣音	听诊部位：左右肺尖、肺门、肺底

续表

步骤	说明	要点与原则
7. 拆开设备包装，调试设备	患者和操作者通过压力计装置监测结果，调整阻力器的阀门逐渐降低阻力，直到确定提供 10 ~ 20 cmH$_2$O 的 PEP。根据患者的情况调节振荡频率。调节好阻力后移除压力计。阻力过大造成呼吸频率增加或压力过低，阻力过小造成呼吸频率降低或压力过高	调节设备振荡频率和阻力大小
8. 开始治疗	① 指导患者用鼻子或嘴通过呼吸器慢慢吸气，吸气量略大于潮气量，然后进行深吸气，屏气 2 ~ 3 s ② 屏住呼吸后，指导患者以足够的流速，抵抗轻微的呼气阻力，以比正常稍快的速度使用腹部肌肉呼气 ③ 通过设备的呼吸次数为 6 ~ 10 次（一个周期），这取决于个人的痰量、疲劳和呼吸困难的程度 ④ 完成后将设备移开，使用用力呼气技术或者咳嗽（呼气后呼吸控制），咳出已经松动的分泌物根据患者的临床状况，暂歇后重复上述动作	治疗的频率和持续时间必须针对每个患者的具体情况而定。以哈气介入的呼气正压呼吸，呼吸应重复 4 ~ 6 次，持续 15 ~ 20 min，每天根据患者的情况进行两次治疗。也可以同时连接雾化器，在做治疗时同时进行雾化吸入药物。在治疗过程注意观察患者血氧饱和度、生命体征
9. 观察并再次评估	观察患者痰液的颜色、性状、量，听诊器听呼吸音，观察面色、呼吸状况是否改善，判断治疗效果	听诊器使用结束后应进行擦拭消毒，由耳塞向听筒方向擦拭
10. 核对与健康指导	核对患者身份信息；告知患者注意事项，并指导患者有效咳嗽、咳痰	
11. 整理	擦拭患者面部、口腔、鼻腔分泌物，去除治疗巾，整理床单位，协助患者取舒适体位	使患者舒适
12. 洗手、记录	用流动水或速干手消毒液洗手，观察、记录治疗后患者呼吸状况	记录吸出痰液的颜色、量、性状

五、简要操作流程

Acapella 简要操作流程见表 6 - 9 - 2。

表 6 - 9 - 2　Acapella 简要操作流程

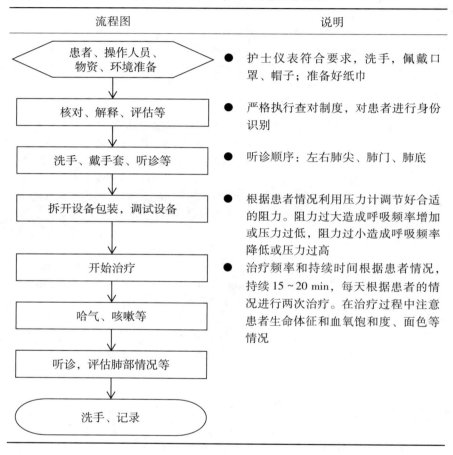

流程图	说明
患者、操作人员、物资、环境准备	● 护士仪表符合要求，洗手，佩戴口罩、帽子；准备好纸巾
核对、解释、评估等	● 严格执行查对制度，对患者进行身份识别
洗手、戴手套、听诊等	● 听诊顺序：左右肺尖、肺门、肺底
拆开设备包装，调试设备	● 根据患者情况利用压力计调节好合适的阻力。阻力过大造成呼吸频率增加或压力过低，阻力过小造成呼吸频率降低或压力过高
开始治疗	● 治疗频率和持续时间根据患者情况，持续 15 ~ 20 min，每天根据患者的情况进行两次治疗。在治疗过程中注意患者生命体征和血氧饱和度、面色等情况
哈气、咳嗽等	
听诊，评估肺部情况等	
洗手、记录	

六、注意事项

1. 对于有急性鼻窦炎、耳部感染、鼻出血以及最近做过口腔或面部手术的患者，在使用 OPEP 前应进行仔细的评估。

2. 使用 OPEP 进行气道廓清有增加气胸的风险，治疗时应注意观察。

3. 当分泌物通过哈气或者咳嗽移动到较大气道时可能诱发刺激性咳嗽。

4. 使用 OPEP 治疗时间过长时可能会出现过度通气导致头晕，暂停吸气可以避免。

（李磊）

第七章
床旁支气管镜相关操作技术

第一节　床旁纤维支气管镜吸痰

一、适用范围

床旁纤维支气管镜吸痰适用于未建立人工气道或已建立人工气道（包括经口/鼻气管插管、气管切开、经口/鼻咽通气道），怀疑痰液潴留或有气道异物者，或怀疑肺部感染需取深部病原微生物学标本者。

二、目的

1. 清除气道内分泌物，观察气道结构及其黏膜是否异常，判断人工气道位置，防止气管导管堵塞，保持呼吸道通畅。
2. 预防肺不张、肺部感染等并发症的发生。
3. 留取深部痰液标本，行痰培养。

三、准备

（一）患者准备

1. 评估　详细了解患者病史及药物（局部麻醉、镇静）过敏史，评估凝血功能、心肺功能，以及进食情况。
2. 解释　向患者及家属解释操作目的，并签署知情同意书。
3. 监测　监测患者生命体征、呼吸状态、氧合情况。

（二）操作人员准备

着装整洁，注意手卫生，戴口罩、帽子，必要时佩戴护目镜或面屏。

（三）物资准备

1. 消毒后的电子支气管镜一台（查看消毒日期）及电子支气管镜工作台 1 个，或消毒后的纤维支气管镜 1 台（查看消毒日期）和纤维支气管镜电池 1 个。

2. 治疗车上准备　一次性治疗巾或治疗盘 1 个，一次性换药碗、无菌纱布，酶液，10 ml 空针，500 ml 生理盐水 1 瓶，2% 盐酸利多卡因 1 支，无菌液状石蜡棉球或盐酸丁卡因胶浆，有创机械通气患者需备一次性呼吸机弯头螺旋接头 1 个等。

3. 意识清醒，且没有应用镇静治疗的患者，需准备镇静药物如丙泊酚。

4. 气管插管车，备好气管插管用物、呼吸球囊、呼吸机等。

5. 完好的负压吸引装置和医疗垃圾桶等。

（四）环境准备

整洁、安静，光线充足，限制人员流动，确保足够的操作空间。

四、操作步骤

床旁纤维支气管镜吸痰操作步骤见表 7 - 1 - 1。

表 7 - 1 - 1　床旁纤维支气管镜吸痰操作步骤

步骤	说明	要点与原则
1. 核对、解释、评估	核对医嘱和纤维支气管镜检查治疗知情同意书；意识清醒患者，应向患者解释操作内容、注意事项，询问有无不适，以取得患者配合	确认患者
2. 操作前准备	术前禁食 2 h（胃肠功能弱的患者可适当延长禁食时间），胃肠减压；无人工气道患者，操作 30 min 前雾化吸入 5 ml 2% 盐酸利多卡因。操作 2 min 前，经鼻腔开口处向鼻道内快速注入 1 ~ 2 ml 2% 盐酸利多卡因进行鼻咽部麻醉；有人工气道患者，操作前 2 min 经弯头螺纹管向人工气道喷入 2 ml 2% 盐酸利多卡因。还需用 2% 盐酸利多卡因在声门、气管内麻醉，总量一般不超过 3 mg/kg 体位：通常选用平卧位 根据患者实际情况，给予适当镇痛、镇静治疗	避免反流，降低误吸风险。充分局部麻醉，降低气道反应性 便于操作，节省时间，降低纤维支气管镜所致气道损伤风险。避免患者剧烈烦躁和呛咳

续表

步骤	说明	要点与原则
3. 调节呼吸 支持力度	有创通气模式可调整为 AC - VCV 模式： 调高 FiO_2，降低 PEEP 及调高呼吸机压 力报警上限。无创通气模式调为 S/T 模 式，FiO_2 调为 100% 。常规氧疗则提高 吸入氧流量保证较高的氧浓度	保障足够通气量和氧合
4. 润滑支气 管镜	使用盐酸丁卡因胶浆或无菌液状石蜡润 滑支气管镜表面	降低阻力，方便操作
5. 吸痰	一般经鼻（推荐）或经口或经人工气道 插入，经口患者需用口垫，经人工气道 需妥善固定人工气道。肺部感染患者， 纤维支气管镜吸痰应先吸引健侧肺气道， 再吸引患侧正常部位气道，最后吸引病 变部位气道	遵循"先健侧后患侧" 原则，如无病变则"先左 后右"。保证纤维支气管 镜无过度弯曲或打折；操 作轻柔；禁止持续负压抽 吸；避免长时间操作
6. 监测生命 体征	氧合下降（$SpO_2 < 90\%$）、新出现的心 律失常、心率增快（>120 次/分或改变 $>30\%$）、血压升高（>180 mmHg 或改 变 $>30\%$）或呼吸频率增快（>30 次/分 或改变 $>30\%$）等，应暂停纤维支气管 镜检查，待患者平稳或经适当处理后再 考虑进行纤维支气管镜检查	有异常及时终止，保障患 者安全
7. 观察与再 评估	纤维支气管镜下可直接观察声门开放情 况（无人工气道）；观察主气道通畅度 及隆突有无异常；观察双肺各叶、段支 气管开口通畅度；观察双肺气道黏膜情 况；观察患者痰液的颜色、性状和量。 操作完可通过听诊呼吸音、观察呼吸状 态、心率、血压、SpO_2，复查血气指标 等方式评估吸痰效果	气道内若有明显分泌物， 需充分吸引。纤维支气管 镜下可直接评估吸痰效果
8. 整理	床旁初洗纤维支气管镜，待生命体征、 呼吸状态、氧合稳定后，恢复患者体位， 调整呼吸机参数至操作前水平	无人工气道患者，需等待 患者完全清醒后再离开
9. 洗手、执 行医嘱、记录		记录纤维支气管镜操作时 间，气道情况，痰液的颜 色、性状和量

五、简要操作流程

床旁纤维支气管镜吸痰简要操作流程见表7－1－2。

表7－1－2　床旁纤维支气管镜吸痰简要操作流程

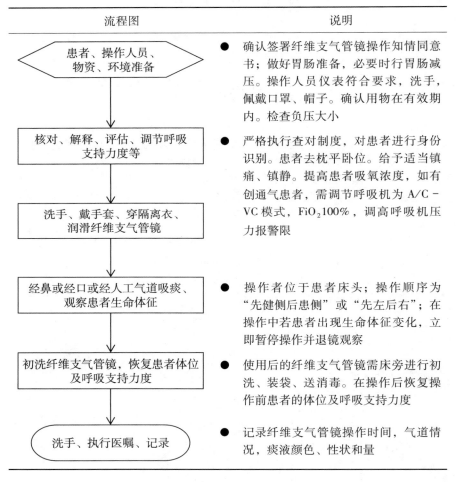

流程图	说明
患者、操作人员、物资、环境准备	● 确认签署纤维支气管镜操作知情同意书；做好胃肠准备，必要时行胃肠减压。操作人员仪表符合要求，洗手，佩戴口罩、帽子。确认用物在有效期内。检查负压大小
核对、解释、评估、调节呼吸支持力度等	● 严格执行查对制度，对患者进行身份识别。患者去枕平卧位。给予适当镇痛、镇静。提高患者吸氧浓度，如有创通气患者，需调节呼吸机为A/C－VC模式，$FiO_2$100%，调高呼吸机压力报警限
洗手、戴手套、穿隔离衣、润滑纤维支气管镜	
经鼻或经口或经人工气道吸痰、观察患者生命体征	● 操作者位于患者床头；操作顺序为"先健侧后患侧"或"先左后右"；在操作中若患者出现生命体征变化，立即暂停操作并退镜观察
初洗纤维支气管镜，恢复患者体位及呼吸支持力度	● 使用后的纤维支气管镜需床旁进行初洗、装袋、送消毒。在操作后恢复操作前患者的体位及呼吸支持力度
洗手、执行医嘱、记录	● 记录纤维支气管镜操作时间，气道情况，痰液颜色、性状和量

六、注意事项

1. 在操作前应充分评估患者病情，尤其是呼吸、循环、凝血功能。

2. 在操作前应充分考虑操作过程中及操作后发生并发症的高风险因素和操作者的熟练程度，权衡操作必要性。

3. 对建立人工气道患者，在操作前应充分评估气管导管内径，须大于纤维支气管镜外径，恰当设置机械通气参数，保证操作过程充分氧合。

4. 在操作前充分、恰当地进行局部麻醉和镇静，保护性约束患者。

5. 在操作前 2 h 暂停肠内营养治疗，或在操作前经胃管进行胃肠减压，以预防误吸。

6. 在操作过程中持续监测患者生命体征 SpO_2。

7. 操作轻柔迅速，持续吸引时间应小于 3 s。

8. 操作过程中若出现心率、血压增加或下降超过 30%，$SpO_2 < 90\%$，应立即停止操作，待生命体征恢复稳定后再开始检查、治疗。

9. 操作后待患者生命体征、氧合、呼吸状态稳定后，及时调整呼吸机参数和恢复患者体位。

10. 操作最常见并发症为出血，其余常见并发症包括麻醉药物过敏、低氧血症、感染、心脏并发症、喉头水肿及支气管痉挛，注意识别并发症并对症处理。

11. 操作后若出现术后发热，可适当应用抗生素，必要时复查肺部影像学检查如胸部 X 线或 CT，协助判断治疗效果或并发症情况。

（周永方、卢漫蝶）

第二节 支气管镜肺泡灌洗

一、适用范围与禁忌

其适用范围如下。

1. 肺部感染，特别是免疫抑制患者的肺部浸润，明确病原体。

2. 对呼吸机相关性肺炎行病原微生物定量培养。

3. 支气管－肺疾病的诊断及鉴别诊断，明确病因及治疗，如某些弥漫性肿瘤如支气管肺泡癌、癌性淋巴管炎和淋巴瘤；某些弥漫性肺部疾病如肺泡蛋白沉积症、弥漫性肺泡出血综合征等。

危重患者无绝对禁忌证，相对禁忌证如下。

1. 严重通气和（或）换气功能障碍 ARDS 伴严重低氧、支气管痉挛等。

2. 严重循环不稳定 严重心律失常、高血压及心功能障碍，新近发生心肌梗死或有不稳定心绞痛发作史。

3. 严重凝血功能障碍、大咯血或有再次大咯血风险。

4. 主动脉瘤有破裂危险。

二、目的

1. 用于病因和病原学的诊断，如 GM 试验；微生物学检查包括细菌、病毒和真菌培养，还可行直接免疫荧光法（DFA）染色筛查军团菌或耶氏肺孢子菌；细胞学检查，有助于诊断肺部恶性肿瘤，腺癌和肺泡癌阳性率最高；诊断间质性肺疾病如急性弥漫性肺泡出血、肺泡蛋白沉积症。

2. 支气管肺泡灌洗液（BALF）送检分析有助于评估弥漫性肺部疾病在肺泡水平发生的免疫、炎症和感染过程。

3. 清除气道及肺泡内物质，治疗肺不张，用于咯血定位及止血治疗。

三、准备

（一）患者准备

1. 评估　评估患者病情，有以下情况的患者操作风险大，在接受检查前需谨慎考虑：①呼吸支持要求高（机械通气时 PEEP > 14 cmH$_2$O、不能耐受分钟通气量减少、检查前依赖高浓度氧疗）；②颅内压高；③凝血功能障碍［国际标准化比值（INR）> 1.5、血小板 < 20×10^9/L］；④气管导管直径 < 7.5 mm］。

2. 解释　充分与患者或家属沟通，取得配合和知情同意。

3. 准备　禁食、禁饮，必要时胃肠减压；使用 2% 盐酸利多卡因雾化吸入麻醉；采取平卧位，特殊情况可适当抬高床头；必要时行保护性约束。

4. 监测　持续监测 SpO$_2$、心电图（ECG）；持续或 3~5 min 监测血压；监测通气情况。

（二）操作人员准备

着工作服，戴口罩、帽子，必要时戴护目镜或面屏，注意手卫生。

（三）物资准备

1. 常规物品　完好的支气管镜及配件；无菌隔离衣、无菌手套、无菌治疗巾；无菌液状石蜡或盐酸丁卡因胶浆、无菌生理盐水 500 ml、2% 盐酸利多卡因 5 ml；20 ml 注射器、无菌治疗盘、无菌标本收集器；常用镇静药物（如右美托咪定、丙泊酚等）；负压吸引器、酶洗液等。

2. 抢救物品　监护室抢救车（配备常规抢救用药物、器械等），未建立人工气道患者须准备气管插管车（配备气管插管用具和呼吸球囊）和呼吸机等。

（四）环境准备

光线充足，限制人员流动；有气溶胶高危传播风险，建议在负压病房进行。

四、操作步骤

支气管镜肺泡灌洗操作步骤见表 7-2-1。

表7-2-1 支气管镜肺泡灌洗操作步骤

步骤	说明	要点与原则
1. 准备、核对、解释、评估	筛选患者，签署知情同意书，术前禁食、禁饮，准备物品，选择平卧位体位	禁饮食时间：术前4~6 h（自主进食）、术前4 h（鼻胃管）、术前0.5 h（空肠管）。必要时行胃肠减压。平卧位时方便操作，减少镜身损伤气道风险
2. 麻醉前处理	使用2%盐酸利多卡因雾化吸入麻醉，必要时使用镇痛、镇静药	无人工气道时，采取雾化、局部麻醉方式；有人工气道且通气时，采取雾化、镇痛、镇静甚至肌松
3. 调节呼吸支持力度	高流量氧疗设置：流速≥60 L/min、给予最高 FiO_2 无创呼吸机设置：FiO_2 为 100%，EPAP 为 5 cmH_2O，IPAP 不超过 20 cmH_2O，保证呼气潮气量在 8~10 ml/kg 有创呼吸机设置：改 VCV 模式，FiO_2 为 100%，增加呼吸频率，小潮气量（6~8 ml/kg），适度降低吸气流速（延长吸气时间），上调呼吸机压力报警限	保证足够的通气量和氧合
4. 润滑支气管镜	用盐酸丁卡因胶浆或无菌液状石蜡擦拭支气管镜插入部分	减少阻力，节省体力
5. 进入气道	在支气管镜直视下，于声带、隆突、灌洗肺段分别注入2%盐酸利多卡因1~2 ml 行表面局部麻醉，充分吸痰	降低气道反应性 清除痰液，便于获取清亮的 BALF
6. 灌洗	将支气管镜前端紧密楔入灌洗肺段或亚段支气管开口处，再经吸引孔快速注入37℃或室温灭菌生理盐水 20 ml，立即用负压间断吸引回收 BALF，第1管建议丢弃，短时间内重复灌洗	负压大小：50~80 mmHg 第1管 BALF 可能混有非病变处病原菌，影响检测结果 灌洗时间控制在 5 min 以内为宜 常规灌洗3~5次，回收率为40%~70%，灌洗量一般不超过120 ml
7. 评估与观察	观察患者意识、心率、血压、SpO_2；待生命体征、呼吸状态、氧合稳定后，恢复患者体位，调节呼吸支持参数至患者耐受水平，必要时行肺复张	支气管镜负压吸引可能造成肺泡塌陷、肺不张，有创通气时行肺复张可改善

续表

步骤	说明	要点与原则
8. 送检与整理	回收 BALF 转入相应试验器皿，记录总量，贴好标本信息标签并立即送检；用物处理、手卫生、送洗支气管镜	获取 BALF 标本后应及时送检；如果送检时间超过 4 h，应该在 4℃ 下保存，可以储存 24 h
9. 洗手、执行医嘱、记录		记录支气管镜操作时间，气道情况，痰液的颜色、性状和量，肺泡灌洗情况和灌洗液回收量

五、简要操作流程

支气管镜泡灌洗简要操作流程见表 7-2-2。

表 7-2-2　支气管镜泡灌洗简要操作流程

流程图	说明

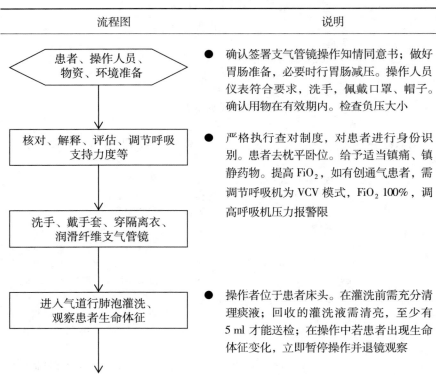

患者、操作人员、物资、环境准备

● 确认签署支气管镜操作知情同意书；做好胃肠准备，必要时行胃肠减压。操作人员仪表符合要求，洗手，佩戴口罩、帽子。确认用物在有效期内。检查负压大小

核对、解释、评估、调节呼吸支持力度等

● 严格执行查对制度，对患者进行身份识别。患者去枕平卧位。给予适当镇痛、镇静药物。提高 FiO_2，如有创通气患者，需调节呼吸机为 VCV 模式，FiO_2 100%，调高呼吸机压力报警限

洗手、戴手套、穿隔离衣、润滑纤维支气管镜

进入气道行肺泡灌洗、观察患者生命体征

● 操作者位于患者床头。在灌洗前需充分清理痰液；回收的灌洗液需清亮，至少有 5 ml 才能送检；在操作中若患者出现生命体征变化，立即暂停操作并退镜观察

续表

流程图	说明

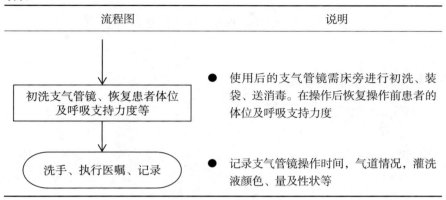

● 使用后的支气管镜需床旁进行初洗、装袋、送消毒。在操作后恢复操作前患者的体位及呼吸支持力度

● 记录支气管镜操作时间，气道情况，灌洗液颜色、量及性状等

六、注意事项

1. 做好表面局部麻醉，尽量减少咳嗽，防止剧烈咳嗽造成支气管黏膜损伤出血，影响 BALF 的回收和检测结果。

2. 灌洗时支气管镜顶端嵌顿在目标支气管段或亚段开口后，嵌顿要紧密，防止大气道分泌物混入或灌洗液外溢。

3. 经操作孔道快速注入 37℃ 或室温灭菌生理盐水，总量 60～120 ml，分次注入（每次 20～50 ml），立即用合适的负压吸引获取 BALF，以总回收率 ≥30% 为宜。

4. 操作需遵循"稳、准、柔、快"原则，快速间断吸引，吸引负压不宜过大，预防黏膜损伤，以吸引时支气管腔不塌陷为宜。

5. 在操作过程中，若出现任何异常情况应立即停止操作。

6. 获取 BALF 标本后，应及时送检；如果送检时间超过 4 h，应该在 4℃ 下保存，可以储存 24 h；超过 24 h 的标本，不适合再送检。

7. 操作常见并发症　呛咳、喉头水肿、支气管痉挛或支气管哮喘发作、气道黏膜损伤及出血；术后 24 h 胸部 X 线片示灌洗肺段短暂浸润影；术中 PaO_2 一过性降低，部分延续至术后；肺通气功能（肺活量、一秒用力呼气容积、呼气峰值流速）可有短暂性降低等。操作罕见并发症包括心律失常、发热、寒战、肌肉酸痛。操作罕见严重并发症，如去复张导致严重低氧，这时需要气管插管或提高呼吸支持水平。注意识别并发症并对症处理。

（周永方、卢漫蝶）

第三节　刷片及肺组织活检

一、适用范围与禁忌

其适用范围如下：

刷片及肺组织活检适用于通过病史、常规检查、影像学及支气管镜检查等无法明确诊断、病因不明的肺部感染、肺部结节或肿块、气道病变、支气管周围和黏膜下病变等患者。

其使用禁忌如下：

1. 严重凝血功能异常或使用抗血小板药物及抗凝药物，有出血倾向。

2. 合并严重脏器功能不全，如肺动脉高压、上腔静脉阻塞、循环不稳定等，预计无法耐受刷片或活检。

二、目的

刷片及活检都是为了达到诊断目的。刷片是为了从支气管内病变处获取细胞学样本，送细胞学检查和培养；而活检则是为了获取组织学样本，用于组织学分析。

三、准备

（一）患者准备

1. 评估　评估适应证及禁忌证；评估患者病情及生命体征；评估饮食情况。

2. 解释　向患者及家属解释，签署知情同意书。

3. 监测　监测生命体征与 SpO_2。

（二）操作人员准备

着工作服，戴口罩、帽子，必要时佩戴护目镜或面屏，注意手卫生。配支气管镜操作医生、护士和辅助技术人员各一名，必要时可配备呼吸治疗师或细胞学/组织学技术人员等。

（三）物品准备

1. 完好的支气管镜及配件；无菌隔离衣、无菌手套、无菌治疗巾；无菌液状石蜡或盐酸丁卡因胶浆、无菌生理盐水 500 ml、2% 盐酸利多卡因 5 ml；20 ml 注射器、无菌治疗盘、样本收集瓶；常用镇静药物（如右美托咪定、丙泊酚等）；负压吸引器、酶洗液；弯头螺纹管（有人工气道时）等。

2. 无菌取样工具如活检刷、活检钳等。

3. 冰盐水或冰肾上腺素溶液（1:10 000 U）。

4. 含复苏药物及建立高级气道物资的抢救车等。

四、操作步骤

支气管镜刷片及肺组织活检操作步骤见表7-3-1。

表7-3-1 支气管镜刷片及肺组织活检操作步骤

步骤	说明	要点与原则
1. 准备、核对、解释、评估	筛选患者，签署知情同意书，术前禁食、禁饮，准备物品，选择平卧位体位	禁饮食时间：术前4~6 h（自主进食）、术前4 h（鼻胃管）、术前0.5 h（空肠管）。必要时行胃肠减压。平卧位时方便操作，减少镜身损伤气道风险
2. 麻醉前处理	使用2%盐酸利多卡因雾化吸入麻醉，必要时使用镇痛、镇静药	无人工气道时，采取雾化、局部麻醉方式；有人工气道且通气时，采取雾化、镇痛、镇静甚至肌松
3. 调节呼吸支持力度	高流量氧疗设置：流速≥60 L/min、给予最高 FiO_2 无创呼吸机设置：FiO_2 为100%，EPAP 为5 cmH_2O，IPAP 不超过20 cmH_2O，保证呼气潮气量在8~10 ml/kg 有创呼吸机设置：改 VCV 模式，FiO_2 为100%，增加呼吸频率，小潮气量（6~8 ml/kg），适度降低吸气流速（延长吸气时间），上调呼吸机压力报警限	保证足够的通气量和氧合
4. 润滑支气管镜	用盐酸丁卡因胶浆或无菌液状石蜡擦拭支气管镜插入部分	减少阻力，节省体力
5. 进入气道	在支气管镜直视下，于声带、隆突、灌洗肺段分别注入2%盐酸利多卡因1~2 ml 行表面局部麻醉，充分吸痰	降低气道反应性 清除痰液，便于获取细胞学或组织学样本

续表

步骤	说明	要点与原则
6. 刷片/活检操作	刷片：将支气管镜的尖端置于病变附近，将含毛刷的导管鞘从支气管镜的采样通道伸入；当鞘尖出现在病变附近，将毛刷从鞘中推出，采取"多次、轻快摩擦"方式收集病变处微生物或细胞；刷完需将毛刷收回导管鞘中，再从支气管镜中撤出；将毛刷头直接涂抹于显微镜载玻片，或剪断置于细胞固定剂或生理盐水中，完成标本制作 活检：将支气管镜的尖端置于病变附近，将支气管镜钳从支气管镜采样通道伸入；当钳尖出现在病变附近，打开活检钳，在直视下将其推入至目标，关闭活检钳；保持关闭状态并将活检钳从支气管镜中撤出；将活检钳置于细胞固定剂或生理盐水中，打开活检钳，完成标本制作	刷片：伸入时，必须保持毛刷处于鞘内，避免污染毛刷及损坏支气管镜内腔；刷片完成，需观察气道有无出血，根据出血情况进行相应止血 活检：伸入及撤出时，必须保持活检钳处于关闭，避免损坏支气管镜内腔及丢失组织；活检完成，需观察气道有无出血，根据出血情况进行相应止血
7. 评估与观察	观察患者意识、心率、血压、SpO_2；待生命体征、呼吸状态、氧合稳定后，恢复患者体位，调节呼吸机参数至患者耐受水平	操作后待患者病情稳定后恢复体位和呼吸机参数才能离开；无人工气道患者，需待患者完全清醒后再离开
8. 送检与整理	贴好标本信息标签并立即送检，用物处理、手卫生、送洗支气管镜	获取标本后立即送检
9. 洗手、执行医嘱、记录		记录支气管镜操作时间，气道情况，刷片及肺组织活检部位等情况

五、简要操作流程

支气管镜刷片及肺组织活检简要操作流程见表7-3-2。

表 7 -3 -2　支气管镜刷片及肺组织活检简要操作流程

流程图	说明

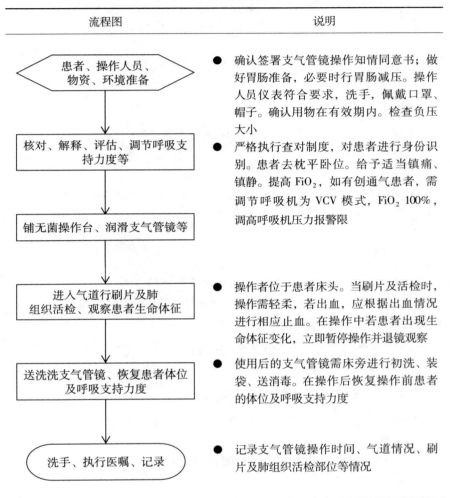

流程图	说明
患者、操作人员、物资、环境准备	● 确认签署支气管镜操作知情同意书；做好胃肠准备，必要时行胃肠减压。操作人员仪表符合要求，洗手，佩戴口罩、帽子。确认用物在有效期内。检查负压大小
核对、解释、评估、调节呼吸支持力度等	● 严格执行查对制度，对患者进行身份识别。患者去枕平卧位。给予适当镇痛、镇静。提高 FiO_2，如有创通气患者，需调节呼吸机为 VCV 模式，FiO_2 100%，调高呼吸机压力报警限
铺无菌操作台、润滑支气管镜等	
进入气道行刷片及肺组织活检、观察患者生命体征	● 操作者位于患者床头。当刷片及活检时，操作需轻柔，若出血，应根据出血情况进行相应止血。在操作中若患者出现生命体征变化，立即暂停操作并退镜观察
送洗洗支气管镜、恢复患者体位及呼吸支持力度	● 使用后的支气管镜需床旁进行初洗、装袋、送消毒。在操作后恢复操作前患者的体位及呼吸支持力度
洗手、执行医嘱、记录	● 记录支气管镜操作时间、气道情况、刷片及肺组织活检部位等情况

六、注意事项

1. 在操作后仍需要监测生命体征至镇静和麻醉药效消失，术后应禁饮、禁食 1~4 h，防治反流误吸。

2. 刷片及活检最常见并发症为出血，20 ml 以内出血一般无须特殊处理，安静休息出血即可停止；超过 20 ml 则局部喷冰盐水或冰肾上腺素溶液（1:10 000 U）5 ml 止血；大咯血需立即抢救。

（周永方、卢漫蝶）

第四节　支气管镜清洗与消毒

一、适用范围

1. 支气管镜每次使用后，应进行彻底清洗和高水平消毒。

2. 每日诊疗工作开始前，对于当日拟使用的支气管镜进行再次消毒。

二、目的

保证达到灭菌效果，减少院内交叉感染，提高气道内标本采集的准确性。

三、准备

（一）操作人员准备

1. 须接受过专业医院感染管理知识培训并考核合格。

2. 需掌握支气管镜构造的相关知识，测漏方法，支气管镜清洗消毒相关知识，以及清洗剂、消毒剂和消毒设备的使用方法等。

3. 在内镜清洗消毒室内操作需穿戴工作服、手术帽、口罩、手套、一次性隔离衣，必要时佩戴护目镜或面罩。

（二）清洗消毒室所需物品准备

1. 水　应有自来水、纯化水、无菌水。

2. 压缩空气　应为清洁压缩空气。

3. 医用清洗润滑剂（酶液），消毒灭菌剂（如邻苯二甲醛、戊二醛等），干燥剂（75%～95%乙醇或异丙醇）。

4. 无菌纱布、无菌巾、手套、无菌保护套、注射器、长/短毛刷等。

（三）环境准备

独立设置、通风良好，在适当位置张贴操作步骤。

（四）操作方式选择

1. 手工操作　在清洗消毒室，完全手工完成支气管镜的测漏、清洗、漂洗、消毒（灭菌）、终末漂洗、干燥操作。

2. 清洗消毒机操作　在清洗消毒室，由机器完成支气管镜的清洗、漂洗、消毒（灭菌）、终末漂洗操作。

四、操作步骤

支气管镜清洗与消毒操作步骤见表 7 - 4 - 1。

表 7 - 4 - 1 支气管镜清洗与消毒操作步骤

步骤	说明	要点与原则
1. 预处理	床旁使用含有清洗液的湿巾或湿纱布擦去支气管镜外表面污物,吸引清洗液清洗内部,盖好支气管镜防水盖,装袋运送至清洗消毒室	吸引清洗时间至少 10 s
2. 测漏	连接测漏装置注入压力,完全浸没支气管镜于水中,使用注射器向各个腔道注水,不同方向弯曲支气管镜尖端,观察插入部、操作部、连接部等部位是否有气泡冒出	无气泡冒出,测漏通过;渗漏时应及时报修送检;测漏情况需实时记录
3. 初洗	在有清洗液的清洗槽内,拆卸支气管镜配件,用纱布反复擦拭镜身,用长毛刷反复刷洗支气管镜腔道内部,用短毛刷反复刷洗负压吸引按钮	镜身需完全浸没,浸泡时间遵循产品说明书(如 15 min)刷洗时应两头见刷头,反复刷洗至毛刷无可见污染物登记初洗时间
4. 消毒漂洗	手工操作:移入消毒槽,使用动力泵或注射器,将支气管镜腔道内充满消毒液;达到消毒时间后,更换手套,向腔道充气,去除腔道内消毒液;移入终末漂洗槽,用纯化水或无菌水冲洗支气管镜腔道、外表面和配件,直至无消毒剂残留。使用清洗消毒机遵循产品使用说明书	镜身需完全浸没,消毒时间应遵循产品说明书(如 20 min)充气至少 30 s 冲洗至少 2 min 登记消毒时间及操作者
5. 干燥	将支气管镜及配件置于铺设无菌巾的干燥台上;用 75% ~ 95% 乙醇或异丙醇灌注所有腔道;使用洁净压缩空气的压力气枪,向腔道充气至完全干燥;用无菌纱布擦拭外表面及配件;安装配件,套上无菌保护套	腔道充气至少 30 s
6. 储存	放入储存柜,悬挂支气管镜镜体	在无菌保护套上注明消毒完成时间

五、简要操作流程

支气管镜清洗与消毒简要操作流程见表7-4-2。

表7-4-2　支气管镜清洗与消毒简要操作流程

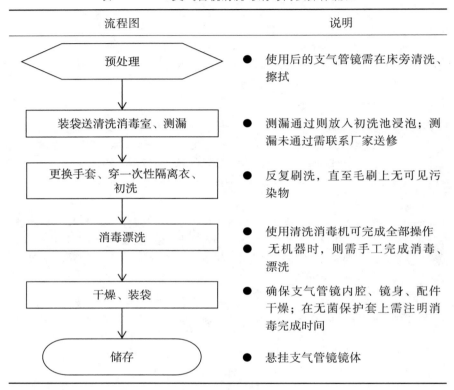

流程图	说明
预处理	● 使用后的支气管镜需在床旁清洗、擦拭
装袋送清洗消毒室、测漏	● 测漏通过则放入初洗池浸泡；测漏未通过需联系厂家送修
更换手套、穿一次性隔离衣、初洗	● 反复刷洗，直至毛刷上无可见污染物
消毒漂洗	● 使用清洗消毒机可完成全部操作 ● 无机器时，则需手工完成消毒、漂洗
干燥、装袋	● 确保支气管镜内腔、镜身、配件干燥；在无菌保护套上需注明消毒完成时间
储存	● 悬挂支气管镜镜体

六、注意事项

1. 支气管镜使用及清洗、消毒必须做好记录，包括使用日期、患者姓名、支气管镜编号、清洗时间、消毒时间以及操作人员信息等。

2. 支气管镜清洗/擦拭纱布应符合"一用一更换"，每4 h更换一次干燥台上的无菌巾。

3. 至少每周消毒一次储存柜。

4. 在每日临床工作开始前，需将当日拟使用的支气管镜消毒、漂洗、干燥。

5. 在每日消毒工作结束后，清洁环境，严格刷洗清洗槽、漂洗槽等，并采用含氯消毒剂、过氧乙酸等消毒。

（周永方、卢漫蝶）

第八章

体外膜氧合相关操作技术

第一节　体外膜氧合上机

一、适用范围

体外膜氧合（extracorporeal membrane oxygenation，ECMO）适用于需要 EC-MO 支持的患者。

二、目的

ECMO 是将静脉血从体内引流到体外，经膜式氧合器进行气体交换后，使静脉血氧合为动脉血，再用动力泵将血液灌入体内。ECMO 可以进行长时间的心肺支持，为心肺功能的恢复赢得宝贵的时间并为原发病的救治赢得时间与机会。

三、准备

（一）患者准备

1. 评估　在制定 ECMO 支持方案前，需要对患者病情进行全面、详细评估，必要时行针对性的术前护理干预，以确保 ECMO 顺利、安全实施。

2. 解释　向患者及家属解释 ECMO 建立目的，告知患者家属手术风险和可能出现的 ECMO 相关并发症，签署知情同意书。

（二）环境、物资、人员、设备准备

1. 环境准备　尽可能地把需要 ECMO 支持的患者安置于单间病房。该病房应该有两套或两套以上的氧气源接口和空气源接口，并有十个以上的动力电源接口。

2. 物资准备　ECMO 物资、设备最好由专人专项统一管理，一旦确定患者需要 ECMO 支持，就能在最短的时间内使物资、设备满足临床使用。备齐抢救物品于患者床旁，做好随时心肺复苏的准备。

3. 人员准备　护理人员需选择接受过 ECMO 相关专业理论知识和相关操作技能培训的专业护理人员。

4. 设备准备　确认 ECMO 机器性能完好，ECMO 主机蓄电池电量充足，手摇驱动泵能正常使用，热交换器能正常工作。

（三）完善 ECMO 前各项评估与操作

1. ECMO 前全面了解患者生命体征，记录相关数据，明确现阶段影响患者生命的各种危险因素。

2. 呼吸支持　明确呼吸机支持力度并准确测定患者现阶段动脉血气指标。

3. 血管活性药物的使用　明确血管活性药物的类型、剂量和浓度，做到血管活性药物由专用静脉通路经微量泵匀速泵入。

4. 各种检查结果　血常规、凝血常规、活化凝血时间（ACT）、血生化、肝肾功能、X 线、CT、细菌培养、超声心动图等检查结果。

5. 检查患者全身有无活动性出血，抽取合血标本、备血。

6. 超声评估插管部位血管，并进行相应插管部位的备皮。

7. 完成各种动静脉血管穿刺置管。如深静脉通路的建立，动脉穿刺置管等。

8. 一旦确定建立 ECMO，必要时通知外科医生到达患者床旁为 ECMO 的顺利建立提供保障。

四、操作步骤

（一）ECMO 套包预充操作步骤

以 Rotaflow 机型为例，ECMO 套包预充操作步骤见表 8 - 1 - 1。

表 8 - 1 - 1　ECMO 套包预充操作步骤

步骤	说明	要点与原则
1. 核对、解释	核对患者家属是否签署 ECMO 知情同意书。备齐用物携至患者床旁，查对患者姓名，腕带，做好解释，隔帘遮挡，保护隐私	取得患者和患者家属的理解和配合，消除其紧张心理
2. 检查	检查各种物资外包装是否完好，是否在有效期内。根据病情准备好预充液	确保物资准备完善

续表

步骤	说明	要点与原则
3. ECMO 套包连接	打开 ECMO 套包，连接静脉引流管与离心泵头。同时连接膜肺前、膜肺后侧支管（小辫子）	接头连接紧密，各个连接口用扎带二次固定
4. 固定 ECMO 套包	将氧合器固定于固定架上，环路放置稳妥	氧合器固定牢固，环路放置平顺，不影响操作
5. 准备空氧混合器	连接空氧混合器气源管和氧源管	确保连接紧密，无漏气
6. 准备热交换器	在热交换器内加入灭菌蒸馏水后与氧合器连接，设置适宜温度，进行水循环	确定热交换器正常工作，温度设置适宜，氧合器无液体渗漏
7. 准备预充 ECMO 套包	连接预充液和预充管①，排尽预充管内气体，并连接于泵前第一个三通上。连接预充袋和预充管②，并连接于泵前第二个三通上。在两根预充管中间用管道钳阻断，拧开膜肺前黄色鲁尔帽	严格无菌操作，黄色鲁尔帽勿丢失
8. 排出离心泵头内气体	打开预充液开关，利用重力作用排出离心泵头内气体。松开两根预充管之间的管道钳，使预充液流向另一侧后再次钳闭管道	气体排出彻底，管道内壁不要附着小气泡
9. 预充 ECMO 套包	离心泵头涂抹耦合剂后装入离心泵驱动器内。开机（自检，确认管道钳，静音，拧转速，旋回"0"，校零，调整转速在 1 500 rpm 以上），预充氧合器与管道；当预充液转移至预充袋内 300 ~ 400 ml 时，将预充管①插入预充袋内，排出膜肺前和膜肺后侧支管气体，检查离心泵头、氧合器、管道内是否有气泡残存，管路循环备用	核查氧合器和管道的气体是否彻底排出
10. 核查预充的套包	检查 ECMO 套包是否有气泡残留，接头是否连接牢固，二次固定妥善	确认 ECMO 套包气体彻底排出
11. 确认 ECMO 能正常运行	松开两根预充管中间的管道钳，再次确认 ECMO 套包预充完备，检查 ECMO 主机运行情况	确认 ECMO 套包预充完成，主机运行正常
12. 预充完成	预充结束，移除两根预充管，ECMO 套包自循环备用	环路各个连接处使用无菌纱布包裹

（二）ECMO 套包预充简易操作流程

以 Rotaflow 机型为例，ECMO 套包预充简易操作流程见表 8 - 1 - 2。

表 8 - 1 - 2   ECMO 套包预充简易操作流程

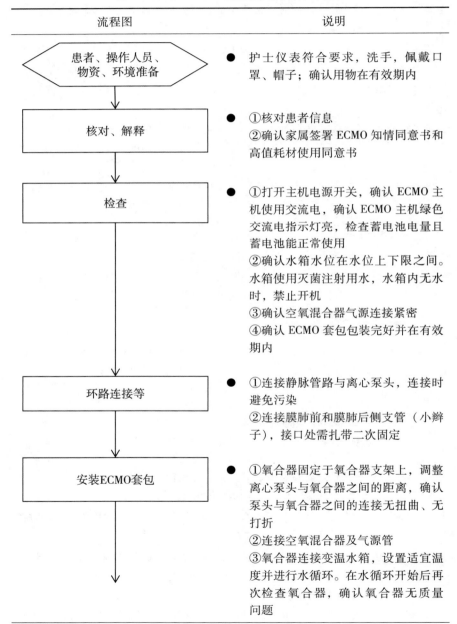

流程图	说明
患者、操作人员、物资、环境准备	● 护士仪表符合要求，洗手，佩戴口罩、帽子；确认用物在有效期内
核对、解释	● ①核对患者信息 ②确认家属签署 ECMO 知情同意书和高值耗材使用同意书
检查	● ①打开主机电源开关，确认 ECMO 主机使用交流电，确认 ECMO 主机绿色交流电指示灯亮，检查蓄电池电量且蓄电池能正常使用 ②确认水箱水位在水位上下限之间。水箱使用灭菌注射用水，水箱内无水时，禁止开机 ③确认空氧混合器气源连接紧密 ④确认 ECMO 套包包装完好并在有效期内
环路连接等	● ①连接静脉管路与离心泵头，连接时避免污染 ②连接膜肺前和膜肺后侧支管（小辫子），接口处需扎带二次固定
安装ECMO套包	● ①氧合器固定于氧合器支架上，调整离心泵头与氧合器之间的距离，确认泵头与氧合器之间的连接无扭曲、无打折 ②连接空氧混合器及气源管 ③氧合器连接变温水箱，设置适宜温度并进行水循环。在水循环开始后再次检查氧合器，确认氧合器无质量问题

续表

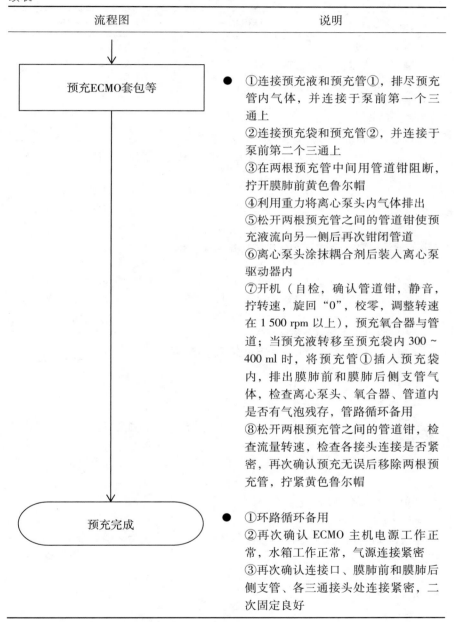

流程图	说明
预充ECMO套包等	● ①连接预充液和预充管①，排尽预充管内气体，并连接于泵前第一个三通上 ②连接预充袋和预充管②，并连接于泵前第二个三通上 ③在两根预充管中间用管道钳阻断，拧开膜肺前黄色鲁尔帽 ④利用重力将离心泵头内气体排出 ⑤松开两根预充管之间的管道钳使预充液流向另一侧后再次钳闭管道 ⑥离心泵头涂抹耦合剂后装入离心泵驱动器内 ⑦开机（自检，确认管道钳，静音，拧转速，旋回"0"，校零，调整转速在1 500 rpm以上），预充氧合器与管道；当预充液转移至预充袋内300～400 ml时，将预充管①插入预充袋内，排出膜肺前和膜肺后侧支管气体，检查离心泵头、氧合器、管道内是否有气泡残存，管路循环备用 ⑧松开两根预充管之间的管道钳，检查流量转速，检查各接头连接是否紧密，再次确认预充无误后移除两根预充管，拧紧黄色鲁尔帽
预充完成	● ①环路循环备用 ②再次确认ECMO主机电源工作正常，水箱工作正常，气源连接紧密 ③再次确认连接口、膜肺前和膜肺后侧支管、各三通接头处连接紧密，二次固定良好

（三）医护一体ECMO建立标准流程

医护一体ECMO建立标准流程见表8-1-3。

表 8 - 1 - 3　医护一体 ECMO 建立标准流程

医生操作步骤	护士操作步骤	注意事项
1. 与家属沟通交流，确认上机。签署 ECMO 知情同意书和特殊医疗器械同意书		
2. 通知 ECMO 团队	评估患者，建立所需动静脉通路。了解病情，知晓重要检查结果	①确认无 ECMO 建立的禁忌证，确认家属签署相关医疗文书 ②确定动静脉通路通畅。动脉穿刺置管尽量在患者右上肢
3. B 超评估血管、定位	①根据 ECMO 建立方式备皮并协助摆放合适体位 ②确认 ECMO 机器工作正常 ③预充 ECMO 套包，将 ECMO 物资车、ACT 仪、抢救车至床旁 ④ACT 预热，备用 ⑤ECMO 预充完成后自循环，备用 ⑥测定 ACT	①注意 ECMO 套包预充时无菌技术 ②ACT 仪预热到 37℃ ③ECMO 设备、水、电、气连接正确并正常工作
4. 穿刺部位皮肤消毒	协助	消毒范围： ①剑突下至膝关节（会阴部） ②下颌关节以下至乳头平面以上
5. 穿手术衣、戴无菌外科手套	协助	
6. 手术台铺巾	协助	无菌范围要覆盖患者及患者病床，会阴部需二次覆盖
7. 超声引导下血管穿刺，留置引导导丝在血管内		
8. 扩皮	遵医嘱静推肝素稀释液，5 min 后复测 ACT，>250 s，准备置管	ACT < 250 s，再次追加肝素稀释液

续表

医生操作步骤	护士操作步骤	注意事项
9. 置引血管	确认引血管型号	医护共同确认引血管型号
10. 置回血管	确认回血管型号 将 ECMO 机器摆在合适位置，再次确认水、电、气无异常 打开 ECMO 管道盒，将管道盒内无菌管道传递给手术台上医生	医护共同确认回血管型号
11. 整理管道	整理管道，确认管道无打折、扭曲、交叉 ECMO 停止自循环，管道钳阻断管道，备用	医护协作共同完成
12. 连接引血管和管道，连接回血管和管道		确认所连接引血管和回血管内均无气体
13. 松开台上引血管和回血管的管道钳	ECMO 开机，调整转速 >1 500 rpm，再松开台下管道钳，遵医嘱调整 ECMO 转速、血流、气流	确认 ECMO 运行正常
14. 通过 B 超或 X 线确认管道位置		确认 ECMO 置管在适合位置
15. 缝合固定引血管和回血管	确认引血管和回血管置管深度和刻度	引血管、回血管缝合牢固，无移位
16. 引血管、回血管与管道连接处用扎带二次固定	再次确认管道缝合固定牢固，连接处二次固定稳妥并调整 ECMO 机器摆放位置	再次确认 ECMO 正常运行
17. 收拾手术台用物	①记录置管型号、深度及上机时间 ②置管处用抗菌敷料覆盖，固定管道和环路 ③登记用物、记账	医护共同完成手术台上物资清点

五、注意事项

ECMO 初始阶段是指从 ECMO 建立到血流动力学平稳这段时间。初始阶段患者的心肺功能得到了支持，机体氧供、组织灌注得到改善，但患者内环境的改变，又会出现一系列的病理生理改变。管理好初始阶段可以降低 ECMO 相关并发症的发生率。

1. ECMO 流量管理　ECMO 初始阶段尽可能高流量辅助，以偿还机体所欠的"氧债"，快速改善机体的缺氧状态。

2. 血流动力学管理　ECMO 初始阶段患者的血流动力学不稳定，血压波动较大，此时不要过快减少血管活性药物和正性肌力药物的使用量，严密观察患者血压和心律的变化情况，在缺氧状态得到纠正、血流动力学相对稳定的情况下再缓慢减少血管活性药物和正性肌力药物的使用量。

3. 插管处和手术创面的管理　目前 ECMO 的氧合器、管道及插管基本都运用了抗凝剂涂层技术，从而避免了在 ECMO 运行过程中大剂量的全身肝素化，但仍然要密切观察患者插管处和手术创面的出血和渗血情况。ECMO 运行初期每小时监测 ACT 的变化，同时动态了解患者凝血常规和血小板计数的变化。

4. 温度管理　ECMO 套包预充完成后，开始运行热交换器，使预充液的温度不要过低。ECMO 初始运行阶段，一般保持患者体温在 36～37℃（ECPR 患者除外），温度过高增加机体氧耗，温度过低影响凝血。

5. 呼吸系统观察　ECMO 开始运行能迅速纠正机体缺氧状态，使血氧饱和度上升。运行初期每小时监测患者动脉血气，了解患者酸碱纠正情况，氧分压、$PaCO_2$、乳酸变化情况，并根据动脉血气结果调整呼吸机参数，实施保护性机械通气策略，密切观察呼吸机气道压、气道峰压、平台压、肺顺应性的变化以避免呼吸机所致的机械性损伤。

6. 插管侧肢体观察　ECMO 置管插入股静脉或者股动脉都会影响下肢血供，同时为了防止导管脱出，要求插管侧肢体相对制动，因此应严密观察下肢血运情况，包括足背动脉搏动，皮肤温度，下肢有无僵硬、苍白、肿胀等，必要时可监测下肢灌注压力。如果发现异常，及时报告医生。

7. 管道的固定　ECMO 管道各个接口处予扎带二次固定，避免管道脱落。管道使用管道钳固定在床上，严防扭曲、打折及脱落。

（曹淼）

第二节　体外膜氧合撤机

一、适用范围

ECMO 撤机适用于需要撤离 ECMO 支持的患者。

二、目的

在心肺功能恢复到 ECMO 彻底停止这个阶段，逐渐降低 ECMO 的支持作用，使休息的心肺功能逐渐使用起来，同时密切观察患者生命体征及内环境的变化，逐步完成 ECMO 的撤离。

三、准备

1. 监测 VV ECMO 脱机指标　包括患者肺部 CT 改善；肺顺应性改善；气道峰压降低；潮气量增加；血气分析示氧分压升高，$PaCO_2$ 正常。同时在 ECMO 停止气流的时候以上指标无明显变化。

2. 监测 VA ECMO 脱机指标　包括超声示心脏收缩、舒张正常；心电图正常；血压正常、SaO_2 上升。同时在调整 ECMO 流量低于心排量的 $10\% \sim 20\%$ 的时候以上指标无明显变化。

3. 评估　在 ECMO 撤机前确定各项凝血指标有无异常，如有异常，及时纠正。

4. 抽取血液标本，合血，备血。

四、操作步骤

医护一体 ECMO 撤机操作步骤（表 8-2-1）。

表 8-2-1　医护一体 ECMO 撤机操作步骤

医生操作步骤	护士操作步骤	注意事项
1. 与家属沟通交流，告知家属将为患者实施 EC-MO 撤离术，并签署手术同意书		
2. 通知 ECMO 团队	①评估患者，了解病情，知晓与 ECMO 撤离相关的重要检查结果 ②确定患者动静脉通路无异常	确认家属签署相关医疗文书，确定动静脉通路通畅
3. 手术区域皮肤消毒	①根据 ECMO 建立方式协助将患者摆放于适合的体位 ②确认 ECMO 机器工作正常 ③测定撤机前 ACT	皮肤消毒范围符合要求 患者体位符合手术需要 根据患者相关凝血监测结果，遵医嘱用药 遵医嘱合血备用

续表

医生操作步骤	护士操作步骤	注意事项
4. 穿手术衣，戴无菌外科手套、帽子	协助	遵守无菌操作规范
5. 手术台铺无菌治疗巾	协助	无菌范围要覆盖患者及患者病床
6. 拆除缝合固定的缝线	确认缝线拆除无遗漏	
7. 钳闭引血管和回血管	停止 ECMO 运行	
8. 拔除引血管和回血管	观察患者生命体征变化	
9. 收拾手术台用物	①记录拔管型号和停机时间 ②观察置管处伤口出血情况 ③登记用物、记账	医护共同完成手术台上物资清点

五、注意事项

1. 股静脉穿刺插管拔管后需按压 2 h，穿刺侧肢体相对制动，并用沙袋压迫止血 6 h。

2. 颈内静脉穿刺插管拔管后按压 1 h。

3. 股动脉穿刺插管或切开插管需将患者转运至手术室行动脉修补术（ECMO 患者转运内容见第十一章第三节）。

4. 停机拔管后 ECMO 管道里的血液若弃去，注意监测血常规变化，必要时补充血液制品。若 ECMO 管道内血液需回收，做好血液回收的准备，及时将回收的血液输注回患者体内。

5. 拔管后密切观察穿刺点有无出血，同时在 ECMO 撤机 48 h 内需密切监测患者凝血指标的变化，如有异常，及时干预，及时处理。

（曹淼）

第九章

早期活动相关操作技术

第一节 良肢位摆放技术

一、适用范围

良肢位摆放是为了保持肢体的良好功能而将其摆放在一种体位或姿势，是从诊疗、护理以及活动的角度出发而设计的一种临时性体位，是重症患者早期抗痉挛的重要措施之一。主要适用于各种病理、生理或诊疗需求导致出现（可能出现）躯体功能障碍的重症患者；长期卧床患者；昏迷或深镇静患者。下文主要介绍仰卧位、侧卧位、床上坐位的良肢位摆放。

二、目的

1. 预防和减轻挛缩和畸形的出现。
2. 早期诱发分离运动。
3. 增加患者的感知力。
4. 预防并发症及继发性损害。
5. 促进日常生活活动恢复。
6. 提高生活质量。
7. 促进痰液引流。

三、准备

（一）患者准备

1. 评估 评估患者的年龄、病情、临床诊断、意识状况、生命体征、配合程度、心理状况、留置的管道情况、有无活动性出血、骨折等情况。

2. 解释　向患者及家属解释有关良肢位摆放的目的、注意事项和配合要点。

（二）操作人员准备

着装整洁，修剪指甲，洗手，戴口罩、帽子。

（三）物资准备

PDA、检查手套、翻身枕等。

（四）环境准备

整洁、安静，温湿度适宜，光线充足，确保足够的操作空间。

四、操作步骤

良肢位摆放操作步骤见表9-1-1。

表9-1-1　良肢位摆放操作步骤

步骤	说明	要点与原则
1. 核对、解释、评估	携用物至患者床旁，核对患者床号、姓名、腕带或使用 PDA 进行患者身份确认	确认患者
2. 准备	做好患者、物资、环境准备	方便操作，节省时间、体力
3. 操作前的检查	操作前评估患者病情、意识，伤口敷料、引流管情况，床单位是否整洁、干燥，检查患者的肢体活动、感觉及配合能力等	操作前评估
4. 再次核对	再次核对姓名、性别、住院号	2 种方式核对
5. 仰卧位	头部垫软枕，将头两侧固定；肩胛下垫软枕，使肩上抬前挺、肘关节伸直、前臂旋后、腕背伸、手指微曲；髋、膝、踝下垫枕，足部保持中立位	骨隆凸处予以软枕保护，关节处保持功能位
6. 侧卧位	头部垫软枕，上侧上肢保持伸展位，下肢屈曲位，将下侧的肩关节拉出以避免受压和后缩，上臂前伸，前臂旋后，肢体下均垫长枕，背后用长枕靠住，以保持侧卧位	背后用长枕支撑患者身体，以保持侧卧位

续表

步骤	说明	要点与原则
7. 床上坐位	患者坐起，下背部垫软枕；头部予以支撑，能自由活动；躯干保持直立，避免左右倾斜；臀部与腰部垂直屈曲，身体重量均分于身体两侧；膝下软枕垫高，保持伸展微屈；足底与床尾板处垫软枕避免患者向下滑移；上肢放于一张可调节高度的桌面上，手下垫枕	
8. 观察并再次评估	观察患者体位改变后的生命体征等，评估患者此时有无不适	观察患者对所取体位的耐受情况
9. 核对与健康指导	核对患者身份信息；告知患者注意事项，并指导患者维持该体位	患者体位变换期间有任何不适及时告知医务人员，必要时终止
10. 整理	整理床单位、衣物、心电导联线、各种管道等	使患者保持舒适位，各种管道保持功能位
11. 洗手、记录	用流动水或速干手消毒液洗手，记录	记录患者更换的体位及此时的生命体征

五、简要操作流程

良肢摆放简要操作流程见表 9 - 1 - 2。

表 9 - 1 - 2　良肢摆放简要操作流程

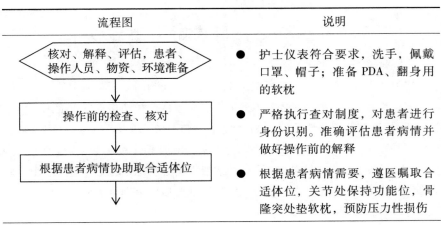

流程图	说明
核对、解释、评估，患者、操作人员、物资、环境准备	● 护士仪表符合要求，洗手，佩戴口罩、帽子；准备 PDA、翻身用的软枕
操作前的检查、核对	● 严格执行查对制度，对患者进行身份识别。准确评估患者病情并做好操作前的解释
根据患者病情协助取合适体位	● 根据患者病情需要，遵医嘱取合适体位，关节处保持功能位，骨隆突处垫软枕，预防压力性损伤

续表

流程图	说明

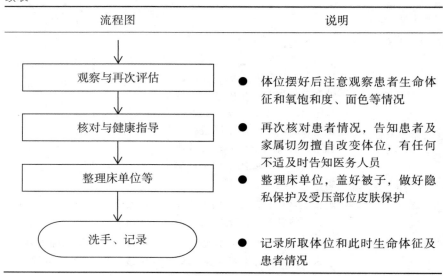

● 体位摆好后注意观察患者生命体征和氧饱和度、面色等情况

● 再次核对患者情况，告知患者及家属切勿擅自改变体位，有任何不适及时告知医务人员

● 整理床单位，盖好被子，做好隐私保护及受压部位皮肤保护

● 记录所取体位和此时生命体征及患者情况

六、注意事项

1. 良肢位摆放是重症患者床上的正确体位摆放，而任何一种体位都是临时性的，不应超过 2 h，以防止受压部位发生压力性损伤或使已有的压力性损伤程度加重。

2. 患侧卧位是重症患者所有体位中最重要的体位，可以增加患者的感觉刺激，促进本体感觉输入，对抗肢体痉挛，有利于重症患者健侧肢体活动。

（李磊、王春梅）

第二节　肌力与肌肉耐力训练技术

肌力是指某块肌肉或肌群所能承受的外力。肌肉耐力指某肌肉群在一定时间内完成重复收缩至肌肉充分疲劳的能力。在重症监护病房，危重症患者因原发病或谵妄、ICU获得性虚弱、坠积性肺炎、肺不张、压力性损伤、下肢深静脉血栓等并发症，会出现肌力和肌肉耐力下降，增加了机械通气和住院时间，降低患者生活质量。因此早期的肌力训练或肌肉耐力训练显得十分重要。由于肌力训练涉及肌肉群较多，本节肌力训练以股四头肌肌力训练为例，肌肉耐力训练以呼吸肌训练为例。

【肌力训练】

一、适用范围

HR > 40 次/分或 < 120 次/分；SBP ≥ 90 或 ≤ 180 mmHg，或/和舒张压（DBP）≤ 110 mmHg，平均动脉压（MBP）≥ 65 mmHg 或 ≤ 110 mmHg；呼吸频率 ≤ 35 次/分；SpO_2 ≥ 90%；机械通气 FiO_2 ≤ 60%，PEEP ≤ 10 cmH_2O；在延续生命支持阶段，小剂量血管活性药支持，多巴胺 ≤ 10 μg/（kg·min）或去甲肾上腺素/肾上腺素 ≤ 0.1 μg/（kg·min），即可实施康复介入。特殊体质患者，可根据患者的具体情况实施。

根据美国医学研究委员会（Medical Research Council，MRC）肌力分级，对肌力 0 ~ 3 级患者进行辅助主动训练、主动训练，肌力 4 ~ 5 级患者进行抗阻训练，基本动作包括屈伸小臂、肩关节外展 - 内收、前臂向上 - 向前、直腿抬高、直腿外展、踝关节屈曲背伸、屈腿搭桥。以患者尽可能主动锻炼为原则，抗阻训练可以借助弹力带、哑铃等器具增加训练负荷，提升患者肌力。

二、目的

1. 维持肌肉力量，增加关节活动度，预防肌肉萎缩。
2. 改善血液循环，增加心肺耐力，减少并发症。
3. 缩短住院周期，改善预后。

三、准备

（一）患者准备

1. 评估　评估患者的年龄、病情、临床诊断、意识状况、生命体征、配合程度、心理状况。
2. 解释　向患者及家属解释有关治疗的目的、注意事项和配合要点。

（二）操作人员准备

着装整洁，修剪指甲，洗手，戴口罩、帽子。

（三）物资准备

PDA、有靠背的椅子、速干手消毒液、检查手套等。

（四）环境准备

清洁、安静，温湿度适宜，光线充足，空气流通。

四、操作步骤

肌力训练操作步骤见表9-2-1、图9-2-1。

表9-2-1　肌力训练操作步骤

步骤	说明	要点与原则
1. 核对、解释、评估	核对患者床号、姓名、腕带或使用 PDA 进行患者身份确认；告知患者治疗的方法和治疗目的，取得患者的配合	确认患者
2. 体位	患者坐于带靠背的椅子上，选取直立坐位，双脚能自然放于地面且与肩同宽	屈髋屈膝90°、保证患者安全
3. 操作前的检查	检查患者的生命体征，评估患者的意识、运动功能、是否有不稳定的骨折	了解患者情况
4. 再次核对	再次核对姓名、性别、住院号	2 种方式核对
5. 洗手、戴手套	使用速干手消毒液洗手待干，戴手套	
6. 开始治疗	患者取坐位，指导患者做伸膝动作，伸展至180°，不断重复，每组 10 个，每组休息 30 s，每次 3 组	注意观察患者的生命体征和疲劳情况。进行耐力训练时每次伸展至终末端时保持 10 s，然后缓慢放至起始位，以 30%的最大阻力，多次不断重复，逐渐训练至肌肉感觉疲劳
7. 再次核对与健康指导	再次核对患者身份信息；告知患者注意事项，并指导患者自我锻炼	
8. 整理	整理床单位，协助患者取舒适体位	使患者舒适
9. 洗手、记录	用流动水或速干手消毒液洗手，记录患者的训练情况	疲劳程度、呼吸、心率、血氧饱和度

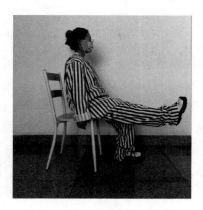

图9-2-1　股四头肌肌力训练

五、简要操作流程

肌力训练简要操作流程见表9-2-2。

表9-2-2　肌力训练简要操作流程

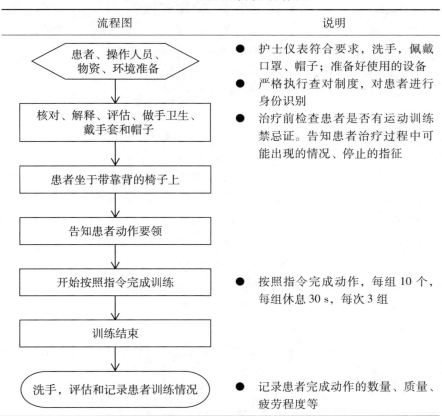

流程图	说明
患者、操作人员、物资、环境准备	● 护士仪表符合要求，洗手，佩戴口罩、帽子；准备好使用的设备 ● 严格执行查对制度，对患者进行身份识别
核对、解释、评估、做手卫生、戴手套和帽子	● 治疗前检查患者是否有运动训练禁忌证。告知患者治疗过程中可能出现的情况、停止的指征
患者坐于带靠背的椅子上	
告知患者动作要领	
开始按照指令完成训练	● 按照指令完成动作，每组10个，每组休息30 s，每次3组
训练结束	
洗手，评估和记录患者训练情况	● 记录患者完成动作的数量、质量、疲劳程度等

六、注意事项

1. 肌力训练包括以下原则

（1）超负荷原则：超负荷运动时肌肉对抗大于平时已经适应的负荷，称为超负荷。超负荷可使肌肉受到极大刺激，并产生一定生理适应，使肌肉力量增加。

（2）适度疲劳原则：训练时使肌肉感到疲劳但不过度疲劳。

（3）阻力原则：施加一定的阻力才能到达增强肌力的作用，但是阻力的大小应取决于患者的情况，保证患者通过努力仍能完成训练计划。

（4）超量恢复原则：肌肉或者肌群在适当运动训练后，会使肌肉产生适度的疲劳和形态功能一定程度的下降。通过适当休息，可以使肌肉力量和形态功能恢复到运动前的水平，并且在一定时间之内还可以继续上升超过之前的水平。

2. 如果患者在运动过程中有明显的疼痛，应根据疼痛程度终止训练或降低训练强度。

3. 终止康复指征包括呼吸系统、循环系统、神经系统、实验室检查四个方面，其中循环系统指新出现的心律失常、急性心肌梗死、活动性出血等。神经系统指出现急性颅内或蛛网膜下腔出血、颅脑损伤、缺血性脑卒中等情况，以及患者感到费力、胸痛、眩晕、出汗、疲乏及严重的呼吸困难等。

4. 在运动过程中患者尽量不要屏气。

5. 训练过程中不能让患者过度疲劳。

【肌肉耐力训练】

呼吸肌是指参与呼吸运动的肌肉，包括肋间肌、膈肌、腹肌、胸锁乳突肌、背部肌群和胸部肌群等，它的主要作用是维持一定水平的通气能力。呼吸肌训练旨在提高呼吸肌的收缩力、耐力或速度，分为吸气肌训练和呼气肌训练，由于吸气肌主要涉及低强度重复收缩，所以吸气肌训练策略着重强调加强吸气肌耐力，呼气肌训练可选择高强度或中等强度耐力训练。常用的呼吸肌训练的设备有流速型呼吸训练器、抗阻型呼吸训练器和阈值型负荷呼吸训练器。

1. 流速型呼吸训练器（图 9 - 2 - 2）　由外壳、浮标球、连接管、咬嘴等构成。三个气腔分别为 600 L/s、900 L/s、1 200 L/s。主要原理是基于气流速度。方法：取出呼吸训练器，将连接管与外壳的接口、咬嘴连接，正确放至桌面或者手中。用嘴含住咬嘴吸气，尽量保持深吸气，使浮标球保持升起状态，并尽量保持时间长一些。移开呼吸训练器，不断重复。注意事项：当用于术后患者训练时，应在手术前对患者进行测试，记住术前能够达到的训练强度，术后按照这个目标进行训练。

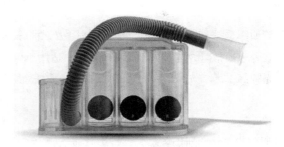

图9-2-2　流速型呼吸训练器

2. 抗阻型呼吸训练器（图9-2-3）　　主要是通过设定一定的阻力，患者咬住咬嘴进行有节律的呼气和吸气训练。每次训练15～20 min，每天训练2～3次，可根据患者情况休息10 min再进行下一轮的训练。

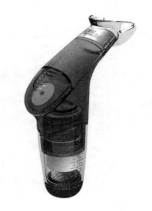

图9-2-3　抗阻型呼吸训练器

3. 阈值型负荷呼吸训练器（图9-2-4）　　主要通过旋转调节手柄来调节压力值，分为吸气训练模式、呼气训练模式和混合训练模式。吸气训练模式：将吸气端刻度调整至医生或治疗师建议的压力值，将呼气端刻度调至最小值。呼吸训练模式：将呼气端刻度调整至建议压力值，将吸气端刻度调至最小值。混合训练模式：将吸气端和呼气端的红色刻度均调整到建议压力值。

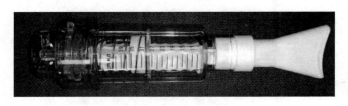

图9-2-4　阈值型负荷呼吸训练器

一、适用范围

阈值压力负荷训练是一种通过弹簧来设置不同阻力，训练患者吸气肌和呼气肌耐力的一种装置，通常阻力范围为 $9 \sim 41\ cmH_2O$，适用于可以配合的血流动力学稳定，近期无肺部手术、气胸、颅内高压、连枷胸等的患者。

二、目的

1. 维持呼吸肌耐力，预防肌肉萎缩，维持患者通气能力。

2. 改善血液循环，增加心肺耐力，减少并发症。

3. 缩短住院周期，改善预后。

三、准备

（一）患者准备

1. 评估　评估患者的年龄、病情、临床诊断、意识状况、生命体征、配合程度、心理状况。

2. 解释　向患者及家属解释有关治疗的目的、注意事项和配合要点。

（二）操作人员准备

着装整洁，修剪指甲，洗手，戴口罩、帽子。

（三）物资准备

PDA、阈值型负荷呼吸训练器、一次性咬嘴、速干手消毒液、检查手套等。

（四）环境准备

清洁，安静，温湿度适宜，光线充足，空气流通。

四、操作步骤

肌肉耐力训练操作步骤见表 9-2-3。

表 9-2-3　肌肉耐力训练操作步骤

步骤	说明	要点与原则
1. 核对、解释、评估	核对患者床号、姓名、腕带或使用 PDA 进行患者身份确认；告知患者治疗的方法和目的，取得患者的配合根据评估结果调整设备治疗压力值	确认患者

续表

步骤	说明	要点与原则
2. 体位	患者取直立坐位	吸气训练模式：将吸气端刻度调整至建议压力值，将吸气端刻度调整到最小值 呼气训练模式：将呼气端刻度调整至建议压力值，将呼气端刻度调整到最小值 混合模式训练：将吸气端和呼气端的红色刻度均调整到建议压力值
3. 操作前的检查	检查患者的生命体征，评估患者的意识，能否主动配合	了解患者情况
4. 再次核对	再次核查姓名、性别、住院号	2 种方式核对
5. 洗手、戴手套	使用速干手消毒液洗手待干，戴手套、帽子	
6. 开始治疗	患者取坐位，将咬嘴装入咬嘴端，患者呼吸肌训练时用嘴唇包紧咬嘴深吸气	吸气肌训练处方：强度是最大吸气压的 20% ~ 40%；时间是每次 5 min。每天二三次，每周 7 次，逐步过渡到每天 15 min，每次二三次，每周 7 次；一旦患者能维持 15 min，逐步增大（最大吸气压的 5%），增加强度到 40% ~ 60% 呼气肌训练处方：强度是最大吸气压的 5% ~ 10%；时间是每次 5 min。每天二三次，每周 7 次；逐步过渡到每天 15 min，每次二三次，每周 7 次；一旦患者能维持 15 min，增加强度到 40% ~ 60%。注意观察患者的生命体征和疲劳情况
7. 核对与健康指导	再次核对患者身份信息；告知患者注意事项，并指导患者自我锻炼	

续表

步骤	说明	要点与原则
8. 整理	整理床单位，协助患者取舒适体位	使患者舒适
9. 洗手、记录	用流动水或速干手消毒液洗手，记录患者的训练情况	疲劳程度、生命体征情况、患者治疗处方等

五、简要操作流程

肌肉耐力训练简要操作流程见表 9 - 2 - 4。

表 9 - 2 - 4　肌肉耐力训练简要操作流程

流程图	说明

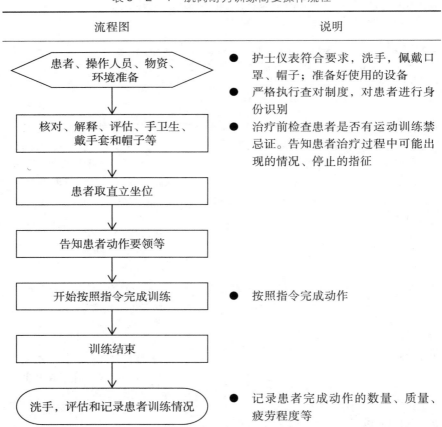

* 护士仪表符合要求，洗手，佩戴口罩、帽子；准备好使用的设备
* 严格执行查对制度，对患者进行身份识别
* 治疗前检查患者是否有运动训练禁忌证。告知患者治疗过程中可能出现的情况、停止的指征
* 按照指令完成动作
* 记录患者完成动作的数量、质量、疲劳程度等

患者、操作人员、物资、环境准备

核对、解释、评估、手卫生、戴手套和帽子等

患者取直立坐位

告知患者动作要领等

开始按照指令完成训练

训练结束

洗手，评估和记录患者训练情况

六、注意事项

1. 将咬嘴装入咬嘴端，不能够保证口腔呼吸者建议佩戴鼻夹或者用手捏住鼻子。

2. 训练时患者用嘴包紧咬嘴，不能漏气。

3. 每天在相同的时间进行训练。

4. 训练前要对患者进行呼吸肌力量的评估，根据评估结果选择合适的治疗压力。

5. 在运动过程中患者尽量不要屏气。

6. 训练过程中不能让患者过度疲劳。

7. 在操作前详细了解患者的情况，筛查患者进行呼吸训练的禁忌证。

（李磊、王春梅）

第三节　吞咽障碍评估

一、适用范围

吞咽障碍评估适用于长时间使用人工气道的重症患者、气管切开的患者，以及进食中呛咳、进食后咳嗽、痰中混有食物、有反复发作的肺炎或进食中咽部不适、食物残留感等吞咽障碍的患者。吞咽障碍评估包括非工具性评估（洼田饮水试验）和工具性评估（纤维内镜吞咽评估）。

二、目的

1. 确定吞咽困难是否存在。

2. 确定患者是否有误吸的危险因素。

3. 明确不同程度的吞咽困难，为进一步检查和治疗提供依据。

4. 判断患者是否需要改变营养方式。

三、准备

（一）患者准备

1. 评估　评估患者的年龄、病情、临床诊断、意识状况、生命体征、配合程度、口腔情况、心理状况等情况。

2. 解释　向患者及家属解释有关吞咽障碍评估的目的、注意事项和配合要点。

（二）操作人员准备

了解患者病史：有无吞咽困难史，观察患者有无吞咽困难表现，检查患者口咽部肌肉活动情况、吞咽反射及咳嗽反射等。

（三）物资准备

PDA、水杯 1 个、吸管 1 根、温水 30～50 ml、纸巾 1 盒、纤维内镜 1 台等。

（四）环境准备

整洁、安静，温湿度适宜，光线充足，确保足够的操作空间。

四、操作步骤

吞咽障碍评估操作步骤见表 9 - 3 - 1。

表 9 - 3 - 1　吞咽障碍评估操作步骤

步骤	说明	要点与原则
1. 核对、解释、评估	携用物至患者床旁，核对患者床号、姓名、住院号或使用 PDA 进行患者身份确认	确认患者
2. 操作前的检查	操作前评估患者病情、意识、口腔情况、感觉及配合能力等	操作前评估
3. 再次核对	再次核对姓名、性别、住院号	2 种方式核对
4. 洼田饮水试验	①协助患者取端坐位 ②将准备好的温水 30 ml 端至患者床旁 ③嘱患者尽量一次性喝完 30 ml 温水 ④如患者能一次性将水咽下，则评为 1 级（优） ⑤分两次以上能不呛地咽下，则评为 2 级（良） ⑥能一次咽下，但有呛咳则评为 3 级（中） ⑦分两次以上咽下，但有呛咳则评为 4 级（可） ⑧频繁呛咳，不能全部咽下，需留置胃管，则评为 5 级（差）	

续表

步骤	说明	要点与原则
5. 评价标准	正常：一次饮完，5 s 之内，则达到 1 级 可疑：一次饮完、5 s 以上或分 2 次饮完，则达到 2 级 异常：即达 3~5 级者，依次为轻、中、重度呛咳	
6. 纤维内镜吞咽评估	纤维内镜吞咽评估能够在 ICU 床旁实施，用一个小的柔性内镜通过鼻孔，进入咽上方，使口咽、咽腔下方及声门区能够被看见。检查时，可评估声带的运动、吞咽诱发的时间、梨状隐窝中的食物残留、喉部渗入、气管误吸、吞咽后咽部清除、喉部敏感度和咳嗽反射，喉部敏感度可以用内镜头部轻触会厌来测试	渗透和误吸的严重程度可按照 Rosenbek 渗透误吸量表来评定，按程度轻重分 8 级，1 分代表没有渗透，8 分代表无咳嗽误吸，即沉默性误吸
7. 观察并再次评估	观察患者饮水或纤维内镜评估后的生命体征及呛咳、吞咽等，评估患者此时有无不适	观察患者饮水时和纤维内镜评估时的耐受情况
8. 核对与健康指导	再次核对患者身份信息，告知患者注意事项	患者评估期间有任何不适及时处理，必要时终止操作
9. 整理	整理床单位、衣物、患者体位、心电导联线、各种管道等	使患者保持舒适位
10. 洗手、记录	用流动水或速干手消毒液洗手，记录	记录患者进行吞咽障碍评估时的情况及生命体征

五、简要操作流程

吞咽障碍评估简要操作流程见表 9-3-2。

表9-3-2 吞咽障碍评估简要操作流程

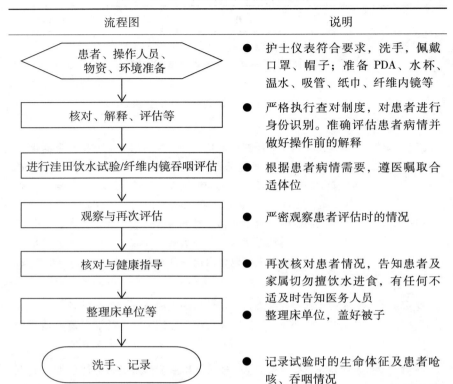

流程图	说明
患者、操作人员、物资、环境准备	● 护士仪表符合要求，洗手，佩戴口罩、帽子；准备PDA、水杯、温水、吸管、纸巾、纤维内镜等
核对、解释、评估等	● 严格执行查对制度，对患者进行身份识别。准确评估患者病情并做好操作前的解释
进行洼田饮水试验/纤维内镜吞咽评估	● 根据患者病情需要，遵医嘱取合适体位
观察与再次评估	● 严密观察患者评估时的情况
核对与健康指导	● 再次核对患者情况，告知患者及家属切勿擅饮水进食，有任何不适及时告知医务人员
整理床单位等	● 整理床单位，盖好被子
洗手、记录	● 记录试验时的生命体征及患者呛咳、吞咽情况

六、注意事项

1. 要求患者意识清醒，并能够按指令完成相关吞咽试验。

2. 进行洼田饮水试验时，告知患者注意事项，以防紧张。

3. 保证患者所饮水的温度正常，以防烫伤。

4. 在进行洼田饮水试验时必须有医务人员在场，防止发生意外。

（李磊、王春梅）

第四节　吞咽训练

一、适用范围

　　吞咽训练主要是针对与吞咽活动有关的器官进行功能训练，适用于轻、中、重度摄食障碍和吞咽障碍的患者。吞咽训练包括患者的基本训练（即训练与摄食、吞咽相关器官的功能）、摄食训练和综合训练。

二、目的

1. 改善患者摄食及吞咽功能，改变或恢复经口进食的方式。
2. 改善患者营养状态，增强患者康复的信心。
3. 使患者吞咽功能的效率和有效性最大化，保证患者营养供应。
4. 判断经口进食的安全性。
5. 规避吞咽障碍相关风险。
6. 改善与吞咽障碍相关生活质量。
7. 判断是否需要通过代偿方案和康复治疗来改善其预后。

三、准备

（一）患者准备

1. 评估　评估患者的年龄、病情、临床诊断、意识状况、生命体征、配合程度、心理状况等情况。了解患者有无吞咽困难史，观察患者有无吞咽困难表现，检查患者口咽部肌肉活动情况，吞咽反射及咳嗽反射等。

2. 解释　向患者及家属解释有关吞咽训练的目的、注意事项和配合要点。

（二）操作人员准备

操作人员着装整洁，戴口罩、帽子。

（三）物资准备

PDA、小碗、适量的有适当黏性不易松散的食物、勺子、纸巾、仪器等。

（四）环境准备

整洁、安静，温湿度适宜，光线充足，确保足够的操作空间。

四、操作步骤

吞咽训练操作步骤见表 9-4-1。

表 9-4-1　吞咽训练操作步骤

步骤	说明	要点与原则
1. 核对、解释、评估	携用物至患者床旁，核对患者床号、姓名、住院号或使用 PDA 进行患者身份确认	确认患者
2. 体位	协助患者取半坐位	方便操作，节省时间、体力

续表

步骤	说明	要点与原则
3. 操作前的检查	操作前评估患者病情、意识状态、口腔情况、感觉及配合能力等	操作前评估
4. 再次核对	再次核对姓名、性别、住院号	2 种方式核对
5. 基本训练	咽部冷刺激吞咽训练：通过寒冷刺激诱发强化吞咽反射。用冷冻棉签蘸少许水，轻轻刺激软腭、舌根及咽后壁后，令患者做吞咽动作，反复训练 声门闭锁训练：训练声门的关闭功能、强化软腭肌力。患者坐位深吸气后屏气，同时双手撑推椅面，令胸廓固定，声门紧闭，然后突然抬手，呼气发声使声门陡开	
6. 摄食训练（在基本训练的基础上进行）	体位：协助患者取半坐卧位，头前屈，肩后垫软枕，辅助者立于患者右侧 食物形态：选择密度均匀、有适当黏性、不宜松散、通过咽及食管时容易变形不粘黏膜的食物 入口量：一般从小量（3~4 ml）开始，酌情逐渐增加。为减少或避免误咽，可充分利用辅助吞咽动作，如交互吞咽、侧方吞咽、点头样吞咽等	
7. 综合训练	对偏瘫患者的吞咽功能训练应包括肌力训练、排痰法的指导、上肢摄食动作训练、辅助器具的使用、口腔卫生的保持等	
8. 观察并再次评估	观察患者吞咽训练时的情况及时评估其吞咽状态	以防误吸
9. 核对与健康指导	再次核对患者，告知其吞咽训练的注意事项	
10. 整理	整理床单位及用物	
11. 洗手、记录	用流动水或速干手消毒液洗手，记录	记录患者进行吞咽训练的时间及训练情况等

五、简要操作流程

吞咽训练简要操作流程见表 9-4-2。

表9-4-2　吞咽训练简要操作流程

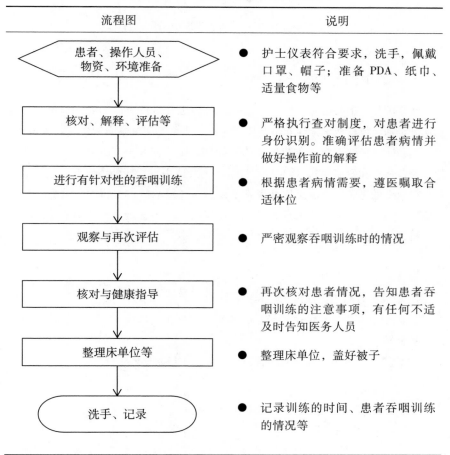

流程图	说明
患者、操作人员、物资、环境准备	● 护士仪表符合要求，洗手，佩戴口罩、帽子；准备 PDA、纸巾、适量食物等
核对、解释、评估等	● 严格执行查对制度，对患者进行身份识别。准确评估患者病情并做好操作前的解释
进行有针对性的吞咽训练	● 根据患者病情需要，遵医嘱取合适体位
观察与再次评估	● 严密观察吞咽训练时的情况
核对与健康指导	● 再次核对患者情况，告知患者吞咽训练的注意事项，有任何不适及时告知医务人员
整理床单位等	● 整理床单位，盖好被子
洗手、记录	● 记录训练的时间、患者吞咽训练的情况等

六、注意事项

1. 重视初步筛查及每次进食期间的观察，注意隐形误吸。

2. 在患者不能单独进食，以防误吸。

3. 在进食或摄食训练前清洁口腔。

4. 在进行吞咽训练时，因人而异选择合适的体位。

5. 经口进食必须严格遵守经过吞咽困难评估后制定的食物性状、剂量和进食频次。

6. 进食时保持注意力集中，观察肺部功能情况。

（李磊、王春梅）

第五节　转移训练

一、适用范围与禁忌

转移训练是指通过主动或被动的方式改变患者保持身体的姿势和位置，包括从卧位到坐位、从坐位到立位、从床到椅、从轮椅到卫生间的各种转移方法，以达到预防各种并发症（如皮肤压力性损伤、坠积性肺炎、肌肉萎缩、静脉血栓、关节强直和挛缩等），提高生存质量。主要适用于长期卧床患者、上肢肌力在三级以上的患者。禁忌证：患者不能配合，如躁动或攻击行为、谵妄状态且不能遵医嘱；患者处于疾病危重时期，血流动力学不稳定；关节不稳定，不稳定骨折又未做内固定；存在活动性出血或出血高风险等。

二、目的

1. 增强患者肌力，提高平衡和协调能力。

2. 教会重症患者从卧位到坐位、从坐位到立位、从床到椅、从轮椅到卫生间的各种转移方法。

3. 使患者能够独立完成各项日常生活活动，提高患者生存质量。

三、准备

（一）患者准备

1. 评估　评估患者的年龄、病情、意识状况、生命体征、配合程度、肌力及关节活动度、平衡能力等情况。

2. 解释　向患者及家属解释有关转移训练的目的、注意事项和配合要点。

（二）操作人员准备

操作人员着装整洁，戴口罩、帽子。

（三）物资准备

根据评估结果选择需要转移训练的方式，按需准备用物，如 PDA、软枕、轮椅、转移训练器等。

（四）环境准备

整洁、安静，温湿度适宜，光线充足，确保足够的操作空间。

四、操作步骤

转移训练操作步骤见表 9 - 5 - 1。

表 9 - 5 - 1　转移训练操作步骤

步骤	说明	要点与原则
1. 核对、解释、评估	携用物至患者床旁，核对患者床号、姓名、住院号或使用 PDA 进行患者身份确认	确认患者
2. 操作前的检查	操作前评估患者病情、意识、感觉及配合能力等	
3. 再次核对	再次核对姓名、性别、住院号	2 种方式核对
4. 床上撑起运动	协助患者坐起，患者在床上取伸膝坐位，身体前倾，两手掌平放在床上，患者肘关节伸直，用力撑起使臀部离床并向上抬起，做前后左右移动	
5. 床上横向运动	将健侧下肢伸直插入患侧下肢小腿下，一同向健侧移动，抽出健侧下肢并屈髋、屈膝，抬起臀部移向健侧，再以头部和臀部为支撑点，将躯干向健侧移动	
6. 床上坐位前后移动	协助患者在床上取坐位，身体前倾，两手掌交叉向前，或双手放于床档上，辅助患者抬高一侧臀部，将重心放在另一侧臀部上，辅助患者将抬起的一侧臀部向前或向后移动	
7. 从仰卧位到坐位运动	患者取仰卧位，双手放于腹部，健足放于患足下呈交叉状，医护人员位于患者健侧，双手分别扶于患者双肩，缓慢帮助患者向健侧转身，并向上牵拉患者双肩，患者同时屈健肘支撑患者身体，随着患者躯体上部被牵拉的同时患者伸健肘，手撑床面，健足带动患足一并移向床沿，两足平放于地面	

续表

步骤	说明	要点与原则
8. 从坐到站的运动	协助患者将足跟移动到膝关节重力线的后方，协助患者身体向前倾，操作者面向患者站立，双下肢分开位于患者双腿两侧，用双膝夹紧患者双膝关节外侧以固定，双手托住患者臀部或拉住患者腰带，将患者向前上方拉起，患者双臂抱于操作者颈部或双手放于操作者肩胛部，与操作者一起向上向前用力，完成抬臀、伸腿至站立，操作者协助患者调整重心，使患者双下肢直立承重，维持站立平衡	
9. 观察并再次评估	观察患者主观反应、生命体征及评估患者承受能力	
10. 核对与健康指导	再次核对患者身份信息；告知患者注意事项	患者评估期间有任何不适及时处理，必要时终止操作
11. 整理	整理患者管道及心电导联线、衣物等	使患者保持舒适位，避免管道牵拉及保护患者隐私
12. 洗手、记录	用流动水或速干手消毒液洗手，记录	记录执行时间及运动后的反应等

五、简要操作流程

转移训练简要操作流程见表 9-5-2。

表 9-5-2　转移训练简要操作流程

流程图	说明
患者、操作人员、物资、环境准备	● 护士仪表符合要求，洗手，佩戴口罩、帽子；准备 PDA、椅子、脚垫、枕头、被单等
核对、解释、评估等	● 严格执行查对制度，对患者进行身份识别。准确评估患者病情并做好操作前的解释
选择合适的转移训练方式	● 根据患者病情需要，遵医嘱选择合适的转移训练方式
观察与再次评估	● 严密观察患者评估时的情况
核对与健康指导	● 再次核对患者情况，告知患者转移训练时的配合要点，有任何不适及时告知医务人员
整理床单位等	● 整理床单位，盖好被子
洗手、记录	● 记录试验时的生命体征及患者转移训练时的情况等

六、注意事项

1. 转移前操作者应了解患者的能力，如身体活动情况、认知程度、需要的转移方式和力度大小等。

2. 进行转移前应先计划转移的方法、程序和方向，并详细向患者解释转移的要求和目的、患者所要完成的动作和辅助器具的位置。

3. 转移时的空间要足够。在床、椅之间转移时，床或椅放置的位置要合适，去除不必要的物件。

4. 相互转移时，两个平面之间的高度尽量相等，两个平面应尽可能靠近，两个平面的物体应固定。

5. 转移前后注意观察患者全身血液循环情况及皮肤情况，有管道者要先妥善固定各种管道，以防止非计划拔管。转移时注意安全，避免碰伤患者皮肤，帮助患者穿合适的鞋、袜和衣、裤，以防跌倒受凉等。

6. 患者和操作者采用较大的支撑面，以保证转移动作的稳定性。操作者在患者的重心附近进行协作，要注意转移的正确姿势。

（李磊、王春梅）

第六节　床上脚踏车训练

一、适用范围与禁忌

床上脚踏车（in-bed cycling，IBC）是一种辅助运动设备。其主要结构包括主架与脚踏车中控系统（含电机与操作屏）、左右脚踏板及绑带、支架、底座、左右把手、遥控器等部分。床上脚踏车运动又称"床上功率自行车运动"，是指借助床上脚踏车设备，诱发患者主动或被动的蹬腿锻炼，达到早期活动的目的。主要适用于病情稳定，需要进行肌力训练、关节活动训练的患者。其中被动模式适用于肌力 0~1 级的患者，肌力 2~3 级的患者根据患者实际耐受情况调节主动或被动模式，主动模式适用于肌力 3 级以上的患者。禁忌证：生命体征不稳定；存在精神疾病、谵妄、躁狂等无法配合的患者；怀孕；有特定体位需求；下肢骨折未固定；已知或可疑的急性 DVT/PE；未控制的活动性出血。

二、目的

1. 加快下肢血流速度。

2. 减少骨骼肌废用性萎缩，增加患者肌力，以期达到早期站立和行走的目的。

3. 减少卧床并发症的发生。

4. 减少有害卧床天数。

5. 促进呼吸、胃肠、肌肉骨骼等多系统功能恢复，有利于预防肺部感染、压力性损伤和深静脉血栓的形成。

三、准备

（一）患者准备

1. 评估　评估患者的年龄、病情、意识、生命体征、肢体活动、有无骨折、肌力、配合程度、管道等情况。

2. 解释　向患者及家属解释有关床上脚踏车训练的目的、注意事项和配合要点。

（二）操作人员准备

操作人员着装整洁，戴口罩、帽子。

（三）物资准备

康复用脚踏车 1 台（必要时准备插线板）、PDA、手套 2 副、一次性腿套 1 双、绑带 2 根等。

（四）环境准备

整洁、安静，温湿度适宜，光线充足，确保足够的操作空间。

四、操作步骤

床上脚踏车训练操作步骤见表 9-6-1。

表 9-6-1　床上脚踏车训练操作步骤

步骤	说明	要点与原则
1. 核对、解释、评估	告知患者操作的目的及注意事项，使用 PDA 扫描腕带，核查姓名、性别、住院号	确认患者
2. 操作前的检查	检查物资是否齐全、设备是否完好	
3. 再次核对	PDA 扫描腕带，核对姓名、性别、住院号	2 种方式核对
4. 将床上脚踏车妥善安置于床尾		
5. 协助患者取半卧位	床头抬高 15°~30°	
6. 固定患者肢体于脚踏车上	为患者穿上一次性腿套，将双下肢置于脚踏车的专用固定支具中，扎紧绑带固定肢体	
7. 检查患者体位	使患者脊柱与脚踏车中轴保持在一条直线上	操作者用手扶住患者膝盖，使胫骨和髋关节保持功能位，避免患者髋关节外旋、胫骨及膝关节外翻

续表

步骤	说明	要点与原则
8. 打开电源	选择固定智能模式，设置低初始转速（5～20 转/分）	按照热身训练（低速）→正式训练（中速）→冷却训练（低速）的流程进行。热身训练 10 转/分，持续 5～10 min；正式训练 20～30 转/分（或遵医嘱），根据医嘱持续 20～30 min；冷却训练 10 转/分，持续 5～10 min
9. 观察并再次评估	观察患者主观反应、生命体征及评估患者承受能力	患者评估期间有任何不适及时处理，必要时终止操作
10. 核对与健康指导	再次核对患者身份信息，告知患者注意事项	
11. 整理	整理患者管道及心电导联线、衣物等	使患者保持舒适位，避免管道牵拉及保护患者隐私
12. 洗手、记录	用流动水或速干手消毒液洗手，记录	记录执行时间及运动后的反应等

五、简要操作流程

床上脚踏车训练简要操作流程见表 9 - 6 - 2。

表 9 - 6 - 2　床上脚踏车训练简要操作流程

流程图	说明

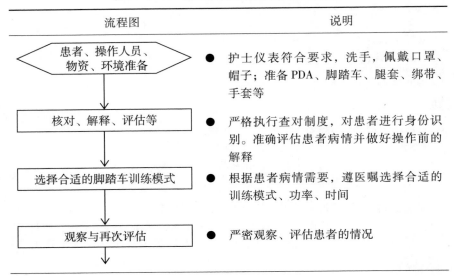

● 护士仪表符合要求，洗手，佩戴口罩、帽子；准备 PDA、脚踏车、腿套、绑带、手套等

● 严格执行查对制度，对患者进行身份识别。准确评估患者病情并做好操作前的解释

● 根据患者病情需要，遵医嘱选择合适的训练模式、功率、时间

● 严密观察、评估患者的情况

续表

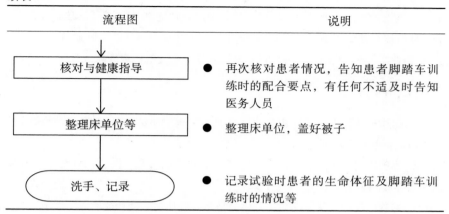

流程图	说明
核对与健康指导	● 再次核对患者情况，告知患者脚踏车训练时的配合要点，有任何不适及时告知医务人员
整理床单位等	● 整理床单位，盖好被子
洗手、记录	● 记录试验时患者的生命体征及脚踏车训练时的情况等

六、注意事项

1. 床上脚踏车训练须在严格评估病情、固定好各类管道及医务人员协助下进行。

2. 运动过程中密切监测患者生命体征和耐受情况，患者若出现血流动力学急剧改变或其他暂停指征应立即停止。

3. 使用指定电伏和电源线，防止意外发生。

4. 床上脚踏车使用后及时按标准消毒，置于通风干燥处。

5. 主动床上脚踏车训练时，应当设置合适的阻力，避免因阻力过大导致明显的升压反应及憋气，对心血管造成额外负荷。对于有高血压、冠心病或其他心血管疾病的患者应谨慎使用主动模式。

6. 有深静脉血栓、硬膜外镇痛、严重恶心、呕吐、腹泻等情况者不适合进行该训练。

（李磊、王春梅）

第七节　神经肌肉电刺激

一、适用范围

神经肌肉电刺激（neuromuscular electrical stimulation，NMES）是应用低频脉冲电流刺激运动神经和肌肉以引起肌肉收缩的方法。当电刺激作用于肌肉时，首先激活的是运动神经，当运动神经被电刺激激活后会产生神经冲动，神经冲动传导至肌肉可引起肌肉收缩。主要适用于防止及治疗肌肉的废用性肌萎缩，增加或维持关节活动度，对神经失用的肌肉进行功能训练及增强正常肌肉力量，如长期卧床、活动减少导致的肌肉萎缩、静脉回流不畅，以及脑血管意外、小儿脑性瘫痪、多发性硬化、脑外伤、脊髓外伤等引起的肌肉瘫痪或痉挛。

二、目的

1. 加速神经再生和传导功能的恢复及激活被封闭的神经通路，促使失神经支配肌肉恢复运动功能。

2. 改善肌肉本身的血液循环，减轻失水和代谢紊乱，防止、延缓或减轻失用性肌萎缩和挛缩的发生。

3. 抑制肌肉纤维化、硬化，最终提高患者肢体的运动功能。

三、准备

（一）患者准备

1. 评估   评估患者的年龄、病情、临床诊断、意识状况、生命体征、皮肤感觉、血液循环情况、配合程度、皮肤健康情况、心理状况。

2. 解释   向患者及家属解释神经肌肉电刺激的目的、注意事项和配合要点。

（二）操作人员准备

着装整洁，修剪指甲，洗手，戴口罩、帽子。

（三）物资准备

1. 治疗车上层   备神经肌肉电刺激设备、电极片、棉签、酒精、PDA、皮肤清洁用品等。

2. 治疗车下层   备生活垃圾桶、医疗垃圾桶等。

（四）环境准备

清洁、安静，温湿度适宜，光线充足，空气流通。

四、操作步骤

神经肌肉电刺激操作步骤见表9-7-1。

表 9 - 7 - 1 神经肌肉电刺激操作步骤

步骤	说明	要点与原则
1. 核对、解释、评估	携神经肌肉电刺激设备至患者床旁，核对患者床号、姓名、腕带或使用 PDA 进行患者身份确认	确认患者身份
2. 体位	根据治疗部位，选择患者舒适的体位，充分暴露治疗部位	
3. 操作前的检查	检查神经肌肉电刺激设备是否连接妥善，皮肤是否有破损，皮肤是否清洁	
4. 再次核对	再次核对姓名、性别、住院号	2 种方式核对
5. 打开电极片	准备好治疗所需的电极片	注意检查电极片外包装及失效日期；检查电极片是否有破损
6. 洗手，戴手套、帽子	使用速干手消毒液洗手待干，戴手套、帽子	按照无菌操作原则戴手套、帽子
7. 粘贴电极片	将电极片与神经肌肉电刺激设备进行连接，检查、清洁治疗部位的皮肤，然后将电极片贴到患者治疗部位	注意连接处是否正常，电极片与患者治疗部位皮肤是否充分接触
8. 开始治疗	启动电源，检查导线连接正常后开始调节治疗处方、缓慢调节治疗强度，观察患者的面部表情，询问患者的感受，以不引起患者明显不适为度	开始治疗前向患者解释治疗时应该出现的感觉，如果出现不适应及时和操作人员进行沟通。注意观察患者生命体征情况
9. 治疗结束	将机器电源关闭，断开治疗设备与电极片之间的连接，从患者治疗部位取下电极片放进治疗袋内，询问患者感受，观察皮肤是否有治疗损伤	
10. 整理	清洁患者治疗部位，整理床单位，协助患者取舒适体位	使患者舒适
11. 洗手、记录	用流动水或速干手消毒液洗手，观察、记录患者治疗后的反应和治疗强度	记录患者治疗时的反应和治疗强度

五、简要操作流程

神经肌肉电刺激操作流程见表 9 - 7 - 2。

表 9 - 7 - 2 　神经肌肉电刺激操作流程

流程图	说明
患者、操作人员、物资、环境准备	● 护士仪表符合要求，洗手，佩戴口罩、帽子；准备皮肤清洁湿巾、消毒酒精、棉签等 ● 严格执行查对制度，对患者进行身份识别 ● 治疗前检查患者的皮肤是否破损和相关禁忌证
核对、解释、评估等	
洗手，戴手套、帽子	
粘贴电极片、将电极片与机器连接	
启动电源、设置治疗处方和治疗强度	● 打开设备电源，缓慢调整强度，并观察和询问患者的感受
治疗结束	
整理治疗设备、洗手、记录	

六、注意事项

1. 治疗前应检查刺激部位皮肤感觉是否正常，对于感觉异常者，应严格控制电流强度以免烧伤。

2. 电极片放置时应避开伤口及瘢痕，因电流易集中引起烧伤。

3. 电极片不能放置于颈前区，因颈前区有咽喉部肌肉、膈神经、颈动脉窦、迷走神经等，电刺激可引起咽喉肌、膈肌痉挛，引起呼吸、血压、心率等改变。

4. 治疗开始前和治疗结束后都应将治疗强度归零。

5. 治疗过程中注意观察电极片是否与治疗部位的皮肤充分贴合，防止电流突然增大灼伤皮肤。

（李磊、王春梅）

第十章

紧急救护相关操作技术

第一节　心肺复苏

一、适用范围

心肺复苏适用于各种可逆因素导致的心搏、呼吸骤停者。

二、目的

1. 促使患者自主呼吸和自主循环恢复。
2. 保证重要脏器的血液供应，挽救患者生命。

三、准备

（一）患者准备

评估患者的意识状况、生命体征，是否平卧于坚实地面或硬板床。

（二）操作人员准备

着装整洁，修剪指甲，洗手等。

（三）物资准备

电筒、纱布、弯盘、复苏板，必要时备口咽通气管、压舌板、开口器、舌钳、简易呼吸球囊等。

（四）环境准备

评估现场环境是否安全，光线是否充足，有无足够的操作空间。

四、操作步骤

心肺复苏操作步骤见表 10 - 1 - 1。

表 10 - 1 - 1　心肺复苏操作步骤

步骤		说明	要点与原则
1. 评估		快速观察现场周围环境，判断是否存在潜在危险，并采取相应的自身和患者安全保护与防护措施	确认安全
2. 识别		判断患者意识：轻拍双肩，俯身于双耳侧响亮呼唤。判断颈动脉搏动：用右手示指和中指指尖触及患者气管正中环状软骨，向同侧下滑 2～3 cm，至胸锁乳突肌前缘凹陷处。判断呼吸：耳听（将耳朵贴近患者口鼻处，听有无呼吸声）；面感（操作者面颊感受有无气流溢出）；眼观（观察患者胸廓有无起伏）	识别时间为 5～10 s
3. 启动应急反应系统		呼救、报告并记录时间	通知抢救人员、准备抢救物资
4. 体位		患者去枕平卧，解开衣领、腰带等，保持患者头、颈、躯干位于同一轴线上	确认患者平卧于坚实地面或硬板床（或胸下垫复苏板）
5.（人工循环）	C	确定按压部位：胸骨中下 1/3 处。男性为双乳头连线与胸骨交界处，女性沿肋缘上滑至剑突与胸骨交界上 2 横指。按压手法：扣手，一手掌根部置于按压部位，另一手重叠于其上，十指交叉，紧紧相扣，手指不触及胸壁，按压时操作者需挺直腰部，两肘关节伸直，以髋关节为支点，利用上身力量垂直下压	按压部位、按压深度及频率：胸骨下压 5～6 cm，频率为 100～120 次/分，按压后迅速放松，保证每次按压后胸廓充分回弹。按压与放松时间比为 1:1。按压同时观察患者面部，注意患者的反应
6.（开放气道）	A	观察口腔：清除异物及分泌物（如有义齿取下活动义齿）。仰头举颏法：一手的小鱼际部位置于患者前额使头向后仰，另一手示、中两指抬起下颏，使下颌角与耳垂的连线与地面呈垂直状态，保持气道通畅。如有颈椎损伤可采用托下颌法开放气道	根据病情选择适当的开放气道手法，保证气道有效开放

续表

步骤	说明	要点与原则
7. (人工 呼吸) B	捏鼻包嘴，吹气 2 次，每次吹气时间持续 1 s，间隔 1 s，吹气完毕，松开鼻部，以利于气体自然逸出	每次通气量 400 ~ 600 ml，吹气频率 10 次/分，按压与通气比为 30:2。吹气时观察患者胸廓有无起伏，确保足量气体进入患者肺部
8. 复检	5 个循环结束后，检查呼吸、脉搏，若呼吸恢复，为患者摆复苏体位，为患者整理衣裤；若呼吸未恢复，则需重复 CAB 步骤	判断大动脉搏动及呼吸是否恢复，时间为 5 ~ 10 s。患者呼吸恢复，判断是否发生室颤，如发生室颤，立即通知医生进行电除颤
9. 高级生命支持	送监护室进行进一步高级生命支持	保护患者隐私，保证转运安全，如果患者已清醒，向患者进行解释，安抚患者情绪
10. 洗手、记录	用流动水或速干手消毒液洗手，记录	注意院内感染及职业防护记录抢救时间、经过，按院内感染管理要求处置用物

五、简要操作流程

心肺复苏简要操作流程见表 10 - 1 - 2。

表 10 - 1 - 2 心肺复苏简要操作流程

流程图	说明
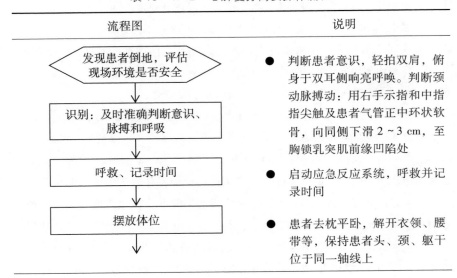	● 判断患者意识，轻拍双肩，俯身于双耳侧响亮呼唤。判断颈动脉搏动：用右手示指和中指指尖触及患者气管正中环状软骨，向同侧下滑 2 ~ 3 cm，至胸锁乳突肌前缘凹陷处 ● 启动应急反应系统，呼救并记录时间 ● 患者去枕平卧，解开衣领、腰带等，保持患者头、颈、躯干位于同一轴线上

续表

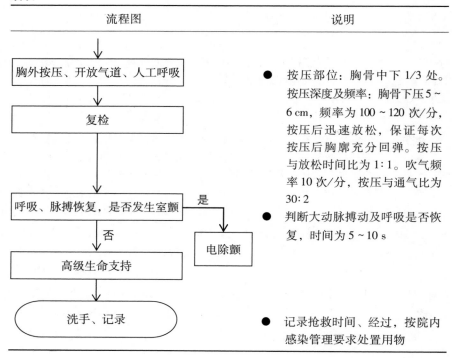

流程图	说明

胸外按压、开放气道、人工呼吸

复检

呼吸、脉搏恢复，是否发生室颤 —是→ 电除颤

否

高级生命支持

洗手、记录

- 按压部位：胸骨中下 1/3 处。按压深度及频率：胸骨下压 5 ~ 6 cm，频率为 100 ~ 120 次/分，按压后迅速放松，保证每次按压后胸廓充分回弹。按压与放松时间比为 1∶1。吹气频率 10 次/分，按压与通气比为 30∶2
- 判断大动脉搏动及呼吸是否恢复，时间为 5 ~ 10 s
- 记录抢救时间、经过，按院内感染管理要求处置用物

六、注意事项

1. 按压部位为胸骨中下 1/3 处，按压时保持手指不触及胸壁，两肘关节伸直，垂直按压，按压深度及频率正确，保证胸廓充分回弹。

2. 在按压过程中边按压边观察患者面部，注意患者的反应。

3. 复苏有效指征　①双侧瞳孔由大逐渐缩小，且对光反射存在；②面色、口唇、甲床由发绀转为红润；③大动脉搏动恢复；④自主呼吸恢复；⑤SBP 大于 60 mmHg；⑥意识逐渐恢复，出现眼球活动及手脚搐动。

4. 特殊情况的 CPR　①儿童心肺复苏：1 岁以上儿童酌情采用双掌或单掌按压，注意不同年龄段按压力度不同，低龄儿童勿过度吹气，以免损伤肺脏。②1 岁以下婴儿心肺复苏：采用无名指、中指"两指"按压，按压位置为"乳头连线的下方"，按压幅度为 4 ~ 5 cm，进行人工呼吸时操作者的嘴要同时包住婴儿口鼻，勿过度吹气，避免肺损伤。③溺水者心肺复苏：首先采取头低俯卧位进行体位引流，迅速清除口鼻中污水、污物、分泌物及其他异物，拍打背部促使气道内液体排出，保持气道通畅，随后先进行 5 次人工呼吸，再进入上述心肺复苏步骤。④由于孕期患者更容易发生缺氧，在孕妇心搏骤停复苏期间应优先考

虑氧合和气道管理，不应进行胎儿监测。

（王春燕）

第二节　电除颤

一、适用范围

电除颤适用于严重心律失常，如心室颤动、心室扑动、室性心动过速等。

二、目的

1. 终止心室颤动，纠正心律失常，恢复窦性心律。
2. 保证重要脏器的血液供应，挽救患者生命。

三、准备

（一）患者准备

患者平卧于硬质、干燥、绝缘的平面上，皮肤清洁、干燥。

（二）操作人员准备

着装整洁，修剪指甲，备秒表，洗手，戴口罩、帽子。

（三）物资准备

除颤仪、导电糊、纱布、酒精、治疗车等。

（四）环境准备

环境安全，温湿度适宜，光线充足。

四、操作步骤

电除颤操作步骤见表 10 - 2 - 1。

表 10 - 2 - 1　电除颤操作步骤

步骤	说明	要点与原则
1. 识别	判断患者心电图心律失常，检查患者意识、脉搏、呼吸	评估患者是否具有电除颤的适应证和禁忌证
2. 评估	现场环境是否安全	确认环境安全，方便操作
3. 呼救并记录时间	呼救时要求带上除颤仪，记录抢救开始时间	

续表

步骤	说明	要点与原则
4. 患者准备	检查患者是否仰卧于硬质、干燥、绝缘平面，解开衣服，检查胸壁，清洁皮肤，开放气道，吸氧	去除金属物品
5. 检查除颤仪	开机检查设备情况，检查电源有无故障，充电是否安全，导线是否接触良好	确认除颤仪处于完好备用状态
6. 放置电极板	电极板涂导电糊，放置电极板于合适位置：一电极板放置于心底部（胸骨右缘第 2 肋间）；另一电极板置于心尖部，即（左腋前线第 5 肋间）	电极板放置位置准确，并应与患者皮肤密切接触，保证导电良好
7. 确认室颤	观察心电波形，再次确认室颤	再次确认室颤
8. 充电	按下充电按钮，大声嘱其他人离开患者、病床	双向波电除颤选择 150 J 或 200 J，单向波选择 360 J。8 岁以上儿童参考成人能量值。1～8 岁儿童能量选择：首次 2 J/kg，第 2 次为 4 J/kg，后续电击 ≥ 4 J/kg
9. 放电	环顾患者四周，确定周围人员无直接或间接与患者接触，两手同时按下两个电极板上的放电键	电击时，任何人不得接触患者及病床，以免触电
10. 观察除颤效果	电极板停留 10 s，观察心电波形，判断是否恢复窦性心律	如需继续电除颤应在进行有效复苏后进行第二次电除颤
11. 5 组 CPR	除颤结束后立即进行 5 组 CPR	CPR 可促进氧和基质酶作用物转到心肌，利于再次除颤成功
12. 复检	检查患者心跳、脉搏和呼吸是否恢复，摆复苏体位	确认除颤效果
13. 整理用物	旋钮回位至"监护"；清洁除颤电极板	除颤成功后，如果患者已清醒，应对患者进行解释，安慰患者，消除患者的焦虑与紧张情绪
14. 洗手、记录	用流动水或速干手消毒液洗手，记录	注意院内感染及职业防护记录抢救时间、经过，按院内感染管理要求处置用物

五、简要操作流程

电除颤简要操作流程见表 10 - 2 - 2。

表 10 - 2 - 2   电除颤简要操作流程

流程图	说明

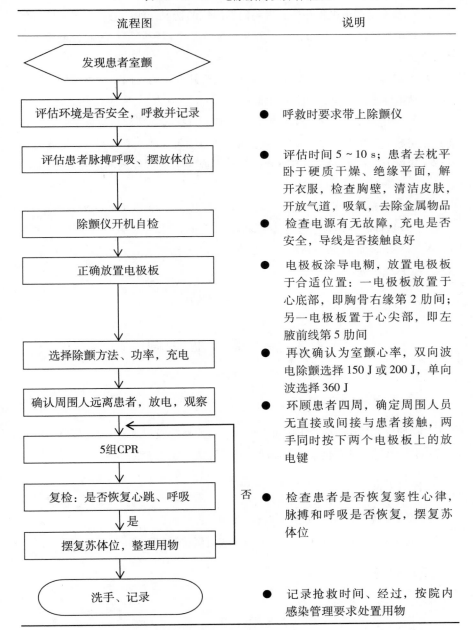

流程图（从上到下）：

- 发现患者室颤
- 评估环境是否安全，呼救并记录
- 评估患者脉搏呼吸、摆放体位
- 除颤仪开机自检
- 正确放置电极板
- 选择除颤方法、功率，充电
- 确认周围人远离患者，放电，观察
- 5组CPR
- 复检：是否恢复心跳、呼吸
- 摆复苏体位，整理用物
- 洗手、记录

说明：

- 呼救时要求带上除颤仪

- 评估时间 5～10 s；患者去枕平卧于硬质干燥、绝缘平面，解开衣服，检查胸壁，清洁皮肤，开放气道，吸氧，去除金属物品
- 检查电源有无故障，充电是否安全，导线是否接触良好

- 电极板涂导电糊，放置电极板于合适位置：一电极板放置于心底部，即胸骨右缘第 2 肋间；另一电极板置于心尖部，即左腋前线第 5 肋间

- 再次确认为室颤心率，双向波电除颤选择 150 J 或 200 J，单向波选择 360 J
- 环顾患者四周，确定周围人员无直接或间接与患者接触，两手同时按下两个电极板上的放电键

- 检查患者是否恢复窦性心律，脉搏和呼吸是否恢复，摆复苏体位

- 记录抢救时间、经过，按院内感染管理要求处置用物

六、注意事项

1. 确认电极板放置部位皮肤清洁干燥，无伤口及敷料。

2. 电极板不可放置于植入式起搏器上方，至少间隔 10 cm。

3. 选择合适的电极板并注意避免局部阻抗的情况，如：电极板与胸壁接触不严密；两块电极板位置过近，这些将可能导致电极板间形成短路，电流无法通过心脏。

4. 心肺复苏中除颤，因每次除颤而中止胸外按压的时间要尽可能短，要在呼气末放电除颤，以减少跨胸电阻抗。

5. 以下情况禁忌除颤　①缓慢心律失常，包括病态窦房结综合征；②洋地黄过量引起的心律失常（除室颤外）；③严重低血钾；④左心房巨大，心房颤动持续一年以上，长期心室率不快者；⑤高度或完全性传导阻滞的房扑、房速、房颤。

6. 抢救因缺氧导致的心搏骤停（溺水、窒息等），需要及时开放气道。

7. 放电时确认周围人员无直接或间接接触患者，以免触电。

8. 除颤并发症有急性肺水肿、心律失常、肺栓塞、心肌损伤、皮肤灼伤、喉痉挛、低血压等。

（王春燕）

第三节　环甲膜穿刺

一、适用范围

环甲膜穿刺适用于急性上呼吸道梗阻、喉源性呼吸困难、头面部严重外伤、气管插管有禁忌证或病情紧急而需快速开放气道者。

二、目的

1. 简便快速建立人工气道，缓解呼吸困难症状。

2. 抢救患者生命，为下一步建立高级气道赢得时间。

三、准备

（一）患者准备

评估患者呼吸情况、生命体征，是否充分暴露颈前区。

（二） 操作人员准备

着装整洁，修剪指甲，洗手，戴口罩、帽子。

（三） 物资准备

消毒棉签、2% 利多卡因、注射器、手术刀、生理盐水、12～16号带套管的静脉穿刺针、气管导管接头、简易呼吸球囊、固定胶带、高频呼吸机、治疗用药等。

（四） 环境准备

环境安全，温湿度适宜，光线充足。

四、操作步骤

环甲膜穿刺操作步骤见表10-3-1。

表 10-3-1　环甲膜穿刺操作步骤

步骤	说明	要点与原则
1. 评估	判断现场环境是否安全	确认环境安全，方便操作
2. 患者准备	患者去枕仰卧，肩部垫薄枕，头向后仰，使气管向前突出，头颈保持中线位。若病情危重不能平卧，也可取坐位，头尽量后仰，充分暴露颈前区	保持环甲膜穿刺时的体位，充分暴露颈前区
3. 识别	根据解剖位置，识别表面标志，即甲状软骨、环状软骨和环甲膜	环甲膜位于甲状软骨下缘和环状软骨之间，为上下窄、左右宽的筋状组织，手指触摸为一椭圆形小凹陷，正中部位最薄，为穿刺部位
4. 消毒	消毒范围不小于15 cm	紧急情况或无消毒用具情况下可不消毒
5. 麻醉	2% 利多卡因局部浸润麻醉	在昏迷、窒息或为争取时间的情况下，可以不用麻醉
6. 检查用物	检查穿刺针是否通畅，注射器内装2～5 ml生理盐水备用	确认穿刺针完好通畅，处于备用状态

续表

步骤	说明	要点与原则
7. 穿刺	操作者戴无菌手套，站于患者右侧，以左手示指、中指固定环甲膜两侧，右手持注射器，在环甲膜正中部位（图 10-3-1）处进针，针尖指向尾端，针柄与颈长轴垂直线成 45°角刺入。当感到阻力突然消失时，即可接注射器并回抽，充满液体的注射器中会出现气泡	切勿用力过猛，以免损伤气管后壁及食管，造成气管食管瘘。确认穿刺成功：患者出现咳嗽反射，或注入少许生理盐水出现咳嗽
8. 外套管接气管插管接头	将外套管向气管内推入，同时退回穿刺针针芯，固定套管	固定穿刺针套管以防移位
9. 连接呼吸机通气	连接气管插管接头，接呼吸球囊进行通气，或将套管直接连接高频喷射呼吸机	通气时间一般不超过 24 h
10. 观察通气效果	观察胸壁运动、听诊呼吸音以及血氧饱和度监测判断通气是否充足	如呼吸困难无缓解，应考虑采用其他外科气道方法
11. 整理用物、洗手、记录	用流动水速干手消毒液洗手，记录	注意院内感染及职业防护按院内感染管理要求处置用物

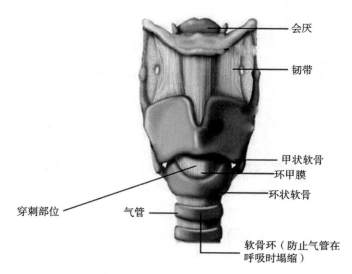

会厌

韧带

甲状软骨
环甲膜
环状软骨

穿刺部位   气管

软骨环（防止气管在呼吸时塌缩）

图 10-3-1　环甲膜穿刺部位

五、简要操作流程

环甲膜穿刺简要操作流程见表 10 - 3 - 2。

表 10 - 3 - 2　环甲膜穿刺简要操作流程

流程图	说明

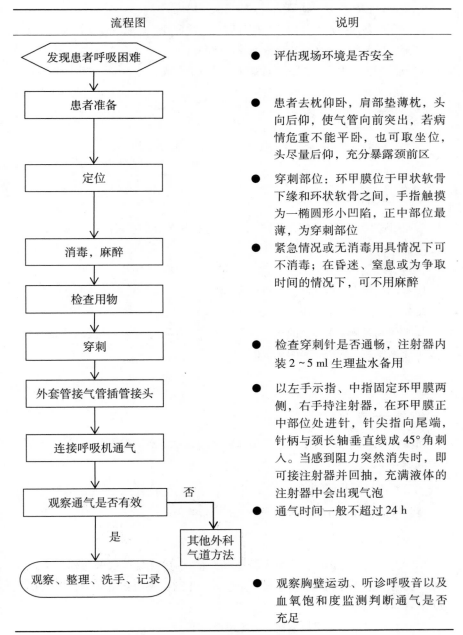

流程图	说明
发现患者呼吸困难	● 评估现场环境是否安全
患者准备	● 患者去枕仰卧，肩部垫薄枕，头向后仰，使气管向前突出，若病情危重不能平卧，也可取坐位，头尽量后仰，充分暴露颈前区
定位	● 穿刺部位：环甲膜位于甲状软骨下缘和环状软骨之间，手指触摸为一椭圆形小凹陷，正中部位最薄，为穿刺部位
消毒，麻醉	● 紧急情况或无消毒用具情况下可不消毒；在昏迷、窒息或为争取时间的情况下，可不用麻醉
检查用物	
穿刺	● 检查穿刺针是否通畅，注射器内装 2 ~ 5 ml 生理盐水备用
外套管接气管插管接头	● 以左手示指、中指固定环甲膜两侧，右手持注射器，在环甲膜正中部位处进针，针尖指向尾端，针柄与颈长轴垂直线成45°角刺入。当感到阻力突然消失时，即可接注射器并回抽，充满液体的注射器中会出现气泡
连接呼吸机通气	
观察通气是否有效　否→其他外科气道方法　是↓	● 通气时间一般不超过 24 h
观察、整理、洗手、记录	● 观察胸壁运动、听诊呼吸音以及血氧饱和度监测判断通气是否充足

六、注意事项

1. 环甲膜穿刺的相对禁忌证包括可能或已知存在气管横断、喉气管断裂伴远端气管回缩入纵隔、喉断裂以及凝血功能异常等。

2. 准确定位环甲膜，谨慎穿刺，避免假道形成。

3. 穿刺时勿用力过猛，以免损伤气管后壁及食管，造成气管食管瘘。

4. 通气时要由专人固定穿刺针套管以防移位。

5. 预防相关并发症：出血、食管穿孔、假道形成、皮下气肿或纵隔积气。

（王春燕）

第四节　胸腔闭式引流瓶的更换

一、适用范围

胸腔闭式引流瓶的更换适用于安置胸腔闭式引流管的患者。

二、目的

1. 排除胸腔内气体和液体，防止其反流。

2. 重建胸膜腔正常负压，促进肺复张。

3. 便于观察胸腔引流液的量、颜色、性质、有无气泡及水柱波动情况等。

4. 平衡压力，维护纵隔的正常位置。

三、准备

（一）患者准备

向患者及家属解释操作目的、注意事项和配合要点，取得知情同意，指导患者取适当体位。

（二）操作人员准备

着装整洁，修剪指甲，洗手，戴口罩、帽子。

（三）物资准备

1. 治疗车上层　PDA、无菌生理盐水、水封瓶、引流管、开瓶器、止血钳两把、无菌手套、无菌纱布、弯盘、标签等。注意检查用物有效期，注明开瓶及失效日期。

2. 治疗车下层　生活垃圾桶、医疗垃圾桶等。

（四）环境准备

清洁、安静，温湿度适宜，限制人员流动，保护患者隐私。

四、操作步骤

胸腔闭式引流瓶更换操作步骤见表 10 - 4 - 1。

表 10 - 4 - 1 胸腔闭式引流瓶更换操作步骤

步骤	说明	要点与原则
1. 准备用物	备齐用物，推至床旁	注意检查用物有效期
2. 核对、解释	核对患者床号、姓名、腕带或使用 PDA 进行患者身份确认。向患者解释，取得同意	核对患者身份，取得知情同意
3. 评估	评估病情、意识，引流管局部情况，引流液的颜色、性质、量及水柱波动情况	观察伤口渗血、渗液情况，有无皮下气肿
4. 引流瓶准备	洗手，倾倒生理盐水至水封瓶内，按无菌操作原则向瓶内倒入生理盐水，使长玻璃管没入水中 3～4 cm，正确连接引流管与水封瓶，盖紧瓶塞，保持直立，做好液平面的标记	标签注明管道名称、更换日期和时间
5. 操作中再次核对	再次核对姓名、年龄、住院号	2 种方式核对
6. 夹闭引流管	在引流管下铺治疗巾。垫弯盘于接口处，用两把止血钳双向夹闭引流管近患者端	双向夹闭，防止逆流
7. 分离引流管	戴手套，断开引流管，将旧引流管接头置于医疗垃圾桶内，旧水封瓶置于治疗车下层	遵循无菌操作原则
8. 消毒	安尔碘消毒引流口平面 2 次，螺旋向上消毒引流管外侧面 2 次	消毒范围为引流口平面及外侧面 2 cm
9. 连接管道	用无菌纱布包裹已消毒端，正确连接管道	保持引流系统密闭，切勿漏气
10. 松开止血钳，固定水封瓶	松开止血钳，嘱患者咳嗽，观察有无水柱波动，使水封瓶固定稳妥	水封瓶固定应低于引流口 60～100 cm
11. 操作后再次核对、健康宣教	再次核对患者身份信息；向患者交代相关注意事项，指导患者有效咳嗽	告知患者注意事项
12. 整理用物	去除治疗巾，整理床单位，协助患者摆好体位	使患者舒适
13. 洗手、记录	用流动水或速干手消毒液洗手，记录	记录引流液的颜色、性质和量

五、简要操作流程

胸腔闭式引流瓶更换简要操作流程见表 10 - 4 - 2。

表 10 - 4 - 2　胸腔闭式引流瓶更换简要操作流程

流程图	说明

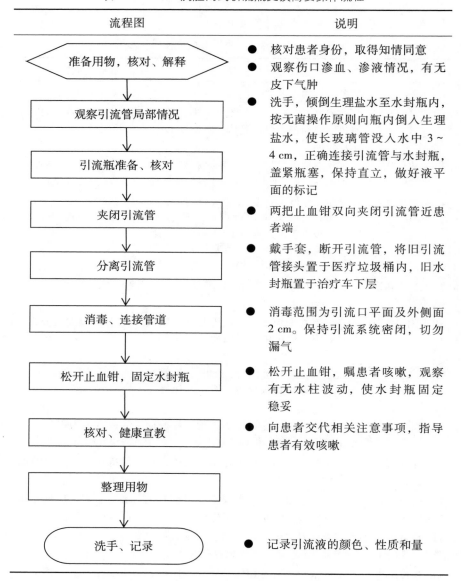

流程图	说明
准备用物，核对、解释	● 核对患者身份，取得知情同意 ● 观察伤口渗血、渗液情况，有无皮下气肿
观察引流管局部情况	● 洗手，倾倒生理盐水至水封瓶内，按无菌操作原则向瓶内倒入生理盐水，使长玻璃管没入水中 3 ~ 4 cm，正确连接引流管与水封瓶，盖紧瓶塞，保持直立，做好液平面的标记
引流瓶准备、核对	
夹闭引流管	● 两把止血钳双向夹闭引流管近患者端
分离引流管	● 戴手套，断开引流管，将旧引流管接头置于医疗垃圾桶内，旧水封瓶置于治疗车下层
消毒、连接管道	● 消毒范围为引流口平面及外侧面 2 cm。保持引流系统密闭，切勿漏气
松开止血钳，固定水封瓶	● 松开止血钳，嘱患者咳嗽，观察有无水柱波动，使水封瓶固定稳妥
核对、健康宣教	● 向患者交代相关注意事项，指导患者有效咳嗽
整理用物	
洗手、记录	● 记录引流液的颜色、性质和量

六、注意事项

1. 妥善固定，随时检查引流装置是否密闭，引流管有无脱落。保持水封瓶长玻璃管没入水中 3~4 cm，保持直立，水封瓶固定应低于引流口 60~100 cm。

2. 更换引流瓶时，两把止血钳双向夹闭引流管，防止空气进入胸膜腔，严格遵循无菌操作原则。

3. 保持引流管通畅，定时观察记录引流液的量、颜色、性质以及水柱波动情况，若手术后 24 h 引流量 >800 ml，需通知医生，暂时夹闭管道，以防肺水肿发生。

4. 观察引流管有无受压、扭曲、堵塞、漏气等情况，定时挤压引流管防止其堵塞。

5. 安置胸腔闭式引流管的患者通常采取半卧位，病情允许可指导患者进行床上活动，鼓励患者有效咳嗽、咳痰。若要搬运患者，先用两把止血钳双向夹闭引流管，再将引流瓶放在床上以利搬动。

6. 若水封瓶破裂或连接部位脱开，应立即将引流管反折，止血钳双向夹闭引流管，立即更换新的引流装置；若引流管从伤口滑脱，应立即用无菌敷料封闭并及时通知医生做进一步处理。

7. 在拔管后 24 h 内，应密切观察患者的呼吸情况，局部有无渗液、渗血、漏气、皮下气肿等情况，及时通知医生处理。

（王春燕）

第十一章
转运相关操作技术

第一节　转运呼吸机连接与初始参数设置

一、适用范围

转运呼吸机适用于院前急救、不能脱离呼吸机行院内检查、治疗、转运和院际转运的患者。

二、目的

确保患者在转运过程中能够维持足够的通气和氧合。

三、准备

（一）患者准备

1. 评估　①患者的年龄、体重、病情、生命体征、临床诊断、意识状态；②人工气道的类型，气道的通畅度，气管导管固定情况，痰液的性状、颜色及量等；③肺功能、血气分析结果。

2. 解释　告知患者或家属使用转运呼吸机的目的、注意事项及配合要点。

（二）操作人员准备

操作人员着装整洁，洗手，戴口罩、帽子。

（三）物资准备

治疗车、转运呼吸机、氧气罐、氧源连接管、减压阀、扳手、简易呼吸球囊、模拟肺、一次性呼吸过滤器、负压引流装置、听诊器、无菌手套等。

（四）环境准备

病房环境清洁、安静、光线充足、限制人员流动，拉上床帘保护患者隐私，确保足够的操作空间。

四、操作步骤

转运呼吸机连接与初始参数设置操作步骤见表 11 - 1 - 1。

表 11 - 1 - 1　转运呼吸机连接与初始参数设置操作步骤

步骤	说明	要点与原则
1. 核对（第一次核对）、解释、评估	携带用物至患者床旁，核对患者床号、姓名、住院号、腕带或使用 PDA 对患者进行身份的确认，并向患者解释使用转运呼吸机的目的、配合及注意事项	2 种方式对患者身份进行核对
2. 检查设备	检查转运呼吸机性能	开启电源查看指示灯是否亮灯，蓄电电池是否满格；电源线、氧气管路、呼吸管道等配件是否完好无损等
	检查供氧装置	确保氧气充足，氧气压力表应在 10~15 MPa
	连接氧源	使用扳手将转运呼吸机与氧气罐相连接，扭稳妥，避免气体泄漏
	安装管路与呼吸阀	戴无菌手套按使用说明书正确安装转运呼吸机与呼吸阀，确保连接处密闭性完好
	试机	将模拟肺连接转运呼吸机，监测转运呼吸机运行是否正常
3. 模式、参数的设置	根据患者身高、体重、病情等选择通气模式与参数	在一般情况下呼吸支持模式与参数的设置可参照患者使用有创呼吸机的模式与参数，或使用支持更高的模式与参数
4. 患者准备（第二次核对）	再次核对患者身份，向患者解释，取得配合	听诊患者双肺评估是否有痰鸣音，必要时进行吸痰。检查患者气囊压力、人工气道类型、气道的通畅情况等。查看血气分析结果

续表

步骤	说明	要点与原则
5. 连接患者	转运呼吸机经模拟肺试机无异常，确保转运呼吸机的正常运行，连接患者端	听诊患者双肺呼吸音，关注心率、血压、胸廓起伏、呼吸状态，血氧饱和度的变化，有无人机对抗；设置报警限；气管导管妥善固定，防止过度牵拉、滑出；根据患者实际情况必要时给予镇静剂，做好保护性约束。携带简易呼吸球囊以确保患者转运途中安全
6. 健康宣教与心理护理（第三次核对）	再次核对患者身份，向患者解释，取得配合	告知患者使用转运呼吸机的注意事项及配合，做好健康宣教与心理护理
7. 洗手、记录	做好相应的护理记录	
8. 撤机、终末消毒	使用完毕后转运呼吸机与配件的消毒处理	转运呼吸机机体如未被污染可使用清水擦拭，如被污染（血渍、分泌物等）则使用有效氯含量为 500 mg/L 或 2 000 mg/L 的消毒液进行擦拭消毒；可重复使用的转运呼吸管路按说明书进行消毒处理；一次性呼吸回路按医疗垃圾处理

五、简要操作流程

转运呼吸机连接与初始参数设置简要操作流程见表 11 - 1 - 2。

表 11 - 1 - 2   转运呼吸机连接与初始参数设置简要操作流程

流程图	说明

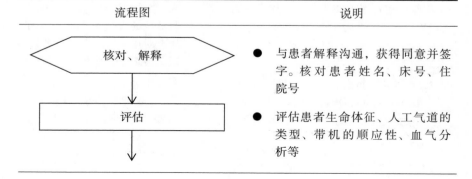

核对、解释	● 与患者解释沟通，获得同意并签字。核对患者姓名、床号、住院号
评估	● 评估患者生命体征、人工气道的类型、带机的顺应性、血气分析等

续表

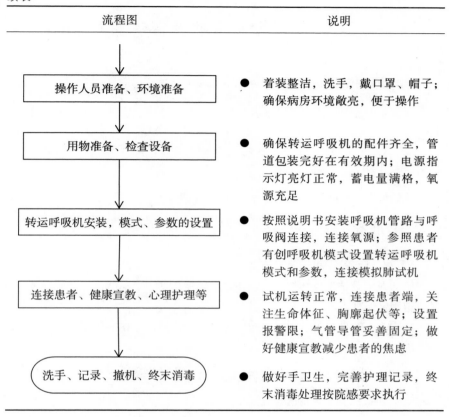

流程图	说明
操作人员准备、环境准备	● 着装整洁，洗手，戴口罩、帽子；确保病房环境敞亮，便于操作
用物准备、检查设备	● 确保转运呼吸机的配件齐全，管道包装完好在有效期内；电源指示灯亮灯正常，蓄电量满格，氧源充足
转运呼吸机安装，模式、参数的设置	● 按照说明书安装呼吸机管路与呼吸阀连接，连接氧源；参照患者有创呼吸机模式设置转运呼吸机模式和参数，连接模拟肺试机
连接患者、健康宣教、心理护理等	● 试机运转正常，连接患者端，关注生命体征、胸廓起伏等；设置报警限；气管导管妥善固定；做好健康宣教减少患者的焦虑
洗手、记录、撤机、终末消毒	● 做好手卫生，完善护理记录，终末消毒处理按院感要求执行

六、注意事项

1. 转运呼吸机与氧气罐之间的管道保持紧密性，避免气体泄漏，氧气罐压力维持在 10 ~ 15 MPa。

2. 转运呼吸机模式有 A/C 或 SIMV 通气模式，模式、参数的选择应参照有创呼吸机模式与参数。

3. 医护人员了解并掌握转运呼吸机安装流程，熟练调试程序，准确预判问题出现的原因，具有及时处理问题的能力。

4. 转运呼吸机屏幕朝向呼吸治疗师，便于动态观察。

5. 将转运呼吸机放置患者身旁，避免压伤患者，妥善放置，防止掉落砸伤医护人员。

6. 转运呼吸机管路，一人一用一消毒，使用后送供应室消毒处理备用。

（李春蓉）

第二节   危重症患者常规转运

一、适用范围

危重症患者常规转运适用于需要外出行院内检查、转科、院际转运治疗的患者。

二、目的

让危重患者能够得到更好的治疗，以期改善预后。

三、准备

（一）患者准备

1. 评估   评估患者病情、生命体征、临床诊断、意识状态、配合程度、各种管道固定情况。

2. 解释   告知患者及家属该转运的目的、该转运存在的风险，获取家属同意及配合。

（二）转运分级配置

1. 危重症患者常规转运分级标准，见表 11-2-1。

表 11-2-1   危重症患者常规转运分级标准表

评估项目	I 级	II 级	III 级
生命体征情况	在生命支持下，生命体征不平稳	在生命支持下，生命体征相对平稳	无须生命支持，生命体征平稳
意识状态（GCS 评分）	意识丧失，GCS 评分 ≤8 分	意识状态为浅昏迷，GCS 评分 9~11 分	GCS 评分≥12 分
呼吸支持	建立人工气道并予呼吸机支持呼吸，PEEP ≥ 8 cmH_2O，FiO_2 ≥60%	建立人工气道并予呼吸机支持呼吸，PEEP < 8 cmH_2O，FiO_2 <60%	无人工气道或低流量吸氧，血氧饱和度在 95% 以上，能自主排痰
循环支持	静脉泵入 2 种及以上血管活性药物维持循环	静脉泵入 1 种及以上血管活性药物维持循环	无须血管活性药物支持

续表

评估项目	Ⅰ级	Ⅱ级	Ⅲ级
临床主要表现	CPR 术后、严重创伤、急性心肌梗死、多器官功能衰竭等	呼吸衰竭、急腹症、大型手术患者等	慢性病、小型手术转科患者等
转运时间	转运时间需≥20 min	控制在≥10 min 且 < 20 min	< 20 min

注：前 5 项为主要评估项目，依据 5 项中的最高级别进行分级；转运时间为次要指标，可依据实际情况进行相应调整。

2. 危重症患者常规转运医护人员配置见表 11-2-2。

表 11-2-2　危重症患者常规转运医护人员配置表

医护人员配置	Ⅰ级	Ⅱ级	Ⅲ级
医生	ICU 工作时间应≥2 年，熟悉掌握抢救技能：胸外心脏按压、气管插管、电除颤	ICU 工作时间应≥2 年，熟练掌握基本急救技能	ICU 工作时间应≥1 年，熟练掌握基本急救技能
护士	N3 层级；取得 ICU 专科护士证书；熟练掌握各种抢救仪器设备的使用	N2 层级；熟练掌握各种抢救仪器设备的使用	N1 层级；掌握抢救仪器设备的使用

注：以上分级标准为推荐配备标准，各医院可根据自身实际情况按照推荐原则进行调整。

（三）物资准备

危重症患者常规转运物资配置等级见表 11-2-3。

表 11-2-3　危重症患者常规转运物资配置等级表

物资准备	Ⅰ级	Ⅱ级	Ⅲ级
仪器、设备	便携式氧气钢瓶 2 个；转运监护仪 1 台；转运呼吸机 1 台；便携式负压吸引器 1 台；气管插管用物；微量泵（病情需要备用）；AED1 台、穿刺用物	便携式氧气钢瓶 1 个、转运监护仪 1 台；便携式负压吸引器 1 台；微量泵（根据病情需要备用）、简易呼吸球囊 1 个、吸痰管 5 根；AED（必要时）、穿刺用物	便携式氧气钢瓶 1 个、简易指脉氧仪 1 个、简易呼吸球囊 1 个（必要时）、穿刺用物

续表

物资准备	Ⅰ级	Ⅱ级	Ⅲ级
药品	盐酸肾上腺素注射液、盐酸多巴胺注射液、丙泊酚注射液，静脉输注 0.9% 氯化钠注射液维持通道	盐酸肾上腺素注射液、咪达唑仑注射液（备用）；丙泊酚注射液（备用）；静脉输注 0.9% 氯化钠注射液维持通道	无须血管活性药物支持，保留输液通道可无须输液或静脉输注 0.9% 氯化钠注射液维持通道

注：以上分级标准为推荐配备标准，各医院可根据自身实际情况按照推荐原则进行调整。

（四）环境准备

病房环境清洁、安静、光线充足、限制人员流动，拉上床帘保护患者隐私，确保足够的操作空间。

四、操作步骤

危重症患者常规转运操作步骤见表 11 - 2 - 4。

表 11 - 2 - 4　危重症患者常规转运操作步骤

步骤	说明	要点与原则
1. 核对、解释（第一次核对）	核对患者床号、姓名、住院号、腕带或使用 PDA 对患者进行身份确认；向患者解释转运的目的、配合及注意事项	2 种方式核查
2. 评估	根据患者病情选择相应的转运级别	①关注患者生命体征、意识状态、呼吸、循环、血气分析等 ②评估患者身上所置的管道（人工气道、引流管、深静脉置管、动脉穿刺管等）的固定是否稳妥 ③气管插管刻度、气管导管卡夫的压力维持在 25 ~ 30 cmH$_2$O ④要求各引流管管道标签字迹清晰，置管日期书写正确，为防止管道的脱出、滑脱、过度牵拉应做二次固定

续表

步骤	说明	要点与原则
3. 人员配置合理	以患者安全为中心，有效选择应对人员配置，以保障患者转运安全	危重症患者常规转运医护人员配置见表11 – 2 – 2
4. 转运设备、用物及药品准备	根据患者转运级别选择相应转运物资配备（见表11 – 2 – 3）	①确保转运仪器、设备性能完好，保证蓄电设备电量充足；保证氧气钢瓶有充足的氧量 ②根据患者实际情况选择适合的转运呼吸机模式及参数；调试转运呼吸机性能是否正常 ③确保便携式负压吸引器性能完好，可正常使用 ④静脉泵入药品正确、配置时间有效、药品标签清晰，血管活性药品尽量经中心静脉通道泵入；保持输液管道通畅、滴速适宜
5. 患者准备（第二次核对）	携带用物至患者床旁，再次核对患者身份	如人工气道患者应听诊双肺是否有痰鸣音，必要时进行吸痰，清理口腔，保证气道通畅
6. 准备转运	①人工气道需要呼吸机支持患者 ②吸氧患者	转运呼吸机试机完毕无异常，连接患者端后观察5～10 min，确保带机顺应，根据实际情况设置报警限，关注患者生命体征、胸廓起伏、血氧饱和度 置患者呈斜坡体位，调节便携式氧气钢瓶，将压力维持在正常范围，关注患者呼吸状态，血氧饱和度维持在95%以上
7. 医疗、护理文书	完善相关医疗文书与护理记录的书写，护理相关各类评估单的填写及打印	
8. 转运（第三次核对）	携带《危重症患者转运物资核查表》至床旁，再次核对患者身份信息	①完善《危重症患者转运物资核查表》的填写，填写核查表应按照各自医院的标准实施 ②出发前电话通知对方需准备的监护设备，并告知出发的时间以及预计达到的时间
9. 消毒	终末处理	普通患者或多重耐药患者使用过的床单位、仪器设备、周围物品按医院院感科要求使用有效氯含量为500 mg/L或2 000 mg/L的消毒液进行消毒；床单、被套、病员服等布类送医院供应室消毒

五、简要操作流程

危重症患者常规转运简要操作流程见表 11 - 2 - 5。

表 11 - 2 - 5　危重症患者常规转运简要操作流程

流程图	说明

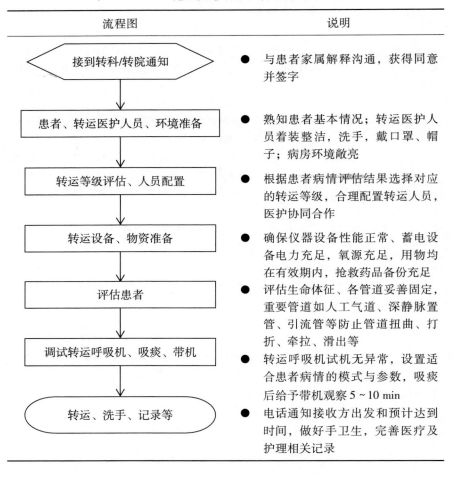

流程图	说明
接到转科/转院通知	● 与患者家属解释沟通，获得同意并签字
患者、转运医护人员、环境准备	● 熟知患者基本情况；转运医护人员着装整洁，洗手，戴口罩、帽子；病房环境敞亮
转运等级评估、人员配置	● 根据患者病情评估结果选择对应的转运等级，合理配置转运人员，医护协同合作
转运设备、物资准备	● 确保仪器设备性能正常、蓄电设备电力充足，氧源充足，用物均在有效期内，抢救药品备份充足
评估患者	● 评估生命体征、各管道妥善固定，重要管道如人工气道、深静脉置管、引流管等防止管道扭曲、打折、牵拉、滑出等
调试转运呼吸机、吸痰、带机	● 转运呼吸机试机无异常，设置适合患者病情的模式与参数，吸痰后给予带机观察 5～10 min
转运、洗手、记录等	● 电话通知接收方出发和预计达到时间，做好手卫生，完善医疗及护理相关记录

六、注意事项

1. 由医生对患者病情进行评估，根据病情确定相应的转运等级以及转运医护人员的配置。

2. 做好转运物资的充分准备，可根据转运时长准备便携式氧气钢瓶及抢救药品。

3. 患者 SpO_2 下降是缺氧最直观的表现，加大 FiO_2 可降低转运风险。

4. 动态评估患者吸痰的必要性，吸痰时应堵塞负压吸引器的连接管开口，检查压力大小，成人压力应≤200 mmHg；儿童压力应≤120 mmHg。

5. 搬运患者过床后梳理所有管道，避免输液管道、各引流管、监测管道的脱落、弯折及扭曲。

6. 转运途中护士应站于患者头侧，便于观察生命体征及病情变化。

7. 转运途中如患者出现紧急情况需要抢救，院内转运的应就地或到就近科室进行，等待医生评估病情平稳后再决定是否继续转运。

（李春蓉）

第三节　体外膜氧合患者转运

一、适用范围

需要转运至院内功能科室进行治疗、检查或转科的 ECMO 患者，以及涉及需要转诊到院际医院治疗的 ECMO 患者。

二、目的

为改善呼吸衰竭和（或）循环衰竭患者在各种无效治疗后能够得到有效的治疗。

三、准备

（一）患者准备

1. 评估　①患者年龄、病情、生命体征、临床诊断、意识状态、配合程度、有无建立 ECMO 管道、其他管道的固定情况；②查看抗凝剂的使用，活化凝血时间、凝血指标等重要检验项目；③评估患者属于院内转运还是院际转运。

2. 解释　与家属进行有效的沟通，告知 ECMO 安置的必要性、转运的目的、转运存在的风险，以及有可能的预后，同时说明 ECMO 治疗和转运所需要的费用，获取家属同意并签字。

（二）转运人员准备

转运人员（5~6 人）：2 名医生、2 名护士、1 名呼吸治疗师。其中 2 名医生中，1 名必须经过 ECMO 专业培训。

（三）物资准备

转运呼吸机、转运急救箱、监护仪、除颤仪、手摇泵、氧气钢瓶、微量泵、管道钳、便携式负压吸引器、ECMO 蓄电设备、超声机、耦合剂、凝血功能监测仪、电插板、抢救药品、医用手套等。

（四）环境准备

提前规划转运路线，对电梯和门廊的空间进行评估，判断是否符合 ECMO 患者转运时所需要的空间，事先准备转运专用电梯，尽可能缩短转运时间，保证转运的通畅与安全。

四、操作步骤

ECMO 患者转运操作步骤见表 11 - 3 - 1。

表 11 - 3 - 1 ECMO 患者转运操作步骤

步骤	说明	要点与原则
1. 核对、解释、评估	核对患者床号、姓名、住院号、腕带或使用 PDA 对患者进行身份的确认；告知家属 ECMO 患者转运的必要性、存在的风险及可能的预后	2 种方式对患者身份进行核查；与家属进行有效沟通，取得同意；对患者病情进行评估，有无建立 ECMO 管道
2. 转运人员准备	ICU 医生：参加工作 > 3 年，取得重症医学专科资质、ECMO 医生	主要负责转诊医院的沟通协调、转运计划的制订、转运路线的规划、患者病情的评估、与家属的沟通、ECMO 建立、转运途中对患者生命体征以及仪器设备转运工作的监测
	血管外科医生	主要负责患者病情评估、血管筛查、ECMO 置管、转运途中对患者生命体征以及仪器设备转运工作的监测
	体外循环师（或 ECMO 专科护士）	主要负责 ECMO 管道的连接、预冲，配合医生完成 ECMO 置管，转运中 ECMO 运转的管理
	护士：参加 ICU 工作 ≥ 5 年，取得国家级、省级重症专科护士资质	负责转运所有仪器、设备、物资的准备，熟悉掌握抢救仪器、设备的操作，熟知转运过程中对患者观察要点，配合抢救等，保障患者静脉用药
	呼吸治疗师	负责患者呼吸支持，确保 ECMO 患者运转途中呼吸机正常运转，及时处理在机械通气时出现的突发情况

续表

步骤	说明	要点与原则
3. 转运形式、转运工具的选择	根据转运形式分：院内转运、院际转运。院内可使用平车；院际转运根据里程选择交通工具，如地面转运可选择救护车、高铁，空中转运可选择直升机、固定翼飞机	地面转运或空中转运选择的交通工具都应该配备充足的电力，能够支持ECMO泵、加热器等转运仪器、设备的使用；氧气钢瓶的备份必须充足，能够供应整个转运过程中的使用
4. 转运仪器、设备、物资的准备	按照各个医院ECMO转运核查单标准进行物资准备	①保证仪器、设备性能正常，确保蓄电设备电量充足，供氧装置完善，氧气钢瓶压力维持在 10~15 MPa ②根据转运时长、路程准备药品的数量应多于实际使用的数量 ③备用无菌物品均在有效期内
5. 患者准备	携带转运物资到床旁，核对患者床号、姓名、住院号、腕带或使用PDA对患者进行身份的确认	①2种方式对患者身份进行核查 ②管道的准备：人工气道固定稳妥，防止滑出和移位，气囊压力维持在 25~30 cmH$_2$O。清理口腔及气道分泌物，保持气道通畅；鼻饲患者提前30 min予以胃肠减压，可减少反流误吸的风险；整理所有的管道，做好管道标示，标签书写正确，特别是特殊管道如ECMO置管、深静脉置管、有创动脉置管均应固定妥善，查看有无渗血，管道有无打折、扭曲、牵拉、松动等迹象；短时间内转运可暂时夹闭不会危及到患者安全的管道 ③查看患者凝血时间、血气分析结果等主要检验项目 ④至少保留两条静脉输液通道，预备抢救使用
6. 转运前再次核查	转运仪器设备的性能	再次确保所有转运、仪器设备能够正常使用，蓄电设备电量充足，外接电源线备份完好
	确认转诊医院物资的准备	确认转诊医院所需仪器设备是否准备齐全如超声机、ACT仪和模块、血气分析仪等，如不够齐全将由转运医院自行携带；准备好接收床位

续表

步骤	说明	要点与原则
	转运工具的确认	以患者安全为中心，缩减转运时间，提高转运效率，事先联系好救护车等交通工具，确保 ECMO 患者顺利转运
7. 转运准备	使用 PDA 扫描腕带对患者进行身份的确认	①予以患者安装监护仪器设备，设置报警限，关注生命体征、意识状态、呼吸、循环、血气分析等，观察 30min 运行无异常，由医生评估后再做决定是否转运 ②当患者转移到平车或救护车上时，现场由 1 名总指挥人员负债指挥，工作人员分工明确，各司其职
8. 记录	完善医疗文书，护理相关记录及打印评估单	
9. 转运途中的监护	关注生命体征、管道，预防非计划拔管	①关注患者生命体征、仪器设备运转是否正常，如有异常立即处理 ②妥善放置 ECMO 管道，防止过度牵拉、滑脱、弯折、扭曲，不可压在患者身上 ③在转运途中将带屏幕仪器的设备应显露在外朝向医护人员，便于动态观察 ④妥善放置仪器、设备，避免压伤患者或意外掉下砸伤转运人员，以及导致设备的损害 ⑤在转运过程中因停用 ECMO 水箱将导致患者体温的变化，需注意外界温度，必要时保暖 ⑥预防非计划拔管的发生，医生应对患者实际状态进行评估，是否需要保护性约束或使用镇静药品 ⑦在转运过程中当涉及侵入性操作时，严格遵守无菌操作原则，做好手卫生
10. 转运交接	与接收科室完成交接	根据患者病情先安置最重要的仪器、设备，确保运转正常无异，再进行病情、转运途中情况、治疗措施等交接

五、简要操作流程

ECMO 患者转运简要操作流程见表 11 - 3 - 2。

表 11 - 3 - 2 ECMO 患者转运简要操作流程

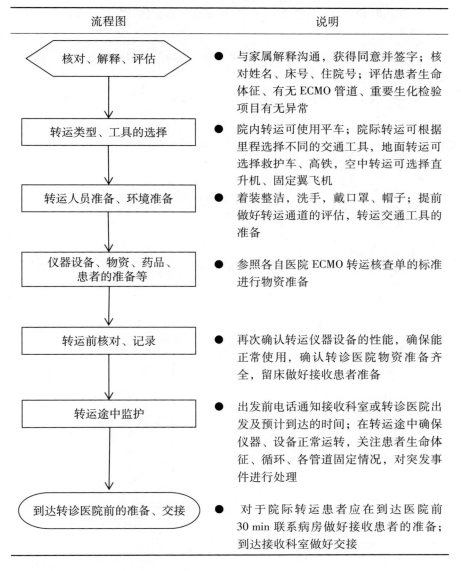

流程图	说明
核对、解释、评估	● 与家属解释沟通，获得同意并签字；核对姓名、床号、住院号；评估患者生命体征、有无 ECMO 管道、重要生化检验项目有无异常
转运类型、工具的选择	● 院内转运可使用平车；院际转运可根据里程选择不同的交通工具，地面转运可选择救护车、高铁，空中转运可选择直升机、固定翼飞机
转运人员准备、环境准备	● 着装整洁，洗手、戴口罩、帽子；提前做好转运通道的评估，转运交通工具的准备
仪器设备、物资、药品、患者的准备等	● 参照各自医院 ECMO 转运核查单的标准进行物资准备
转运前核对、记录	● 再次确认转运仪器设备的性能，确保能正常使用，确认转诊医院物资准备齐全，留床做好接收患者准备
转运途中监护	● 出发前电话通知接收科室或转诊医院出发及预计到达的时间；在转运途中确保仪器、设备正常运转，关注患者生命体征、循环、各管道固定情况，对突发事件进行处理
到达转诊医院前的准备、交接	● 对于院际转运患者应在到达医院前 30 min 联系病房做好接收患者的准备；到达接收科室做好交接

六、注意事项

1. 《ECMO 患者转运物资核查单》的使用　应按照各自院内转运核查单进

行物资准备。

2. 根据转运路程及转运时间应充分备足氧源和抢救药品。

3. 转运途中关注患者生命体征等的变化，如出现紧急情况应就地处理，待病情平稳后再评估决定是否继续转运。

4. 转运时 ECMO 水箱暂停工作，关注患者体温变化及肢端循环，必要时给予保暖。

5. 在转运过程中当涉及到侵入性操作时，严格遵守无菌操作原则，做好手卫生。

6. 确保转运工作顺利进行，提前做好转运通道的评估、交通工具的准备。

（李春蓉）

第十二章
穿脱防护服相关操作技术

第一节　穿防护服

一、适用范围

穿防护服适用于医务人员在接触甲类或按甲类传染病管理的传染病患者时；接触经空气传播或飞沫传播的传染病患者，可能受到患者血液、体液、分泌物、排泄物喷溅时。

二、目的

保护医务人员和患者，避免交叉感染及自身感染，阻断病原体传播。

三、准备

（一）操作人员准备

着装整洁，修剪指甲，洗手，戴口罩、帽子。

（二）物资准备

一次性帽子、头戴式医用防护口罩、防护服、防护面屏或护目镜、鞋套、靴套、医用外科手套、穿衣镜、免洗手消毒液等。

（三）环境准备

清洁、安静，温湿度适宜，光线充足，确保足够的操作空间。

四、操作步骤

穿防护服操作步骤见表12-1-1。

表12-1-1 穿防护服操作步骤

步骤	说明	要点与原则
1. 手卫生	七步洗手法洗手	注意院感及职业防护
2. 戴医用防护口罩	口罩需罩住口鼻及下巴，贴合面部并系好头带，先拉下方系带，再拉上方系带。戴好后塑鼻夹，并检查口罩密闭性	塑鼻夹：将双手指尖放在金属鼻夹上，双手指尖从中间位置开始分别向两侧移动和按压，根据鼻梁形状塑造鼻夹。检查口罩密闭性：双手捂住口罩快速呼气或吸气，应感觉口罩略微鼓起或塌陷。若鼻夹附近有漏气应重新塑鼻夹，若漏气位于四周应调整系带及塑鼻夹至不漏气为止
3. 戴帽子	由前额置于脑后，罩于头部	避免头发外露
4. 戴内层手套	检查有效期、外包装密闭性，以及是否漏气，佩戴手套	遵循无菌操作原则
5. 穿防护服	检查防护服型号、有效期及密闭性，拉链拉至底端，防护服不能触及地面；先穿下衣，再穿上衣，戴帽子（防护服帽子要完全盖住一次性帽子）；拉上拉链，密封拉链口	选择合适型号的防护服，注意防护服颈部不能遮挡医用防护口罩
6. 戴护目镜或防护面屏	佩戴前检查有无破损，系带是否牢固，将护目镜或防护面屏置于眼部和头部合适部位，调整其舒适度	检查有无戴牢。尽量避免面部皮肤外露
7. 戴外层手套	检查有效期、外包装密闭性，以及是否漏气，佩戴手套	注意外层手套要将防护服袖口完全包裹住
8. 穿内层鞋套及靴套	内层鞋套整理至防护服裤筒内，穿靴套	
9. 检查延展性	活动、下蹲以检查防护服的延展性	

五、简要操作流程

穿防护服简要操作流程见表 12 - 1 - 2。

表 12 - 1 - 2　穿防护服简要操作流程

流程图	说明

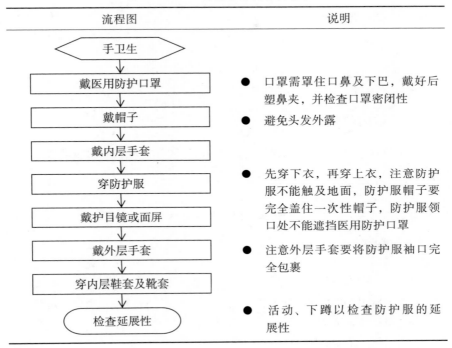

手卫生	
戴医用防护口罩	● 口罩需罩住口鼻及下巴，戴好后塑鼻夹，并检查口罩密闭性
戴帽子	● 避免头发外露
戴内层手套	
穿防护服	● 先穿下衣，再穿上衣，注意防护服不能触及地面，防护服帽子要完全盖住一次性帽子，防护服领口处不能遮挡医用防护口罩
戴护目镜或面屏	
戴外层手套	● 注意外层手套要将防护服袖口完全包裹
穿内层鞋套及靴套	
检查延展性	● 活动、下蹲以检查防护服的延展性

六、注意事项

1. 戴医用防护口罩时需根据鼻型塑鼻夹，贴合面部，检查口罩密闭性，口罩不能重复使用，遇污染或潮湿，应及时更换。

2. 选择大小合适的防护服，穿戴前检查防护服，如发现破损或污染及时更换。

3. 穿戴护目镜应贴合眼部，避免危险物质侵入。

4. 需在现场监督与协助下，检查个人防护用品穿戴是否齐备、完好、大小合适。

5. 为避免护目镜起雾，可以将泳镜防雾液均匀喷涂在护目镜内侧面，待液体流平，静置后过水一次，自然晒干后备用，还可采用洗手液涂抹法、洗洁精涂抹法、肥皂涂抹法、碘伏涂抹法、不带颗粒的牙膏清洗法，以及使用抗菌防雾湿巾等。

6. 预防长期佩戴口罩所导致的鼻面部压伤　每日佩戴口罩时认真调整好位

置，如果可能的话，每天位置略微变动一点；去除口罩后，用流动清水洗脸，若皮肤略有发红，可使用矿泉水或清水敷脸，温度控制在 20～40℃，勿过热或过冷；洗脸后推荐使用婴儿润肤露轻轻按摩面部，注意按摩前手卫生，修剪指甲，防止皮肤破损和感染。

（王春燕）

第二节　脱防护服

一、适用范围

在完成现场作业，离开污染区后，进入清洁区前，进行防护服的脱卸。

二、目的

保护医务人员和患者，避免交叉感染及自身感染，防止病毒传播。

三、准备

（一）物资准备

一次性医用外科口罩、穿衣镜、免洗手消毒液、黄色医疗废物垃圾桶、黄色医疗废物垃圾袋等。

（二）环境准备

环境分为一脱区和二脱区，二脱区配备流动水冲洗条件。

四、操作步骤

脱防护服操作步骤见表 12－2－1。

表 12－2－1　脱防护服操作步骤

步骤	说明	要点与原则
1. 进入一脱区，手卫生	七步洗手法洗手	注意院感及职业防护
2. 摘防护面屏或护目镜，手卫生	双手拉侧方系带，将护目镜或防护面屏轻轻摘下，可重复使用的物品放入指定专用回收容器中，一次性物品投入黄色医疗废物垃圾桶中。七步洗手法洗手	注意动作轻柔，手避免接触污染面

续表

步骤	说明	要点与原则
3. 脱防护服、外层靴套、外层手套，手卫生	解开密封条，拉开拉链，向上提拉翻帽，使其脱离头部；双手从后方自上而下脱防护服，边脱边卷，污染面向里，直至连同外层手套、靴套全部脱下，脱下的防护服投入黄色医疗垃圾桶中。七步洗手法洗手	动作轻缓，全程避免抖动
4. 进入二脱区，脱内层鞋套，手卫生	脱内层鞋套。七步洗手法洗手	
5. 脱内层手套，手卫生	脱下的手套投入黄色医疗垃圾桶中。七步洗手法洗手	
6. 脱一次性帽子，手卫生	上身稍向前倾，屏息闭眼，提起帽顶由后向前轻轻摘下。七步洗手法洗手	注意动作轻柔，避免接触污染面
7. 摘医用防护口罩，手卫生	先解开口罩下面的系带，再解开上面的系带，用手仅捏住口罩系带投入黄色医疗垃圾桶中。优选流动水洗手	不能接触口罩前面（污染面）
8. 戴一次性医用外科口罩	戴眼镜者清洗或消毒眼镜	

五、简要操作流程

脱防护服简要操作流程见表 12 - 2 - 2。

表 12 - 2 - 2　脱防护服简要操作流程

流程图	说明
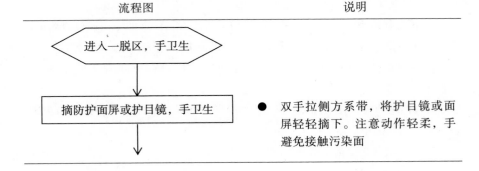	● 双手拉侧方系带，将护目镜或面屏轻轻摘下。注意动作轻柔，手避免接触污染面

续表

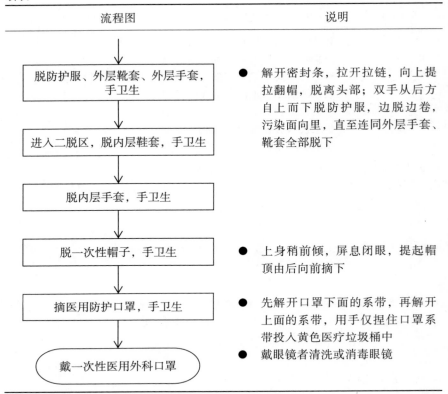

流程图	说明

脱防护服、外层靴套、外层手套，手卫生
● 解开密封条，拉开拉链，向上提拉翻帽，脱离头部；双手从后方自上而下脱防护服，边脱边卷，污染面向里，直至连同外层手套、靴套全部脱下

进入二脱区，脱内层鞋套，手卫生

脱内层手套，手卫生

脱一次性帽子，手卫生
● 上身稍前倾，屏息闭眼，提起帽顶由后向前摘下

摘医用防护口罩，手卫生
● 先解开口罩下面的系带，再解开上面的系带，用手仅捏住口罩系带投入黄色医疗垃圾桶中

戴一次性医用外科口罩
● 戴眼镜者清洗或消毒眼镜

六、注意事项

1. 脱卸防护用品动作要轻柔，避免产生气溶胶而发生职业暴露。

2. 在脱卸过程中注意皮肤不要触及污染面。

3. 在脱卸防护用品时应严格按照区域划分流程，切勿在污染区摘帽子、口罩。

4. 可重复使用的物品（如护目镜）应放入盛有消毒液的专用回收容器中浸泡，一次性使用物品应投入黄色医疗废物垃圾桶中作为医疗废物集中处置。

5. 脱卸防护用品的每一步均应进行手卫生，所有防护用品全部脱卸完后再次洗手（优选流动水洗手）。

6. 如果防护服外穿有隔离衣，应在污染区至半污染区处先脱外层隔离衣，再进入半污染区至清洁区处脱防护服。

7. 佩戴眼镜者应清洗或消毒眼镜。

（王春燕）

第一节   咽拭子标本采集

一、适用范围

咽拭子标本采集适用于需要采集咽部及扁桃体分泌物进行细菌或真菌培养以及病毒检测的患者。

二、目的

取患者咽部及扁桃体分泌物进行细菌、真菌培养或病毒分离，协助诊断。

三、准备

（一）患者准备

1. 评估   评估患者的年龄、病情、临床诊断、意识状况、自理能力、配合程度及心理状况；检查口腔黏膜有无红肿、溃疡；咽部及扁桃体有无脓性分泌物；评估患者的进食情况。

2. 解释   向患者及家属解释咽拭子采集的目的、注意事项和配合要点。

（二）操作人员准备

着装整洁，修剪指甲，洗手，戴口罩、帽子。根据标准预防、不同传播途径疾病预防与控制需要及疾病危害性，选择适宜的个人防护用品。个人防护用品使用规范：①一次性帽子，应能够遮盖全部头发；进入污染区、保护性隔离区域等应戴帽子。②医用防护口罩，接触经空气传播传染病患者、近距离（≤1 m）接触飞沫传播的传染病患者或进行产生气溶胶的操作时，应戴医用防护口罩。③防护服或隔离衣：接触甲类及乙类按甲类管理的传染病患者或传播途径不明的新发传染病患者时。④乳胶手套：接触患者的体液、分泌物、排泄物等应戴一次性使用医用橡胶检查手套；接触患者破损皮肤、黏膜时，应戴一次性使用灭菌橡胶外科手套。⑤防水鞋套：在隔离病房污染区、负压隔离病房和进入洁净医疗用房前应穿鞋套。⑥护目镜或防护面罩：为呼吸道传染病患者进行近距离操作时，宜使用护目镜或防护面罩。

（三）物资准备

1. 治疗车上层　一次性使用无菌口腔采样器、细胞保存液管、手电筒、压舌板、标本袋、检验条码、速干手消毒液等。注意检查用物的有效期，注明开瓶及失效日期。

2. 治疗车下层　生活垃圾桶、医疗垃圾桶。

（四）环境准备

清洁、安静，温湿度适宜，光线充足，限制人员流动，确保足够的操作空间。

四、操作步骤

咽拭子标本采集操作步骤见表 13-1-1。

表 13-1-1　咽拭子标本采集操作步骤

步骤	说明	要点与原则
1. 核对、解释、评估	携用物至患者床旁，核对患者床号、姓名、腕带或使用 PDA 进行患者身份确认	确认患者；充分解释，消除患者紧张情绪
2. 体位	受检者头后仰	方便操作，节省时间、体力
3. 操作前的检查	检查口腔采样器包装是否完好、是否在有效期内；检查细胞保存液管有效期、密闭性、有无变色，将检验条码贴于标本管上	确保物品适用
4. 再次核对	再次核对姓名、性别、住院号	2 种方式核对
5. 检查口腔	患者头后仰，发"啊"音，使用手电筒查看口咽部	检查口咽部有无红肿、化脓等情况
6. 取分泌物	手持拭子柄缓慢将拭子头伸入口腔，越过舌根。在扁桃体隐窝或腭弓来回擦拭各部位至少 3 次后将拭子缓缓退出	避免刺激呕吐；勿将拭子头触碰手套或其他物品以免污染
7. 分离拭子头	将拭子头插入标本管中，沿拭子柄折痕折断	保证拭子柄低于管口水平

续表

步骤	说明	要点与原则
8. 密封标本管	盖紧标本管盖，检查密封完好，确保病毒保存液等无渗漏	确保密闭性
9. 核对与健康指导	再次核对患者身份信息；告知患者注意事项，并指导患者佩戴口罩	
10. 扫描录入	扫描检验条码，生成采集信息，标本袋反装标本，密封后放入生物标本转运盒中	标本袋反装标本，注意密封
11. 整理、洗手、记录、送检	协助患者取舒适体位，整理床单位。用流动水或用速干手消毒液洗手，记录	使患者舒适

五、简要操作流程

咽拭子标本采集简要操作流程见表 13 - 1 - 2。

表 13 - 1 - 2　咽拭子标本采集简要操作流程

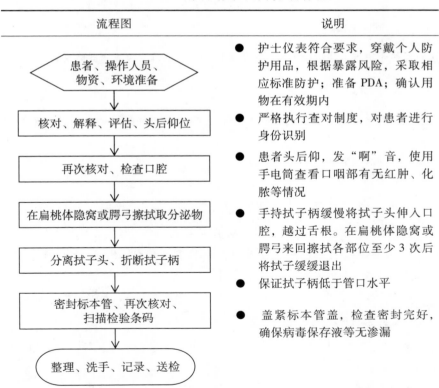

流程图	说明
	● 护士仪表符合要求，穿戴个人防护用品，根据暴露风险，采取相应标准防护；准备 PDA；确认用物在有效期内
	● 严格执行查对制度，对患者进行身份识别
	● 患者头后仰，发"啊"音，使用手电筒查看口咽部有无红肿、化脓等情况
	● 手持拭子柄缓慢将拭子头伸入口腔，越过舌根。在扁桃体隐窝或腭弓来回擦拭各部位至少 3 次后将拭子缓缓退出
	● 保证拭子柄低于管口水平
	● 盖紧标本管盖，检查密封完好，确保病毒保存液等无渗漏

流程图内容：
患者、操作人员、物资、环境准备 → 核对、解释、评估、头后仰位 → 再次核对、检查口腔 → 在扁桃体隐窝或腭弓擦拭取分泌物 → 分离拭子头、折断拭子柄 → 密封标本管、再次核对、扫描检验条码 → 整理、洗手、记录、送检

六、注意事项

1. 口咽拭子检测前进食、喝水会影响准确度，因此应嘱患者检测前 15 ~ 30 min 不要喝水，特别是饮热水会抑制病毒活性，以保证口咽拭子检测结果具有较高的准确性。

2. 采集部位准确，避免接触舌头、牙齿、牙龈等部位，口腔分泌物不宜过多。

3. 若采集真菌培养，需在溃疡面上取分泌物。

4. 操作过程动作轻柔并密切观察患者反应，如出现不能耐受或黏膜出血等不良反应，应及时终止检查。

5. 保持标本容器无菌，标本及时送检。

（胡　媞）

第二节　鼻拭子标本采集

一、适用范围

鼻拭子标本采集适用于需要采集鼻部分泌物进行细菌或病毒检测的患者。

二、目的

取患者鼻部分泌物进行细菌培养、真菌培养或病毒分离，以协助诊断及治疗。

三、准备

（一）患者准备

1. 评估　评估患者的年龄、病情、临床诊断、意识状况、自理能力、配合程度及心理状况；检查鼻腔有无鼻中隔偏曲、鼻黏膜有无出血；询问患者近期有无鼻部手术、外伤病史等。

2. 解释　向患者及家属解释鼻拭子标本采集的目的、注意事项和配合要点。

（二）操作人员准备

着装整洁，修剪指甲，洗手，戴口罩、帽子。根据暴露风险，采取相应标准防护，穿戴个人防护用品。

防护用品准备及使用规范请参考本章第一节。

（三）物资准备

1. 治疗车上层 一次性使用鼻拭子采样器、细胞保存液管、手电筒、标本袋、检验条码、速干手消毒液等。注意检查用物的有效期，注明开瓶及失效日期等。

2. 治疗车下层 生活垃圾桶、医疗垃圾桶等。

（四）环境准备

清洁、安静，温湿度适宜，光线充足，限制人员流动，确保足够的操作空间。

四、操作步骤

鼻拭子标本采集操作步骤见表 13-2-1。

表 13-2-1 鼻拭子标本采集操作步骤

步骤	说明	要点与原则
1. 核对、解释、评估	携用物至患者床旁，核对患者床号、姓名、腕带或使用 PDA 进行患者身份确认	充分解释，消除患者紧张情绪；确认患者
2. 体位	受检者头后仰，露出鼻孔	方便操作，节省时间、体力
3. 操作前的检查	检查一次性使用鼻拭子采样器包装是否完好、在有效期内；检查细胞保存液管有效期、密闭性、有无变色，将检验条码贴于标本管上	确保物品适用
4. 检查鼻腔	患者头后仰，使用手电筒查看鼻腔	检查鼻腔有无鼻中隔偏曲、鼻黏膜有无出血等情况
5. 再次核对	再次核对姓名、性别、住院号	2 种方式核对患者信息
6. 取分泌物	扶住被检查者头部，估算拭子头进入鼻道的深度：鼻咽后壁位置约等于被检查者鼻尖至耳郭前距离	拭子柄以平行于上颚的方向插入一侧鼻孔，拭子头送入鼻咽后壁停留 15 s 以吸收鼻分泌物，旋转一周再缓慢取出
7. 分离拭子头	将拭子头插入标本管中，沿拭子柄折痕折断	保证拭子柄低于管口水平
8. 密封标本管	盖紧标本管盖，检查密封完好，确保病毒保存液等无渗漏	确保密闭性

续表

步骤	说明	要点与原则
9. 核对与健康指导	再次核对患者身份信息；告知患者注意事项，并指导患者佩戴口罩	
10. 扫描录入	扫描检验条码，生成采集信息，标本袋反装标本，密封后放入生物标本转运盒中	标本袋反装标本，注意密封
11. 整理、洗手、记录、送检	协助患者取舒适体位，整理床单位。用流动水或速干手消毒液洗手，记录	使患者舒适

五、简要操作流程

鼻拭子标本采集简要操作流程见表 13 - 2 - 2。

表 13 - 2 - 2 鼻拭子标本采集简要操作流程

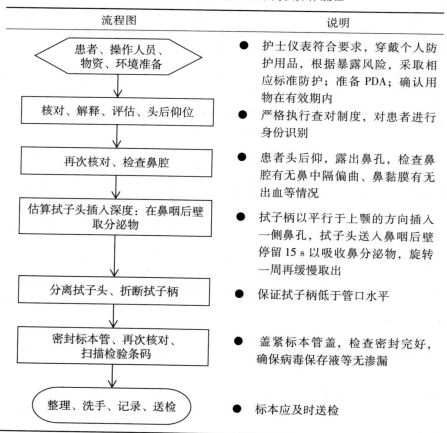

流程图	说明
患者、操作人员、物资、环境准备	● 护士仪表符合要求，穿戴个人防护用品，根据暴露风险，采取相应标准防护；准备 PDA；确认用物在有效期内
核对、解释、评估、头后仰位	● 严格执行查对制度，对患者进行身份识别
再次核对、检查鼻腔	● 患者头后仰，露出鼻孔，检查鼻腔有无鼻中隔偏曲、鼻黏膜有无出血等情况
估算拭子头插入深度：在鼻咽后壁取分泌物	● 拭子柄以平行于上颚的方向插入一侧鼻孔，拭子头送入鼻咽后壁停留 15 s 以吸收鼻分泌物，旋转一周再缓慢取出
分离拭子头、折断拭子柄	● 保证拭子柄低于管口水平
密封标本管、再次核对、扫描检验条码	● 盖紧标本管盖，检查密封完好，确保病毒保存液等无渗漏
整理、洗手、记录、送检	● 标本应及时送检

六、注意事项

1. 操作前应充分评估被检查者鼻部情况，如近期有无鼻部外伤、手术，严重的鼻中隔偏曲，上鼻道慢性阻塞，严重凝血功能障碍等。

2. 不推荐鼻拭子做普通细菌培养，特殊细菌（百日咳鲍特菌、脑膜炎奈瑟菌）除外。

3. 采集部位准确，拭子插入鼻咽后壁取鼻部分泌物。拭子插入方向是与受检者面部垂直的方向而非沿鼻孔方向。

4. 在操作过程中密切观察患者反应，如出现不能耐受或黏膜出血等不良反应，应及时终止检查。

5. 在送入拭子过程中如遇到阻力，不能使用暴力进入，需将拭子稍微回退，同时在矢状面略调整角度然后再继续尝试进入，直到顺利到达鼻咽后壁。

6. 勿将拭子头触碰手套或其他物品，以免造成污染。采集后的标本及时送检。

（胡　媞）

第三节　痰液标本采集

一、适用范围

痰液标本采集适用于所有需要进行痰液标本检验的患者。如伴随呼吸系统疾病或其他系统疾病伴随呼吸道症状，如出现痰液颜色、性状、量改变的患者。

二、目的

根据医嘱采集患者痰液标本进行临床检验，为临床检查、诊断和治疗提供依据。

1. 常规痰液标本　检查痰液中的细菌、寄生虫卵或癌细胞等。

2. 痰液培养标本　检查痰液中的致病菌，为临床合理选择抗菌药物提供参考依据。

3. 24 h 痰液标本　检查 24 h 的痰液量，并观察痰液的性状，协助诊断或进行结核分枝杆菌检查。

三、准备

（一）患者准备

1. 评估　评估患者的年龄、病情、临床诊断，自主咳嗽、咳痰的能力及心理状况；检查患者口腔黏膜及咽部有无异常情况。

2. 解释　向患者及家属解释痰液标本采集的目的、注意事项和配合要点。

（二）操作人员准备

着装整洁，修剪指甲，洗手，戴口罩、帽子。根据暴露风险，采取相应标准防护，穿戴个人防护用品。

（三）物资准备

1. 治疗车上层　治疗盘、漱口水杯、漱口水、治疗巾、小方纱布、弯盘、吸管、手电筒、PDA、检验条码、手套、速干手消毒液等。根据检验目的不同，准备：①常规痰液标本，痰杯。②痰液培养标本，无菌痰杯。③24 h 痰液标本，广口大容量痰杯、防腐剂。无力咳痰或不合作患者需准备：一次性吸痰管、一次性痰液收集器、负压吸引装置。若采用纤维支气管镜采集法，则需根据患者气道情况准备纤维支气管镜、咬口、利多卡因凝胶、镇痛和镇静药物、局部麻醉药物和其他抢救用药。注意检查用物的有效期。

2. 治疗车下层　生活垃圾桶、医疗垃圾桶等。

（四）环境准备

清洁、安静，温湿度适宜，光线充足。

四、操作步骤

痰液标本采集操作步骤见表 13 - 3 - 1。

表 13 - 3 - 1　痰液标本采集操作步骤

步骤	说明	要点与原则
1. 张贴检验检验条码	查对医嘱、检验申请单、检验条码无误后将检验条码张贴于痰液采集器外壁上	医嘱与检验条码一致，选择正确的痰液采集器
2. 解释、核对	携用物至患者床旁，核对患者床号、姓名、腕带或使用 PDA 进行患者身份确认。核对医嘱、检验申请单、检验条码、痰液标本采集器是否一致	确认患者；充分解释，说明痰液标本采集的目的和配合方法及注意事项。根据检查目的选择正确的痰液标本采集器

续表

步骤	说明	要点与原则
3. 操作前评估与检查	评估患者自主咳嗽咳痰的能力；协助患者漱口并检查口腔及咽部情况	检查用物的有效期，外包装是否完好，备用
4. 采集痰液标本	根据患者自主咳嗽咳痰能力和配合程度可将采集方法分为自主咳痰患者痰液标本采集、难以自主咳痰患者痰液标本采集、吸痰法痰液标本采集和纤维支气管镜痰液标本采集	根据患者自主咳嗽咳痰的能力和配合程度选择适于患者的采集方法
①自主咳痰患者痰液标本采集	①常规痰液标本：宜选择晨起漱口后。指导患者取正确体位：上身微向前倾，深呼吸数次后屏气数秒再用力咳出气管深部痰液于痰液标本杯内 ②痰培养标本：先使用朵贝氏液再用清水漱口后，深呼吸数次后屏气数秒再用力咳出呼吸道深部痰液于无菌痰杯内 ③24 h 痰液标本：将 24 h 痰液全部收集入广口大容量痰杯内，痰杯内加少量清水	操作者注意自我防护；常规痰液标本避免混入患者唾液及鼻涕；痰培养标本采集时注意无菌操作，防止标本污染，痰量不少于 1 ml；24 h 痰液标本应标明采集的起止时间，一般是从晨起 7 点漱口后第一口痰开始留取，至次日晨 7 点最后一口痰结束，将 24 h 的痰液全部吐入痰杯中，记录痰液标本总量时需减去清水量
②难于自主咳痰患者痰液标本采集	协助患者取适当体位，由下至上、由外至内叩击患者背部，指导患者有效咳痰；痰液黏稠的患者可先用生理盐水雾化吸入后再取标本	叩击的手掌微曲成弓形，五指并拢成凹状，以手腕为支点有节奏地均匀叩击，叩击时避开心脏区域和骨突处
③吸痰法痰液标本采集	将痰液收集器与负压吸引管连接，按照吸痰法的操作规范吸出痰液；断开负压吸引管的连接，将痰液收集器加盖密闭	吸出足够的痰液后断开连接，加盖密闭，避免将吸痰冲管水吸入痰液收集器内
④纤维支气管镜痰液标本采集	操作前患者需签署知情同意书，协助患者仰卧位，配合呼吸治疗师进行痰液标本留取	全麻患者需禁食 8 h、禁饮 2 h；在操作过程中密切观察患者生命体征变化
5. 扫描、录入	再次核对医嘱，扫描检验条码，生成采集信息，及时送检	标本采集后尽快送检
6. 整理、洗手与记录、送检	协助患者取舒适体位，整理床单位。用流动水或速干手消毒液洗手，执行并记录	记录痰液的外观、性状和量

五、简要操作流程

痰液标本采集操作流程见表 13 - 3 - 2。

表 13 - 3 - 2   痰液标本采集操作流程

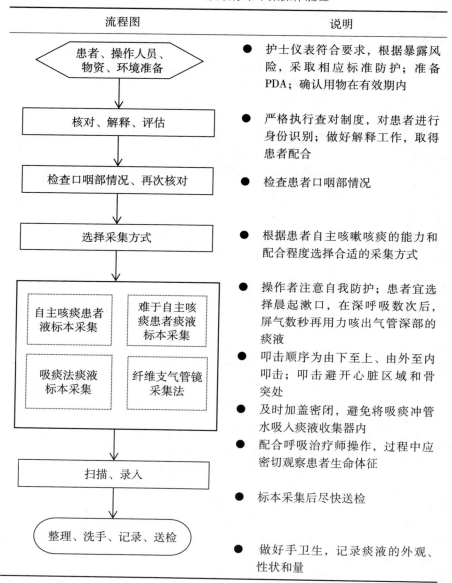

流程图	说明
患者、操作人员、物资、环境准备	● 护士仪表符合要求，根据暴露风险，采取相应标准防护；准备 PDA；确认用物在有效期内
核对、解释、评估	● 严格执行查对制度，对患者进行身份识别；做好解释工作，取得患者配合
检查口咽部情况、再次核对	● 检查患者口咽部情况
选择采集方式	● 根据患者自主咳嗽咳痰的能力和配合程度选择合适的采集方式
自主咳痰患者液标本采集　难于自主咳痰患者痰液标本采集　吸痰法痰液标本采集　纤维支气管镜采集法	● 操作者注意自我防护；患者宜选择晨起漱口，在深呼吸数次后，屏气数秒再用力咳出气管深部的痰液 ● 叩击顺序为由下至上、由外至内叩击；叩击避开心脏区域和骨突处 ● 及时加盖密闭，避免将吸痰冲管水吸入痰液收集器内 ● 配合呼吸治疗师操作，过程中应密切观察患者生命体征
扫描、录入	● 标本采集后尽快送检
整理、洗手、记录、送检	● 做好手卫生，记录痰液的外观、性状和量

六、注意事项

1. 根据痰液标本采集的目的正确选择采集容器。

2. 痰液标本采集后及时送检，对于不能及时送检的痰液标本应置于4℃冰箱保存（疑似肺炎链球菌、流感嗜血杆菌等苛养菌不在此范围），以免杂菌生长，但时间不能超过24 h。

3. 采集时确保痰液标本质量，注意患者漱口的有效性，宜在操作者直视下留取合格的痰液标本，若标本被鼻涕、唾液、漱口水等污染时应立即重新采集。

4. 采集时间宜选择清晨，进行常规痰液标本采集宜取患者晨起未进食前用清水漱口，深呼吸后用力咳出的第一口痰。

5. 痰液培养标本采集物品均需无菌，采集后及时加盖，避免污染。细菌培养时留取痰量 >1 ml，真菌培养时留取痰量 2 ~ 5 ml，寄生虫检查时留取痰量 3 ~ 5 ml，结核分枝杆菌培养时留取痰量 5 ~ 10 ml。

6. 24 h 痰液标本需将患者 24 h 全部痰液收集入加盖的广口痰杯内。

（胡　媞）

参考文献

[1] FAN E, DEL SORBO L, GOLIGHER E C, et, al. An Official American Thoracic Socie-ty/European Society of Intensive Care Medicine/Society of Critical Care Medicine Clinical Practice Guideline: Mechanical Ventilation in Adult Patients with Acute Respiratory Distress Syndrome [J]. Am J Respir Crit Care Med, 2017, 195 (9): 1253-1263.

[2] 田永明, 陈弟洪, 刘欢. 重症呼吸治疗护理技术 [M]. 成都: 四川科学技术出版社, 2022.

[3] 中华医学会重症医学分会重症呼吸学组. 急性呼吸窘迫综合征患者俯卧位通气治疗规范化流程 [J]. 中华内科杂志, 2020, 59 (10): 781-787.

[4] 米元元, 蔡喆燚, 刘静, 等. 非气管插管患者清醒俯卧位实施策略中国专家共识 (2023) [J]. 中华危重病急救医学, 2023, 35 (4): 337-351.

[5] 中国老年医学学会烧创伤分会, 中华医学会烧伤外科学分会重症学组. 成人烧伤俯卧位治疗全国专家共识 (2022 版) [J]. 中华烧伤与创面修复杂志, 2022, 38 (7): 601-609.

[6] KACMAREK R M, WANDERLEY H V, VILLAR J, et al. Weaning patients with obesity from ventilatory support [J]. Curr Opin Crit Care, 2021, 27 (3): 311-319.

[7] ROUTSI C, STANOPOULOS I, KOKKORIS S, et al. Weaning failure of cardiovascular origin: how to suspect, detect and treat: a review of the literature [J]. Ann Intensive Care, 2019, 9 (1): 1-17.

[8] SUBIRÀ C, HERNÁNDEZ G, VÁZQUEZ A, et al. Effect of Pressure Support vs T-Piece Ventilation Strategies During Spontaneous Breathing Trials on Successful Extubation A-mong Patients Receiving Mechanical Ventilation: A Randomized Clinical Trial [J]. JA-MA, 2019, 321 (22): 2175-2182.

[9] SCHMIDT G A, GIRARD T D, KRESS J P, et al. Liberation From Mechanical Ventila-tion in Critically Ill Adults: Executive Summary of an Official American College of Chest Physicians/American Thoracic Society Clinical Practice Guideline [J]. Chest, 2017, 151 (1): 160-165.

[10] 朱蕾. 机械通气 [M]. 4 版. 上海: 上海科学技术出版社, 2017.

[11] 邵小平, 杨丽娟, 叶向红, 等. 实用急危重症护理技术规范 [M]. 2 版. 上海: 上海科学技术出版社, 2020.

[12] 刘智群, 韩晓彤, 桑晓涵, 等. 有创机械通气患者应用机械吸-呼技术的最佳证据总结 [J]. 中华危重病急救医学, 2023, 35 (8): 828-833.

[13] 中国医师协会急诊医师分会, 中国医疗保健国际交流促进会急诊急救分会, 国家卫生健康委员会能力建设与继续教育中心急诊学专家委员会. 无创正压通气急诊临床实践专家共识 (2018) [J]. 中国急救医学, 2019, 39 (1): 1-11.

［14］ AKASHIBA T, ISHIKAWA Y, ISHIHARA H, et, al. The Japanese Respiratory Society Noninvasive Positive Pressure Ventilation（NPPV）Guidelines（second revised edition）［J］. Respir Investig, 2017, 55（1）: 83-92.

［16］ 贾金涵. 高压力 NPPV 治疗 AECOPD 合并 Ⅱ 型呼吸衰竭临床效果的 Meta 分析 ［D］. 重庆: 重庆医科大学, 2022.

［15］ 刘刚, 李琦. 无创正压通气: 优化设置模式与参数应用及管理 ［J］. 中华肺部疾病杂志（电子版）, 2022, 15（6）: 916-919.

［16］ 罗群, 陈荣昌. 解读《无创正压通气临床应用专家共识》［J］. 中国实用内科杂志, 2009, 29（11）: 994-996.

［17］ 中国病理生理危重病学会呼吸治疗学组. 重症患者气道廓清技术专家共识 ［J］. 中华重症医学电子杂志, 2020, 6（3）: 272-282.

［18］ PRYOR J A, PRASAD S A. 成人和儿童呼吸与心脏问题的物理治疗 ［M］. 喻鹏铭, 车国卫, 译. 北京: 北京大学医学出版社, 2011.

［19］ KACMAREK R M, DIMAS S, MACK C W. 呼吸治疗学精要 ［M］. 袁月华, 郭丰, 译. 4 版. 北京: 人民军医出版社, 2015.

［20］ 刘西花, 李晓旭, 刘姣姣. 心肺康复 ［M］. 济南: 山东科学技术出版社, 2019.

［21］ 陈平, 罗红. 呼吸疾病临床流程及技术操作规范 ［M］. 长沙: 湖南科学技术出版社, 2017.

［22］ 张静平, 冯梅. 内科护理学 ［M］. 2 版. 长沙: 湖南科学技术出版社, 2012.

［23］ 王译民, 陈文雅, 简文华, 等. 更新版国内外肺量计检查指南的异同及重点解读 ［J］. 中华结核和呼吸杂志, 2022, 45（3）: 250-254.

［24］ FRANKLIN E, ANJUM F. Incentive Spirometer and Inspiratory Muscle Training ［M］. Treasure Island（FL）: StatPearls Publishing, 2023.

［25］ 张雄峰, 张敬杰, 黄礼明, 等. 新型冠状病毒肺炎形势下个人防护用品穿脱体会 ［J］. 国际医药卫生导报, 2020, 26（23）: 3638-3641.

［26］ 国家卫生健康委办公厅. 新型冠状病毒感染的肺炎防控中常见医用防护用品使用范围指引（试行）［J］. 中国护理管理, 2020, 20（2）: 164.

［27］ 医务人员穿脱防护用品的流程 ［J］. 中国护理管理, 2020, 20（2）: 271.

［28］ LIM S H, CHEE T S, WEE F C, et al. Singapore Basic Cardiac Life Support and Automated External Defibrillation Guidelines 2021 ［J］. Singapore Med J, 2021, 62（8）: 415-423.

［29］ 郝秀丽, 马虹颖, 杨存美, 等. 1 例心搏骤停病人心电除颤 6 次复苏成功护理体会 ［J］. 护理研究, 2021, 35（18）: 3383-3384.

［30］ 黄浩, 朱红. 临床护理操作标准化手册 ［M］. 成都: 四川科学技术出版社, 2021.

［31］ 葛梓, 夏志洁, 马可, 等. 基于急诊呼吸心搏骤停临床路径的患者救治实践与评价 ［J］. 中华危重病急救医学, 2019, 31（3）: 313-318.

［32］ 王惠琴, 金静芬. 护理技术规范与风险防范流程 ［M］. 杭州: 浙江大学出版社, 2021.

［33］滕旭升，郑忠骏，徐善祥，等. 经环甲膜建立紧急气道的急诊医护认知状况调查研究 ［J］. 中华急诊医学杂志，2019，28（6）：788 - 791.

［34］ALERHAND S. Ultrasound for identifying the cricothyroid membrane prior to the anticipated difficult airway ［J］. Am J Emerg Med, 2018, 36（11）：2078 - 2084.

［35］BAIR A E, CHIMA R. The inaccuracy of using landmark techniques for cricothyroid membrane identification：a comparison of three techniques ［J］. Acad Emerg Med, 2015, 22（8）：908 - 914.

［36］American Heart Association. 2020 American Heart Association guidelines for cardiopulmonary resuscitation and emergency cardiovascular care ［J］. Circulation, 2020, 142（16 Suppl. 2）：S337 - S604.

［37］BOUGOUIN W, DUMAS F, LAMHAUT L, et al. Extracorporeal cardiopulmonary resuscitation in out - of - hospital cardiac arrest：a registry study ［J］. Eur Heart J, 2020, 41（21）：1961 - 1971.

［38］何亚荣，郑玥，周法庭，等. 2020 年美国心脏协会心肺复苏和心血管急救指南解读：成人基础/高级生命支持 ［J］. 华西医学，2020，35（11）：1311 - 1323.

［39］中华医学会急诊医学分会复苏学组，中国医药教育协会急诊专业委员会. 成人体外心肺复苏专家共识更新（2023 版）［J］. 中华急诊医学杂志，2023，32（3）：298 - 304.

［40］中国研究型医院学会心肺复苏学专业委员会，中华医学会科学普及分会. 2018 中国心肺复苏培训专家共识 ［J］. 中华危重病急救医学，2018，30（5）：385 - 400.

［41］李乐之，路潜. 外科护理学 ［M］. 7 版. 北京：人民卫生出版社，2021.

［42］郭洪峰. 自发性气胸的外科临床治疗分析 ［J］. 中国医药指南，2017，15（20）：58 - 59.

［43］许庆珍，程兰，李从玲，等. 胸腔闭式引流液更换时间与胸腔感染的临床研究 ［J］. 临床肺科杂志，2021，26（2）：182 - 186.

［44］李小寒，尚少梅. 基础护理学 ［M］. 北京：人民卫生出版社，2022.

［45］医院隔离技术标准 WS/T 311—2023 ［S］. 中国感染控制杂志，2023，22（11）：1398 - 1410.